いまさら聞けない
乳房の画像診断
乳腺エコー&マンモグラフィー

東 義孝【著】

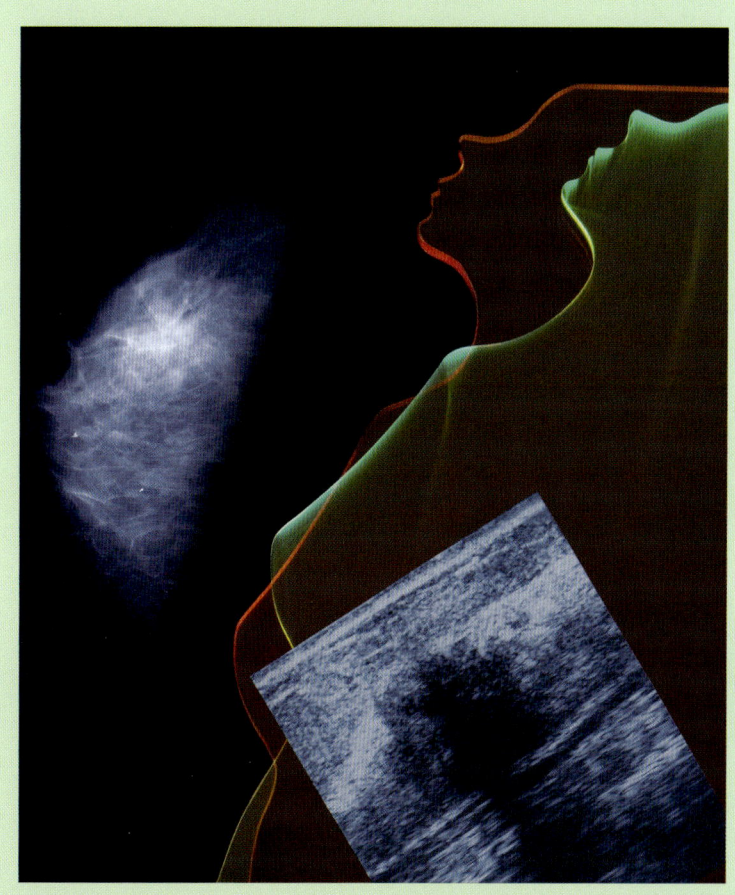

秀潤社

はじめに

　厚生労働省の音頭取りでマンモグラフィーを用いた乳癌の集団検診が広く行われるようになりましたが，その結果，「要精密」と判定される症例が急増しています。そのような症例に対して，**次に行う検査として乳腺の超音波検査（乳腺エコー）が重要視されています。**

　マンモグラフィー検診で「要精密」と判定された症例はもちろんのこと，「異常なし」と判定された症例でも，乳腺エコーを行うと囊胞や線維腺腫などの異常が，いろいろ見つかります。ときにはマンモグラフィーで見落とされた乳癌が見つかることもあります。**マンモグラフィーだけで検診をしていたのでは，乳癌の何割かは小さい段階では見落とされます。**

　マンモグラフィーは多くある乳癌検査法の1つにすぎないのに，この乳癌検診ではマンモグラフィーだけが採用され，乳腺エコーは採用されていません。そのためか，**乳癌検診ではなく「マンモグラフィー検診」と呼ばれています。マンモグラフィーだけで乳癌が診断できるかのような誤解を与える名称です。**実際，患者さんに乳腺エコーを行うとすると「エコーでも乳癌がわかるのですか」という人まで現れる始末です。このような経験が動機となって，乳腺エコーの価値を正しく認識していただくために，この本を書きました。

　本書では，初心者の立場に立って乳腺の超音波検査を解説しています。外来で検査する一般医・臨床検査技師に役立つように書いた手引きです。一部の学術書にみられるような難しい学問的記述はしていません。**初心者が遭遇する疑問点を納得いくように平易に説明することを心がけています。**

　症例のほとんどは福岡市の神代医院で私が検査したものです。マンモグラフィーも神代医院で撮影しています。一部を除いて生検や手術も当院で行われています。MR検査は福岡市の九州画像診断クリニックに依頼しました。

　日常あまり遭遇しない稀な疾患は取り上げませんでしたが，乳癌に関しては十分な症例がありますので，私の経験に基づいて，診断過程を紹介させていただきました。

2010年　初夏

東　義孝

CONTENTS

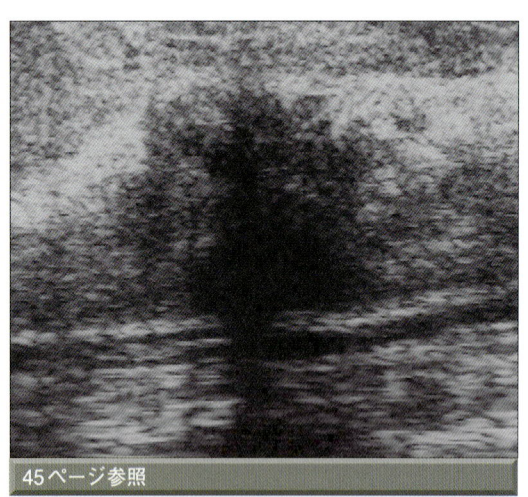
45ページ参照

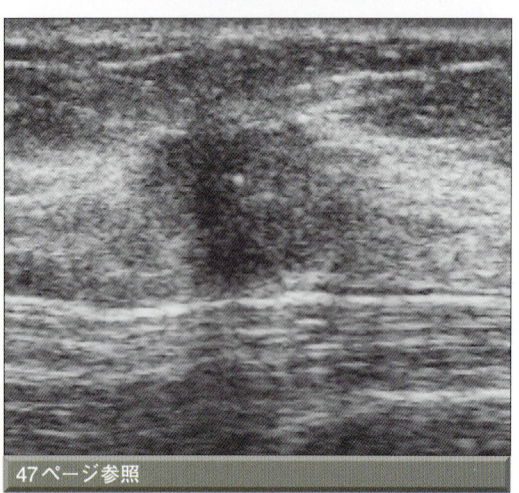
47ページ参照

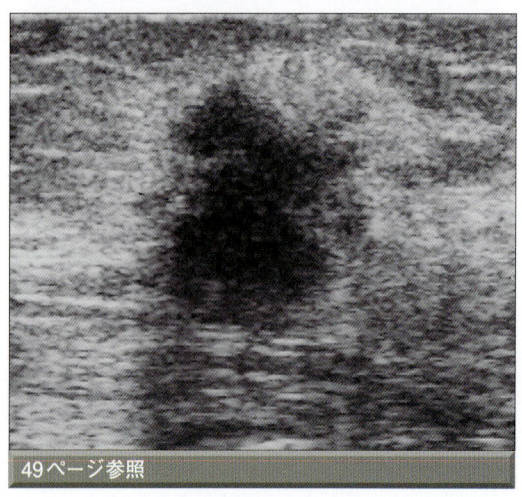
49ページ参照

はじめに ………………………………………………………………… 3
もくじ …………………………………………………………………… 4
この本の構成と読み方 ………………………………………………… 8

第1章　総論

乳腺用超音波診断装置 ………………………………………………… 12
以前の超音波診断装置 ………………………………………………… 13
最新の超音波診断装置 ………………………………………………… 13
乳房の解剖 ……………………………………………………………… 14
乳腺エコーで２画面を繋ごうとすると ……………………………… 15
乳房の領域分類 ………………………………………………………… 16
乳房のスキャン方向 …………………………………………………… 17
乳房の超音波画像 ……………………………………………………… 18
正常乳腺の超音波像　22歳 …………………………………………… 19
正常乳腺の超音波像　30歳 …………………………………………… 19
正常乳腺の超音波像　35歳 …………………………………………… 20
正常乳腺の超音波像　41歳 …………………………………………… 20
正常乳腺の超音波像　44歳 …………………………………………… 21
正常乳腺の超音波像　51歳 …………………………………………… 21
正常乳腺の超音波像　54歳 …………………………………………… 22
正常乳腺の超音波像　62歳 …………………………………………… 22
正常乳腺の超音波像のいろいろ ……………………………………… 23
乳腺組織内に混在する脂肪組織 ……………………………………… 24
乳腺組織内の斑状エコーの正体 ……………………………………… 24
クーパー靱帯からのシャドー ………………………………………… 25
乳腺組織の分布 ………………………………………………………… 26
乳癌の領域別頻度 ……………………………………………………… 26
腫瘤の輪郭について …………………………………………………… 28
腫瘤の形状について …………………………………………………… 28
腫瘤の形状と良・悪性 ………………………………………………… 29
腫瘤の計測値はばらつく ……………………………………………… 30
乳腺エコーのレポート用紙 …………………………………………… 30
マンモグラフィーについて …………………………………………… 32
マンモグラフィーの撮影方向 ………………………………………… 33

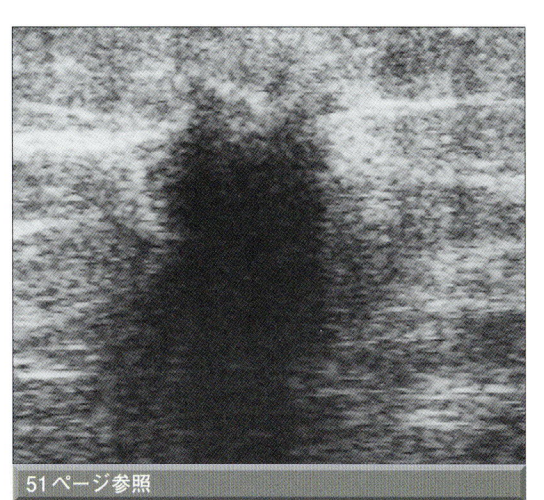
51ページ参照

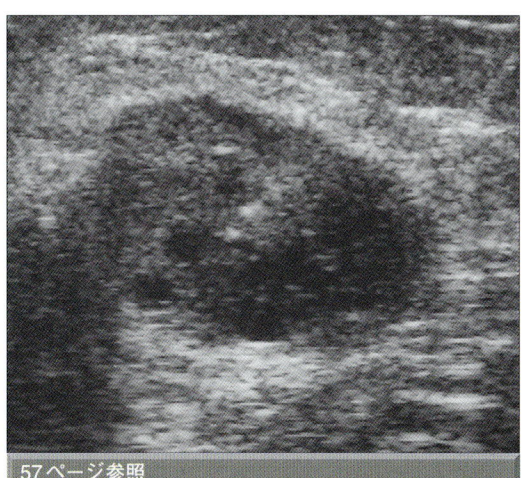
57ページ参照

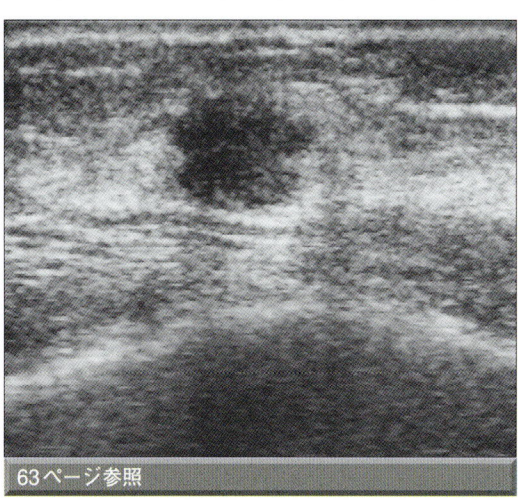
63ページ参照

マンモ画像の表示について……………………………………… 34
マンモグラフィーの読影法……………………………………… 36
本書におけるマンモ判定の扱い………………………………… 36
マンモグラフィーのレポート用紙……………………………… 36
乳腺エコーとマンモグラフィーの比較………………………… 38

第2章　乳癌

乳癌の病理学的分類……………………………………………… 40
乳癌の超音波所見………………………………………………… 41
乳癌を見つける基本的な考え方………………………………… 42
乳癌の超音波検査が難しい理由………………………………… 43
典型的な乳癌（1）　浸潤性乳管癌（硬癌）………………… 44
典型的な乳癌（2）　浸潤性乳管癌（硬癌）………………… 46
典型的な乳癌（3）　浸潤性乳管癌（硬癌）………………… 48
シャドーをひく乳癌（1）　浸潤性乳管癌（硬癌）………… 50
シャドーをひく乳癌（2）　浸潤性乳管癌（硬癌）………… 52
シャドーをひく乳癌（3）　浸潤性乳管癌（硬癌）………… 54
辺縁平滑な乳癌（1）　浸潤性乳管癌（乳頭腺管癌）……… 56
辺縁平滑な乳癌（2）　浸潤性乳管癌（硬癌）……………… 58
辺縁平滑な乳癌（3）　浸潤性乳管癌（硬癌）……………… 60
小さな乳癌（1）　浸潤性乳管癌（硬癌）…………………… 62
小さな乳癌（2）　浸潤性乳管癌（硬癌）…………………… 64
横長な乳癌（1）　浸潤性乳管癌（部分的に硬癌）………… 66
横長な乳癌（2）　浸潤性乳管癌（硬癌）…………………… 68
大きな乳癌（1）　浸潤性乳管癌（硬癌）…………………… 70
大きな乳癌（2）　浸潤性乳管癌（乳頭腺管癌）…………… 72
リンパ節転移がある乳癌（1）　浸潤性乳管癌（硬癌）……… 74
リンパ節転移がある乳癌（2）　軟骨化生癌…………………… 76
2個ある乳癌（1）　浸潤性乳管癌（硬癌）………………… 78
2個ある乳癌（2）　浸潤性乳管癌（硬癌）………………… 80
マンモでわからない乳癌（1）　浸潤性乳管癌（硬癌）……… 82
マンモでわからない乳癌（2）　浸潤性乳管癌（硬癌）……… 84
炎症性乳癌　浸潤性乳管癌（硬癌）…………………………… 86
MR検査は線維腺腫疑い　浸潤性乳管癌（硬癌）……………… 88
乳癌と線維腺腫が併発　浸潤性乳管癌（不明）……………… 90

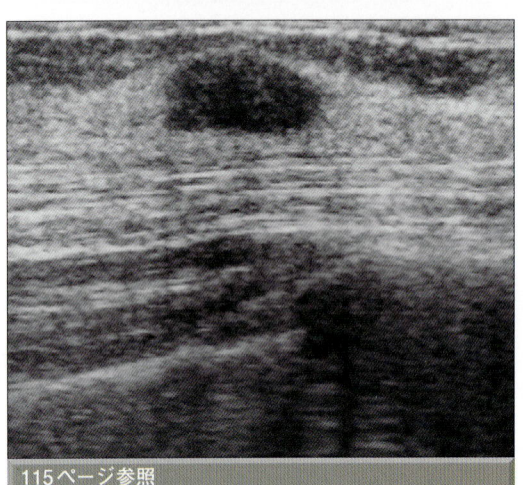

111ページ参照

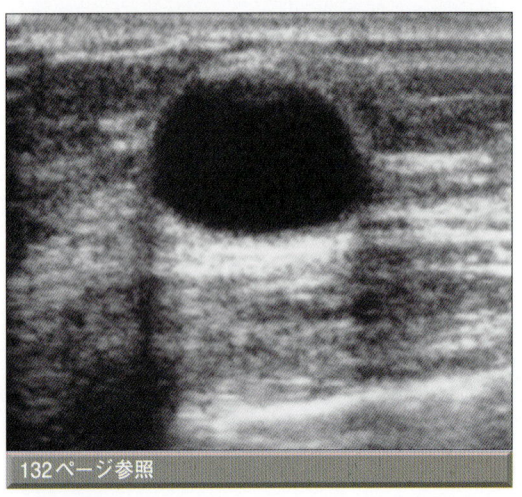

115ページ参照

132ページ参照

壊死を伴う乳癌　浸潤性乳管癌（乳頭腺管癌）	92
不均一な乳癌(1)　浸潤性乳管癌（乳頭腺管癌）	94
不均一な乳癌(2)　浸潤性乳管癌（硬癌）	96
浸潤癌の特殊型(1)　粘液癌	98
浸潤癌の特殊型(2)　アポクリン癌	100
乳癌の胸壁への転移　浸潤性乳管癌（硬癌）	101
腫瘤像がない乳癌　非浸潤性乳管癌	102
2回目の生検で乳癌　浸潤性乳管癌（硬癌）	104
乳癌を疑ったが良性	106

第3章　線維腺腫

典型的な線維腺腫(1)	110
典型的な線維腺腫(2)	112
小さな線維腺腫(1)	114
小さな線維腺腫(2)	116
複数ある線維腺腫	118
低エコーで分葉した線維腺腫	120
経過を追った線維腺腫	122
経過で石灰化した線維腺腫	124
経過で変化した線維腺腫	127
葉状腫瘍を疑った線維腺腫	128
経過で増大した線維腺腫	130

第4章　嚢胞

嚢胞の超音波所見	132
外側陰影ができる仕組み	133
典型的な嚢胞	134
マンモで写った小嚢胞	136
マンモで写らない嚢胞	138
2個ある嚢胞	140
多発した嚢胞	142
嚢胞と線維腺腫が併発	146
乳管内乳頭腫	150
外傷性仮性嚢胞	152

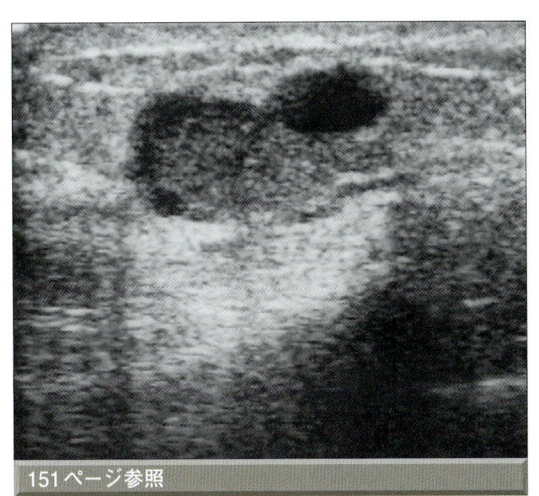

151ページ参照

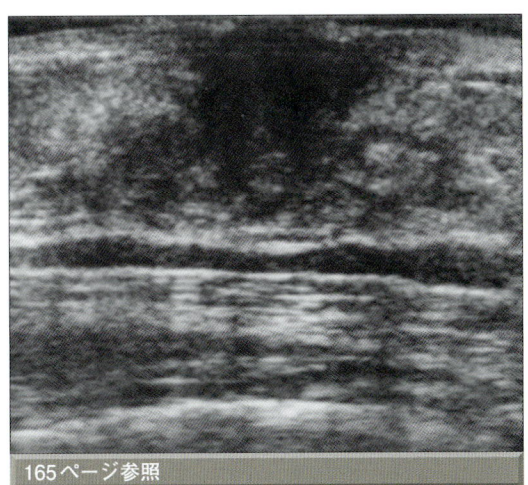

165ページ参照

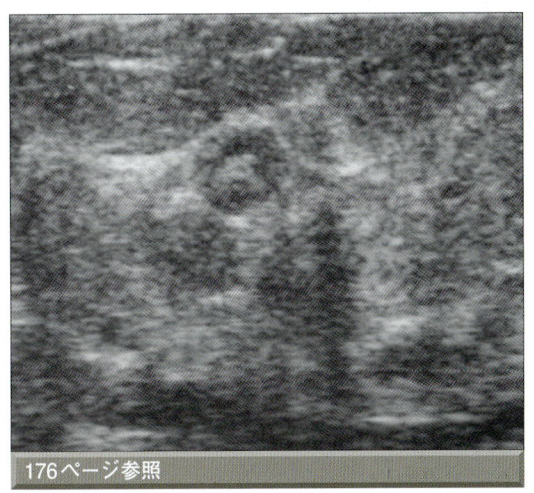

176ページ参照

術後血腫の器質化…………………………………………… *154*
サイドローブが目立つ嚢胞………………………………… *155*

第 5 章　その他

乳腺症について……………………………………………… *158*
乳腺症疑い（1）（2）………………………………………… *159*
授乳中の乳房………………………………………………… *160*
豊胸術を受けた乳房（1）…………………………………… *162*
豊胸術を受けた乳房（2）…………………………………… *163*
女性化乳房…………………………………………………… *164*
粗大な石灰化………………………………………………… *166*
脂肪組織の変性疑い………………………………………… *168*
乳房にできた粉瘤…………………………………………… *170*
術後慢性炎症………………………………………………… *172*
乳房膿瘍（1）（2）…………………………………………… *174*
術後の変化（1）（2）………………………………………… *175*
乳房近傍のリンパ節………………………………………… *176*
腫瘍のように見える肋骨…………………………………… *177*
著者紹介・謝辞……………………………………………… *182*

MEMO 一覧

乳癌辺縁の凹凸不整………………………………………… *45*
「異常なし」という意味……………………………………… *59*
音響陰影（シャドー）………………………………………… *65*
超音波所見の解釈…………………………………………… *71*
40代までは乳腺エコーを…………………………………… *83*
マンモの拡大撮影について………………………………… *93*
エコーはお手上げのDCIS………………………………… *103*
False Positive ……………………………………………… *105*
「砂粒のようながん」………………………………………… *108*
増大する腫瘍は悪性か……………………………………… *117*
豊胸術………………………………………………………… *121*
超音波検査と老眼…………………………………………… *135*
雪の中の白ウサギ…………………………………………… *139*
多重反射の原理……………………………………………… *149*
経過観察には過去の画像が必須…………………………… *151*
乳房用コイル………………………………………………… *156*
おかしな乳房健診票………………………………………… *171*
コンドームの超音波的利用法……………………………… *177*

この本の構成と読み方

シャドーをひくう乳癌（1）　浸潤性乳管癌（硬癌）　57歳　左D領域

腫瘍の後方が[タイトル]て超音波画面上で真っ黒[組織診断]左音響陰影（[年齢] sh[部位]い います。これ[タイトル]超音波のほとんどが吸収され[組織診断]散ら[年齢]プロ[部位]戻っ てくる超音波がないときにみられる現象です。

硬癌では病理学的に間質結合組織の増生を伴うので，この結合組織が原因して音響陰影が生じるといわ れています。「影をひく」という日本語表現からの連想と思いますが「シャドーをひく」という表現を用 いる人が多いようです。

（マンモグラフィー，超音波などの全体的な解説）

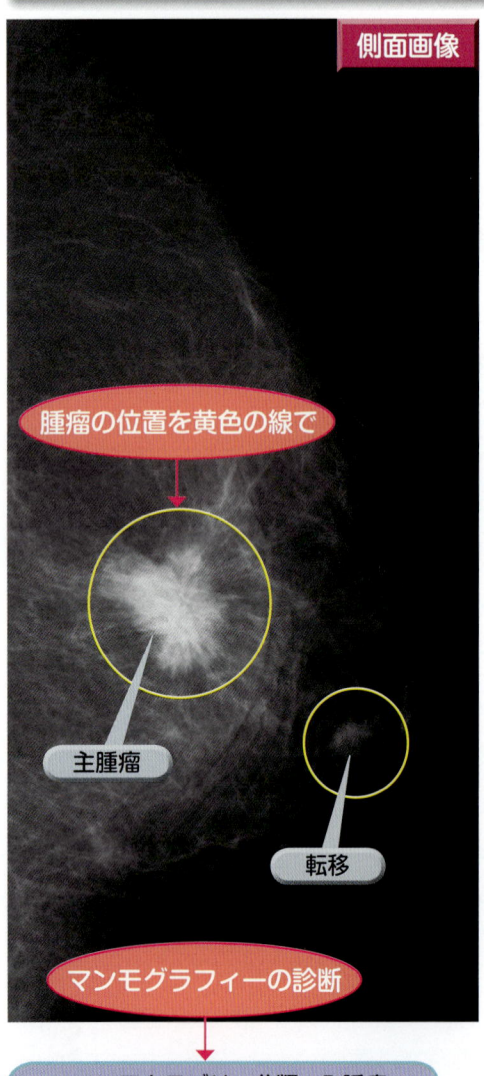

側面画像
腫瘍の位置を黄色の線で
主腫瘤
転移
マンモグラフィーの診断

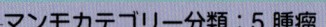
マンモカテゴリー分類：5 腫瘤

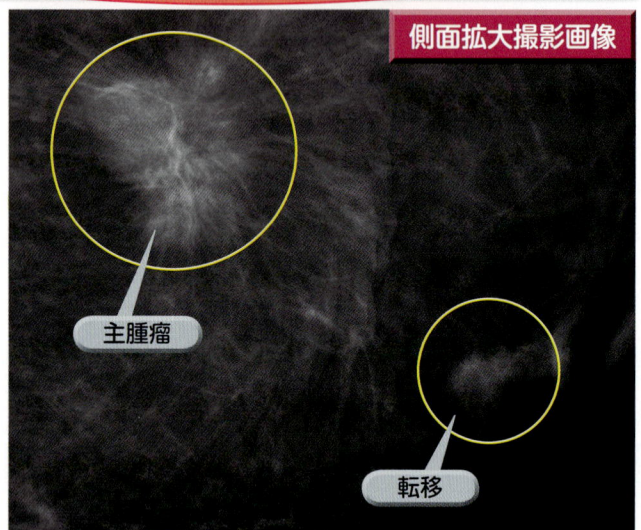

側面拡大撮影画像
主腫瘤
転移

マンモグラフィーでは腫瘍の辺縁から周囲に伸びる棘状の凹凸（スピキュラ）が目立ちます。したがって，腫瘍の輪郭をトレースしたりサイズを計測するのが困難です。微細石灰化はみられません。この症例では乳頭側に転移と考えられる小腫瘤もありました。これは手術で確認されています。

（マンモグラフィーの解説）

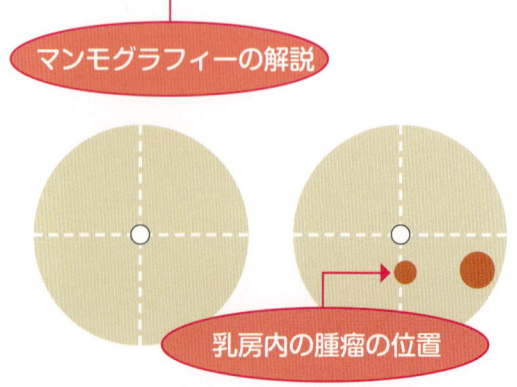

乳房内の腫瘤の位置

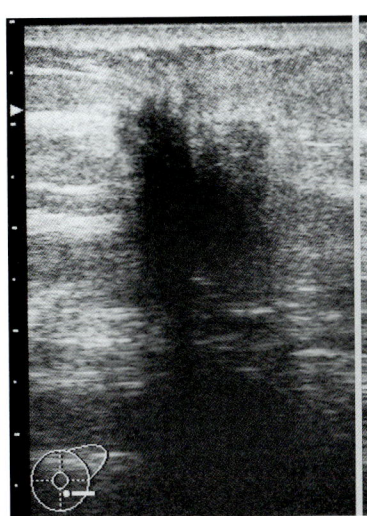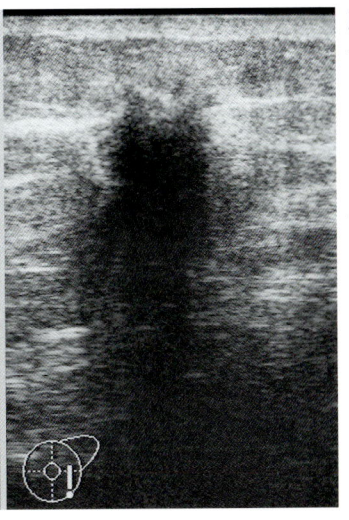

腫瘍の前面は凹凸が激しくギザギザしています。腫瘍の内部からのエコーはほとんどありません。腫瘍の後方からのエコーもなくて黒く見えます。この状態を「シャドーをひいている」といいます。

癌は脂肪組織内に浸潤しています。脂肪への浸潤で見られるという境界部高エコー像ははっきりしません。また，乳腺前方境界線（脂肪と乳腺の境界線）も当然断裂しているはずですが，この画像では癌の周囲は脂肪だけで乳腺組織がどこにあるかわかりません。

腫瘍サイズ：16左右×12上下×16厚み（mm）

超音波上の腫瘍のサイズを左右・上下・厚み方向に計測

左の超音波画像の解説

参考症例　浸潤性乳管癌（硬癌）　63歳　右CD領域

上の症例と比較すると内部からの反射がわずかにありますが，半分近くは無エコーの状態です。無エコーの部分はそのまま腫瘍の後方に連続してシャドーになっています。微細な石灰化（黄色の矢印）があります。

右の超音波画像の解説

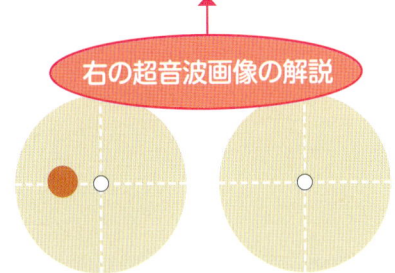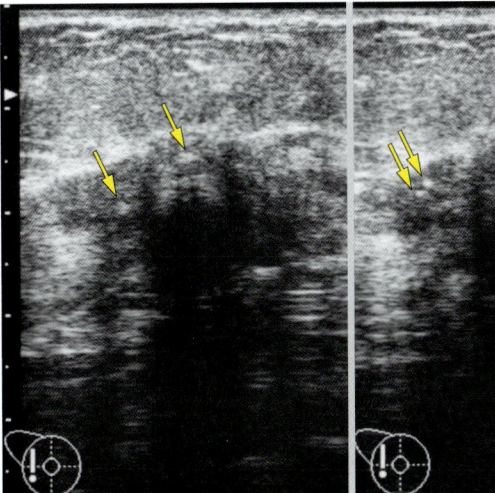

腫瘍サイズ：22左右×23上下×15厚み（mm）

第1章 総論

乳腺には骨やガスなどの超音波検査に対する障害物がありません。その点で乳腺は超音波検査に適した臓器です。

本章では，はじめに乳腺の検査に用いる超音波診断装置について紹介します。

次に，正常乳房の解剖を簡単に説明し超音波画像と対比します。これにより乳房のどの部分に乳腺組織があるのかを理解します。乳房の領域分類やスキャン方法についても解説します。

さらに乳腺エコーのレポート様式とその記載例を紹介します。検査の指示を出した主治医に，正確かつ容易に所見や診断が伝わる必要があります。

この本は乳腺の超音波検査を解説するのが目的ですが，現在の日本のシステムでは，超音波検査の前にほとんどの方がマンモグラフィー検査を受けています。ですからマンモグラフィーをよく理解して超音波検査に役立てるのが賢明です。その観点から，本書ではマンモグラフィー画像も取り上げて，超音波画像と比較検討していきます。そのために，この章の最後ではマンモグラフィーについて解説します。

乳腺用超音波診断装置

かつては乳腺専用に開発された装置を使っていた施設もあったようですが，現在はほとんどの施設で腹部用の装置を流用していると思います。この装置は表在性臓器用に設計された高周波数を用いたリニア電子方式のプローブに切り替えるだけで乳腺の検査に使えます。これで以前の専用装置に劣らない検査ができます。

乳腺は呼吸性移動がなく，心臓の拍動の影響も受けないので，リアルタイム性（画像が滑らかに動くこと）はあまり重要でないと考える人もいます。しかし，検査中はプローブを絶えず動かしながら乳腺を観察するので，フレームレート（1秒間に作られる画像の枚数）は多いにこしたことはありません。超音波診断装置によっては静止画の画質を優先させたためにフレームレートが犠牲になっているものがあります。乳腺の検査でも20枚/秒は必要です。フレームレートが少ないと，プローブを速く動かした時に，画像に蜃気楼のようなゆらぎが発生します。

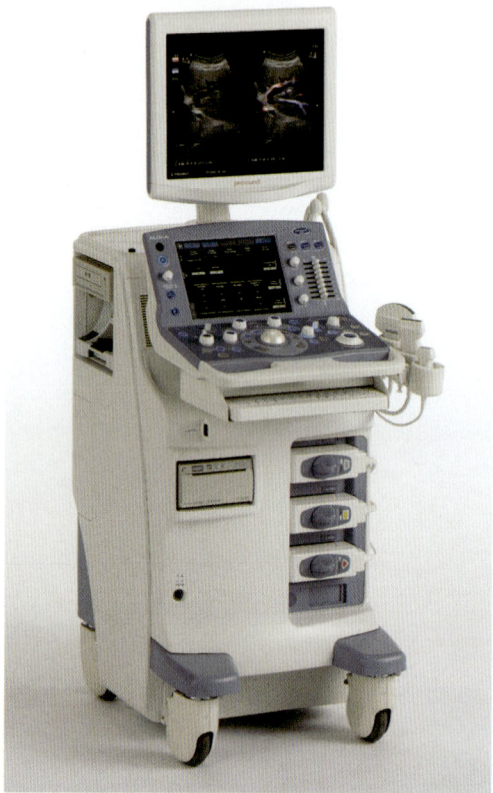

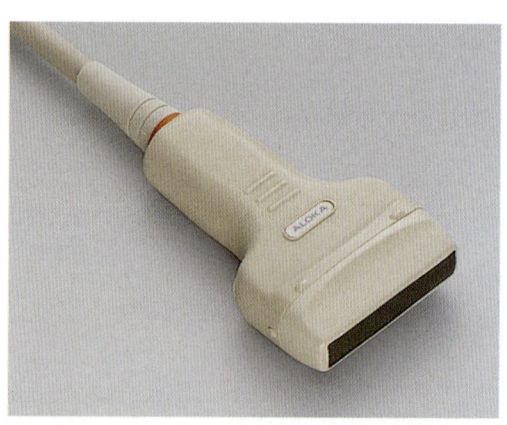

アロカ社製　SSD α7

この本の症例の検査にはアロカ社製のSSD 5000を用いました。この装置はすでに製造が終了しているため，これから超音波診断装置を導入される方に手頃なのは後継機種のSSD α7です。モニタは液晶を用いているので，部屋は明るい状態で検査します。

腹部用超音波診断装置には，標準でコンベックスとリニアの2種類の形状のプローブがついています。乳腺の検査には表在性臓器用に設計された高解像度のリニア電子方式のプローブを使います。

以前の超音波診断装置

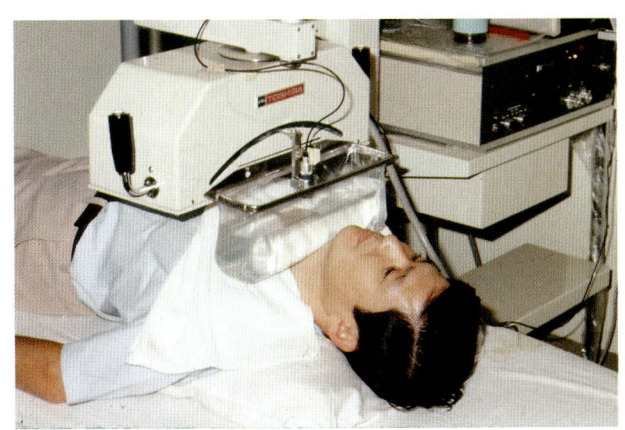

水浸法スキャナ

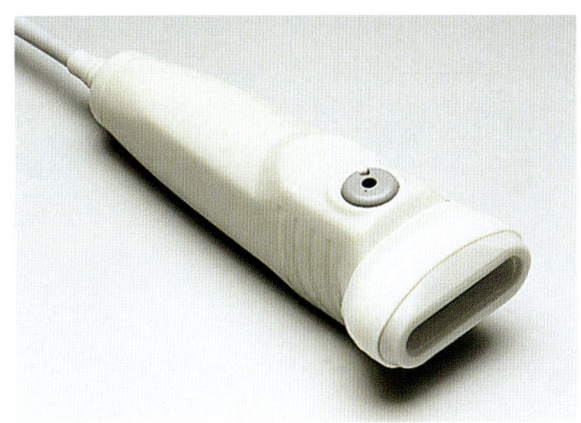

メカニカルセクタ方式のプローブ

私が1976年に九州大学医学部附属病院で平田経雄先生の指導により超音波検査を始めた頃は，乳腺・甲状腺には左のような装置を使っていました。1本の超音波ビームを出すプローブを乳腺・甲状腺の上に置いた水槽の中で機械的に左右に移動させて，1枚の静止画像を得る方式です。プローブが水中にあるので水浸法といいます。数mmピッチで平行移動させて隣接する断面をスキャンしていきます。乳房全体を36枚撮りの35mmフィルムに記録していました。左の写真は甲状腺を検査しているところです。

数年して，右のメカニカルセクタ方式のプローブが開発されました。これはプローブを手持ちで使えるうえに，1秒間に30枚前後の画像が得られるリアルタイム方式の利便性が好評で，水浸法にとって替わりました。

最新の超音波診断装置

良性腫瘍と比べると癌は2～3倍硬いということがわかっています。腫瘍の硬さを超音波検査で知ることができれば診断の参考になります。その考えで開発されたのが「エラストグラフィー」です。
検査中に皮膚の上から腫瘍をプローブで圧迫します。腫瘍が硬いと変形しませんが，軟らかいと変形して厚みが減るので，厚みの変化から硬さを算出して，硬さによって腫瘍を色分けするようになっています。わずかな症例にしか使用していませんが，乳癌全体を硬い組織の時に表示される青色に見せるには手技に習熟する必要があります。その意味で客観性に乏しい検査法です。まだ改良が必要です。

従来のプローブは，長さ方向だけに超音波ビームを電子フォーカスしていましたが，最近は圧電素子を数列並べて，厚み方向にも電子フォーカスできるプローブが登場しています。解像度の向上が期待できます。カラードプラ，三次元表示，造影エコーなど新しい手法の開発も大切ですが，基本画像の解像度の向上が最も大切と考えます。

乳房の解剖

40歳代女性の右乳房です。MRで縦方向の断面（矢状断）を撮影しました。T1強調画像なので，**白く見えるのが脂肪組織**です。皮膚直下と胸壁に接する部分に脂肪があります。脂肪に囲まれて中央の**灰色に見える部分が乳腺組織**です。**乳腺組織の中にも脂肪がわずかに混在しています。**
通常のMR検査では脂肪の信号が強いと病変が見にくくなるので，脂肪の信号はわざと弱くして撮ります（脂肪抑制画像）が，ここでは解剖を明瞭にするために脂肪抑制はしていません。

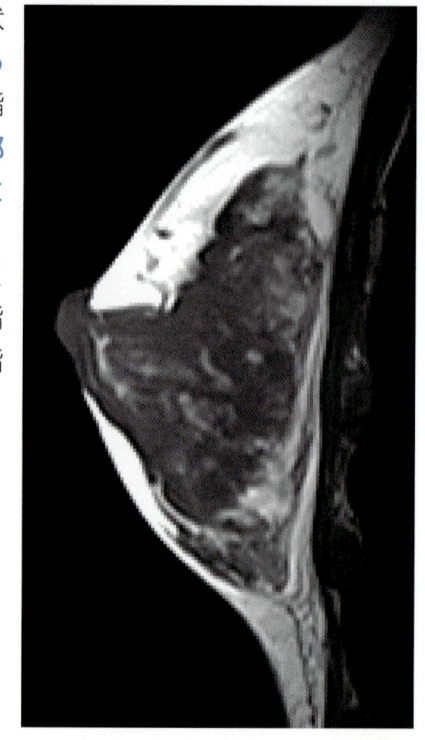

上のMR画像をもとに乳房の解剖をイラストにしてみました。
皮膚直下の**脂肪組織は厚みに大きな個人差がみられます**。授乳期以外で乳房が大きい人は，この部分の脂肪が厚くなっています。若い人では，乳腺組織が発達しています。特に妊娠後期から授乳中は乳腺組織は著明に増大します。
高齢者で乳房が大きい場合は，内容物はほとんど脂肪組織です。乳腺組織は退縮して少ないので，マンモグラムを撮ると乳腺組織の影響を受けにくい診断に適した画像になります。

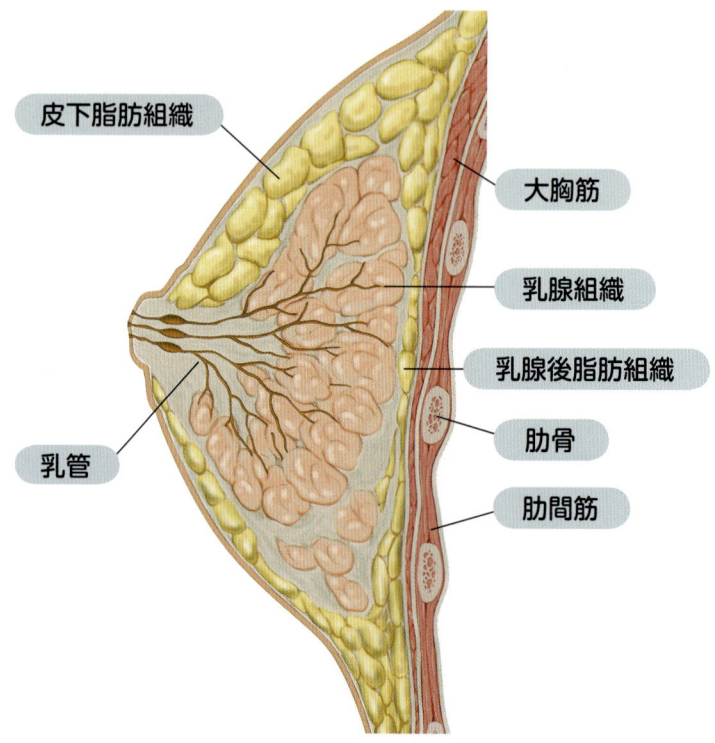

乳腺エコーで2画面を繋ごうとすると

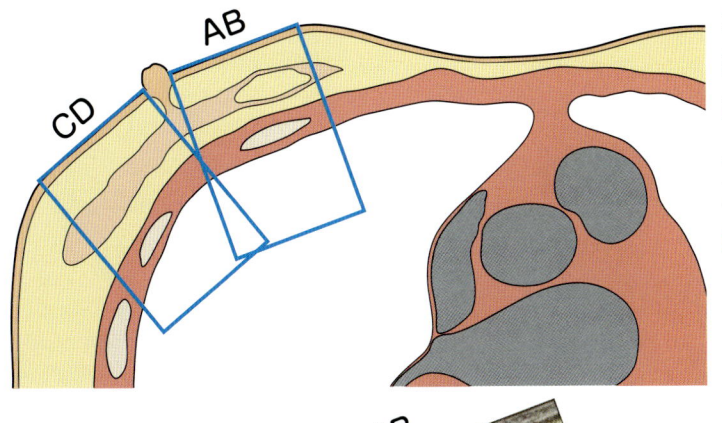

左図により超音波で右乳房の横断像を撮るところを説明します。
胸壁はカーブしているうえに乳房はドーム状に盛り上がっています。乳頭を通る横断像を広範囲にリニアプローブで記録する時は，このように**プローブを分割して当てる**ことになります。

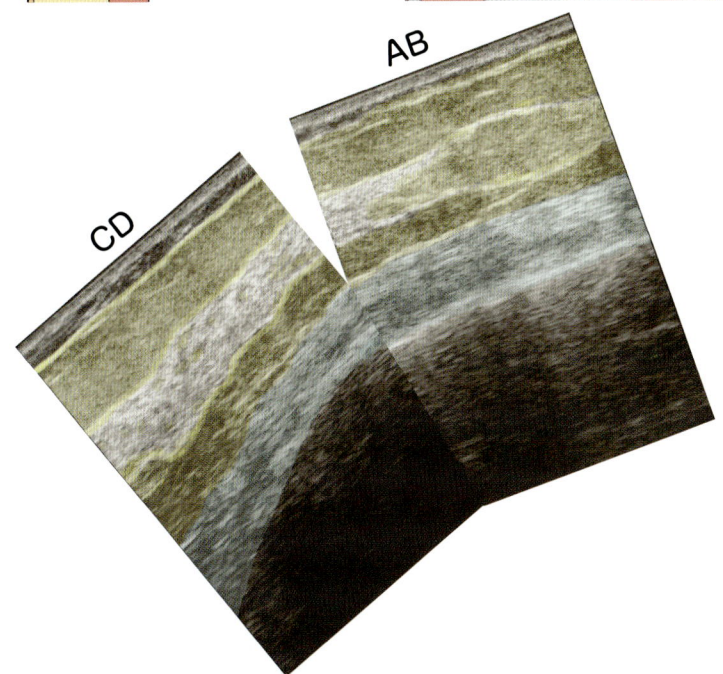

乳房全体を1枚の画像に収めようとすると，乳頭をはさんで2回スキャンしますが，プローブを当てる角度は異なるので，**深部では超音波ビームは交差します**。
ここでは脂肪組織を黄色く，胸壁を青く色分けしています。

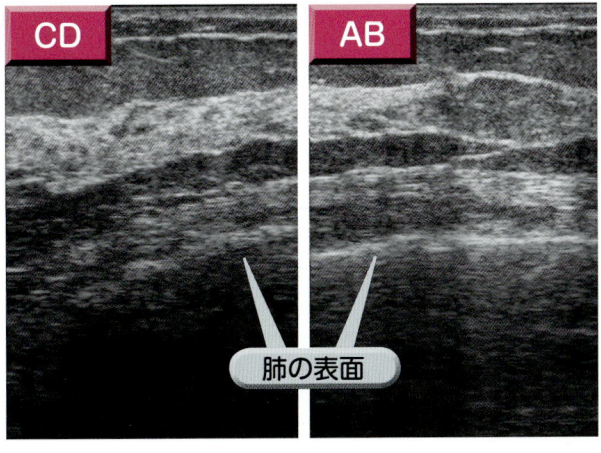

上のように交差してスキャンしても，モニタに表示する時は画像はこのように展開して表示されます。
そのために，**左右の画像で肺の表面を示す線がズレて見えます**。
これは盛り上がっている乳房を分割してスキャンする時に避けられない現象です。

乳房の領域分類

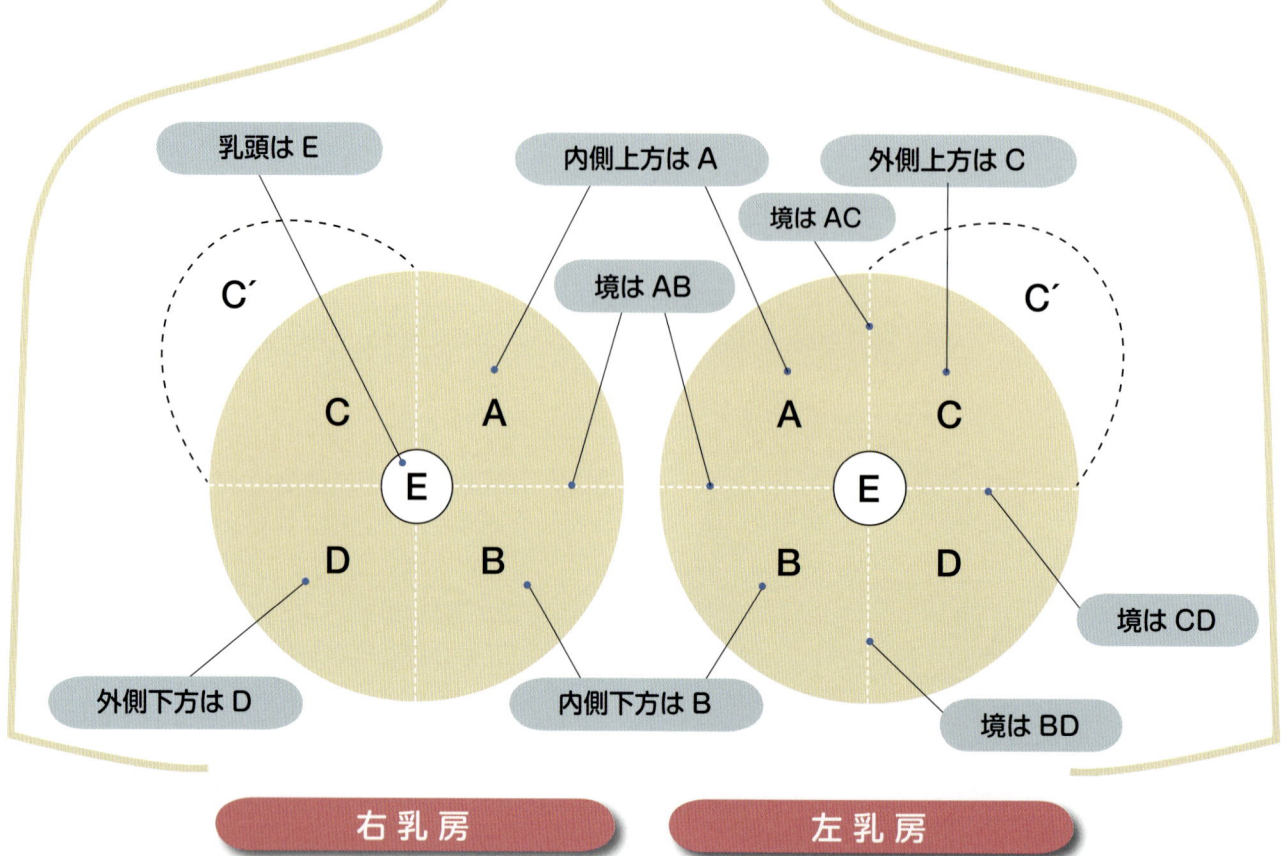

乳房では腫瘍の存在部位を表すのにその領域を<u>アルファベットで区分する方法</u>が用いられます。乳頭を通る十字線で乳房を4等分します。左右どちらの乳房でも内側上方（頭側）をA領域と呼び，その下方（尾側）がB領域です。外側上方がC領域で，外側下方がD領域です。つまり，各領域は<u>左右対称</u>になります。乳頭部分はE領域です。AとBの境界領域に腫瘍が存在するような時はABと表します。同様にBとDの境はBDと表します。
乳房を円く描く理由は，次ページの下の記述を参照してください。

乳房超音波診断ガイドライン（28ページ参照）では「病変の存在部位の時計盤面表示」という方式を紹介しています。これによると右乳房のAB領域は3時で，左乳房のAB領域は9時という表記になります。しかし，この本では従来からのABという表記を用います。
腫瘍の大体の位置はアルファベット表示でわかりますが，正確な位置を示すには文字だけでは不十分なので，この本では症例を呈示する時に乳房を円く描いて，その中に腫瘍の位置とおよそのサイズを，丸で描いたものを提示しています。

乳房のスキャン方向

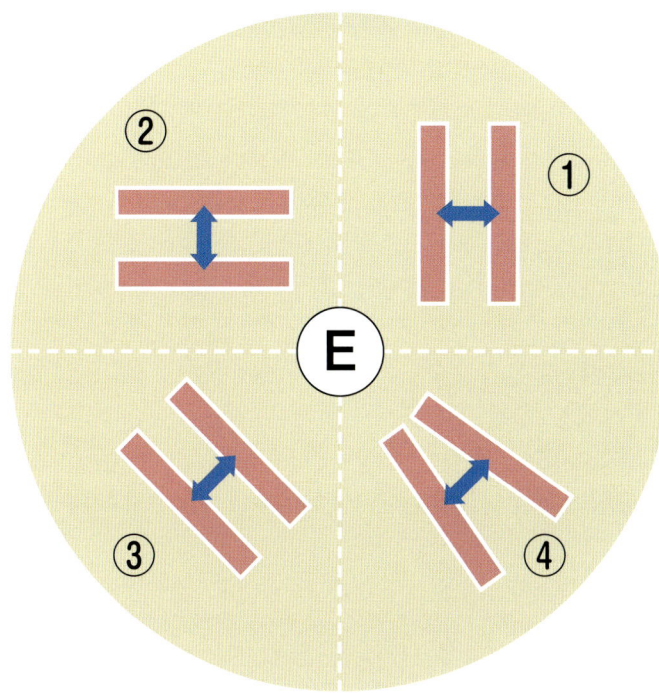

乳房のスキャンには，これがベストという方法はありません。各自が慣れている方法でいいと思います。忘れてはならないのは同じ部位を互いにクロスする2方向から観察することです。具体的には，

① 患者さんの左右方向にプローブを動かす
② 上下（頭尾）方向にプローブを動かす
③ プローブを乳頭に近づけたり遠ざけたりする
④ 乳頭に対して扇状にプローブを動かす

などを行います。

スキャン漏れがないようにまんべんなく，同じ部位を2～3回はスキャンします。検査中に腫瘤を見つけないと，後で記録画像から拾い出すことは不可能です。

プローブは皮膚に垂直に当てます。乳頭直下（E領域）だけは，乳頭を避けるためにプローブを傾けて斜めにのぞき込むようにします。

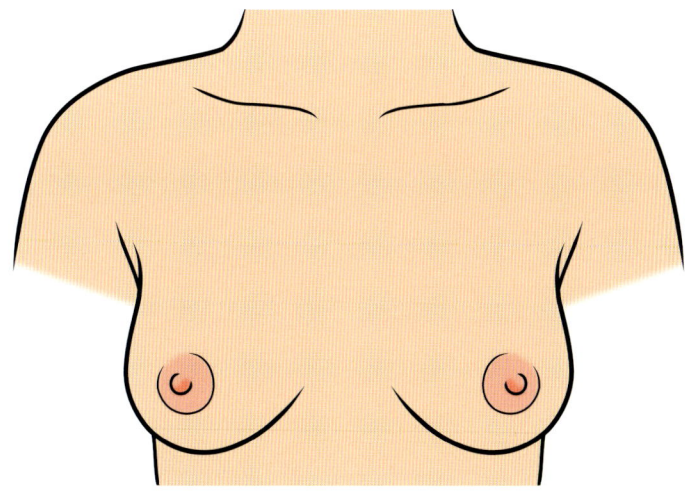

触診は座位で行っているところが多いと思います。その時の乳房は垂れ下がるので，所見は左に示すような画像に描くのが正確です。一方，超音波検査は仰向けで両腕を挙上して行います。その時は乳房の下垂はなくなるので，輪郭は円形に近くなります。ですから，乳房を円形に描いて解説しても超音波検査では不正確にはなりません。

乳房の超音波画像

乳房を超音波で観察すると，皮膚の下に脂肪組織が見えます。その前方に浅在筋膜浅層が見える時もありますが，見えても不連続・不明瞭で乳癌の診断には関係ないので，この本では無視します。
脂肪組織は脂肪単独では存在しません。ブドウの房のようなものに入っています。脂肪単独だと，押し潰されて簡単に変形するので，乳房特有の盛り上がりを形成できません。このブドウの房に相当するものが超音波画像では網目構造に見えます。乳房が大きい人では網目が大きく何層も重なっています。
解剖書には「クーパー靱帯」と呼ばれている構造が書かれています。クーパー靱帯は乳腺組織と皮膚あるいは胸筋筋膜を結ぶ靱帯で，乳腺組織はクーパー靱帯によってテント状に吊り上げられているという記述があります。さらにマンモグラフィーガイドラインには「重要なことは（クーパー靱帯が）乳腺全体から放射状に広がることである」と書いてあります。上に述べた網目構造とこのクーパー靱帯の関係が，私にはわかりません。網の目の前面と後面は乳腺に対して放射状ではないので，クーパー靱帯には該当しないことになります。でも，おそらく皮膚に平行な線もクーパー靱帯なのでしょう（22ページ「正常乳腺の超音波画像62歳」参照）。ガイドラインや他の解説書でも網目は1層だけで単純に書いてありますが，実際は数層あり複雑です（23ページ「厚い脂肪層」参照）。
下に正常乳房の超音波像と，その説明図を示します。乳腺組織内には斑状・豹紋状の低エコーが散在しています。

次ページから代表的な年齢ごとに正常者の超音波像を紹介していきます。若い人では乳腺組織が厚くてやや高エコーを示し，高齢者では乳腺組織は薄くなり高エコーを示すこと以外は，個人差が大きくて年齢によるはっきりとした傾向はありません。
生理周期による差を論じている文献もありますが，私にはその差はわかりません。

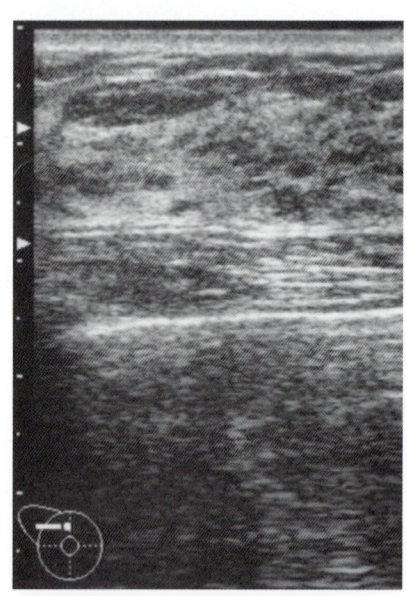

正常乳房（右C領域の横断像）

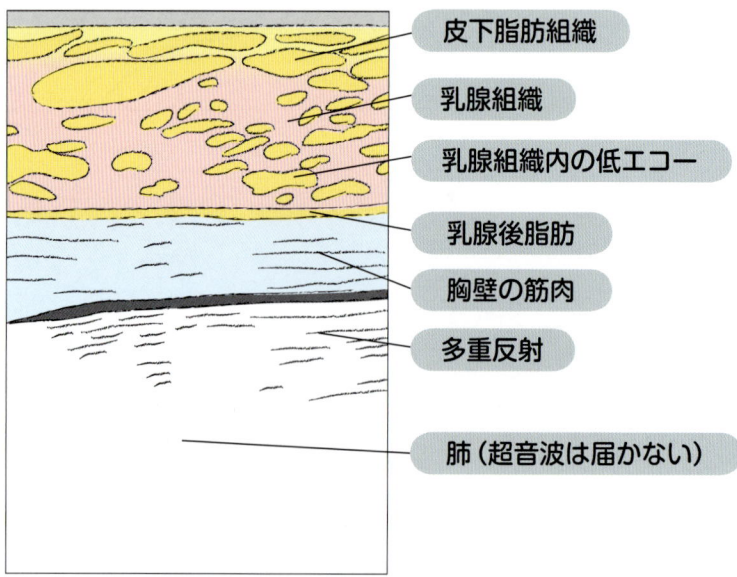

- 皮下脂肪組織
- 乳腺組織
- 乳腺組織内の低エコー
- 乳腺後脂肪
- 胸壁の筋肉
- 多重反射
- 肺（超音波は届かない）

正常乳腺の超音波像　22歳

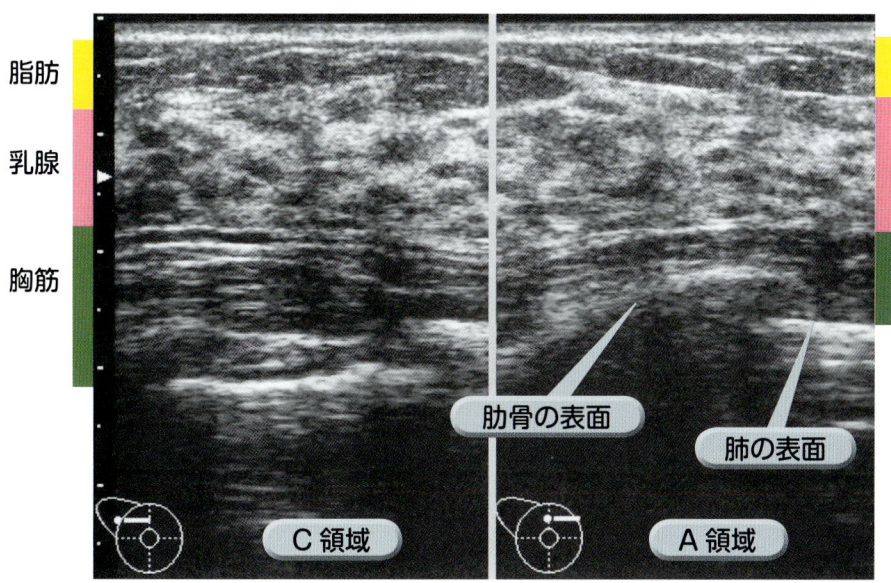

右乳房のA領域からC領域の横断像です。

どちらも脂肪組織は厚みが4〜6mmしかありませんが、乳腺組織は10mm位あります。

乳腺組織内には脂肪と同じエコーレベルの斑状・豹紋状の低エコーが散在しています。これは若い年代に多くみられます。

以前は豹紋状エコーがあれば乳腺症と診断することがありましたが、現在は否定されています。

正常乳腺の超音波像　30歳

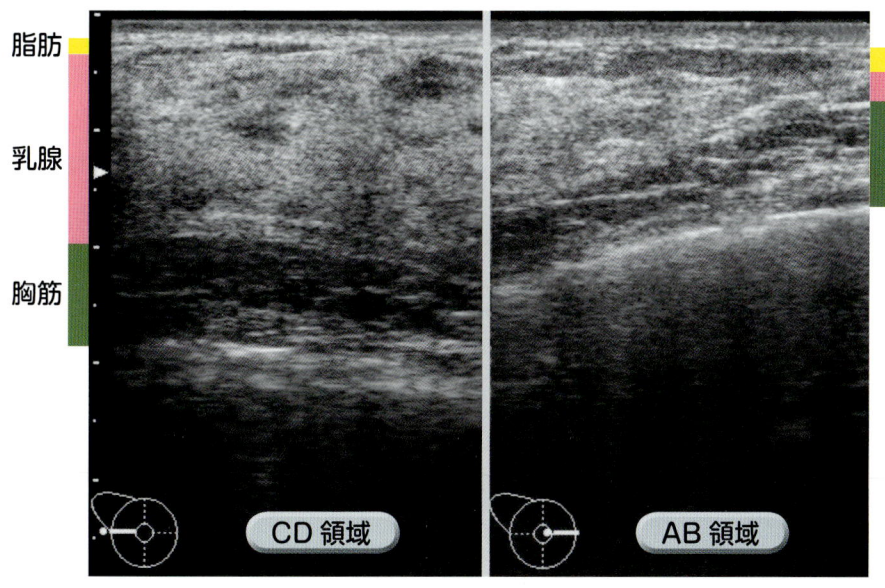

右乳房のAB領域からCD領域の横断像です。

脂肪組織はCD領域ではほとんどなく、AB領域でも厚みが3mmしかありませんが、乳腺組織はCD領域で17mm位あります。若い人の特徴です。

乳腺組織内には脂肪組織と同じエコーレベルの斑状の低エコーがわずかにみられます。

正常乳腺の超音波像　35歳

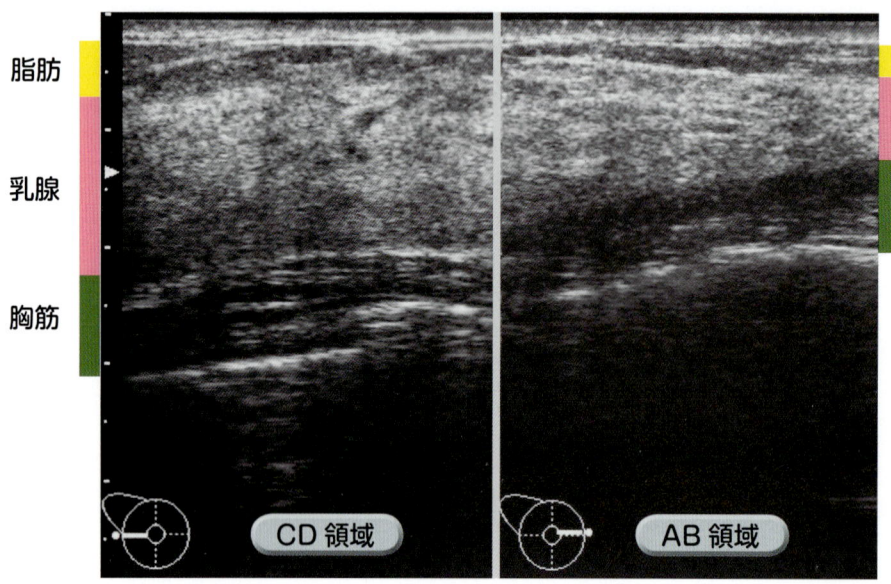

右乳房のAB領域からCD領域の横断像です。
どちらも脂肪組織の厚みが5mmしかありませんが，乳腺組織はCD領域で15mm位あります。
乳腺組織内の斑状エコーは多くありません。

正常乳腺の超音波像　41歳

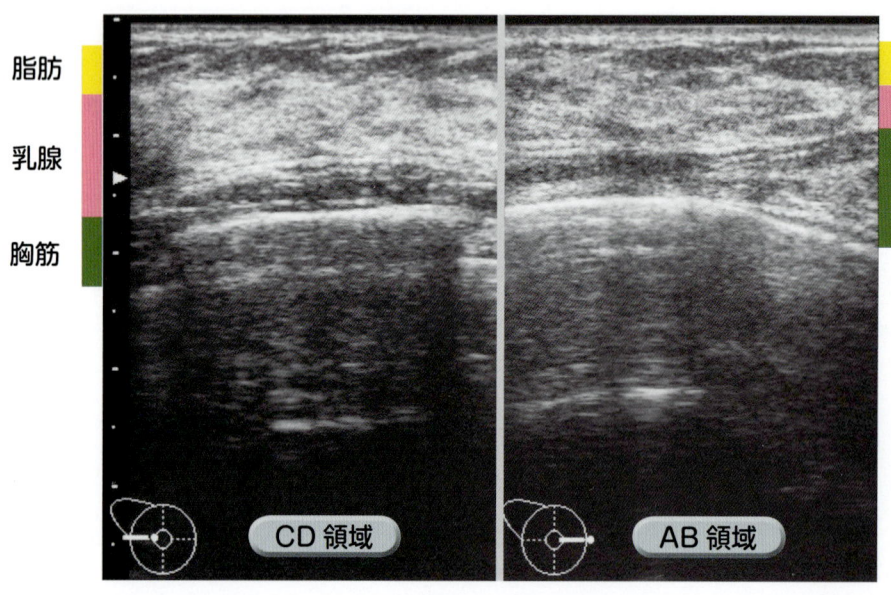

右乳房のAB領域からCD領域の横断像です。
どちらも脂肪組織は厚みが5mmしかなく，CD領域の乳腺組織も10mm位です。
乳腺組織内の斑状エコーは少ないほうです。

正常乳腺の超音波像　44歳

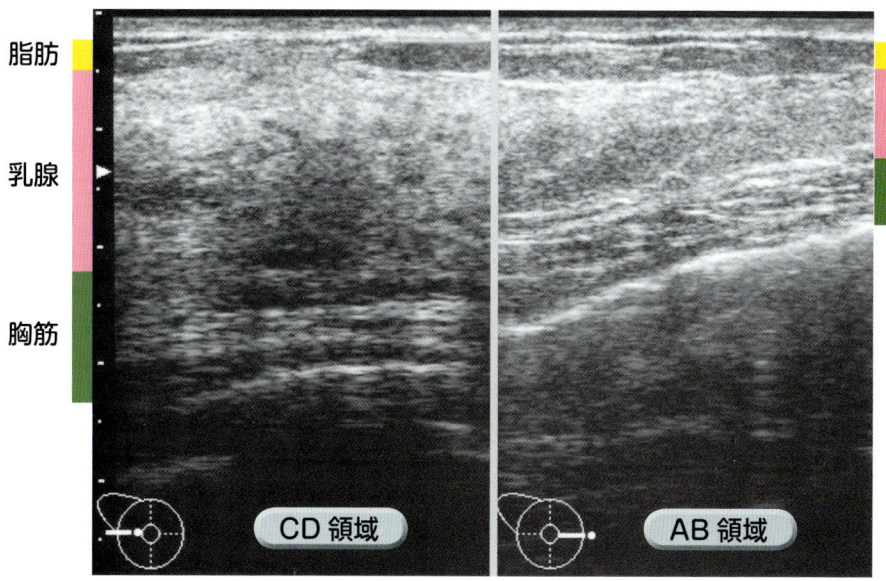

右乳房のAB領域からCD領域の横断像です。
脂肪組織は厚みが5mmしかありませんが，乳腺組織はCD領域で20mm位です。
乳腺組織内に斑状エコーはほとんどありません。CD領域の中央深部の乳腺組織はエコーレベルが低く（暗く）なっています。一見，腫瘍を考えますが，腫瘍ではありません。これは脂肪のいたずらでしょう。

正常乳腺の超音波像　51歳

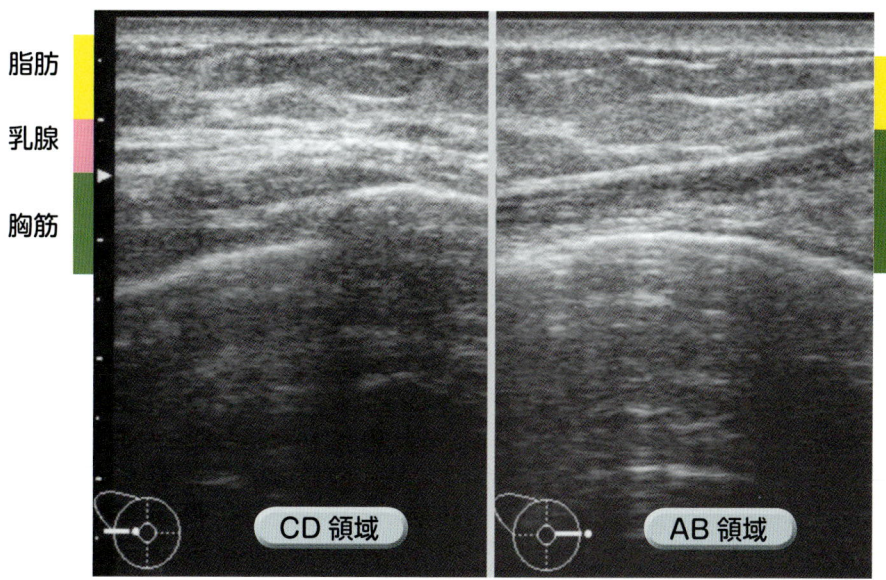

右乳房のAB領域からCD領域の横断像です。
CD領域の脂肪組織は厚みが8mm位で，乳腺組織は5mm位です。AB領域には乳腺組織はありません。
次ページの54歳の人よりも乳腺組織は少ないです。出産回数なども影響するのかもしれませんが，年齢による差よりも個人間の差がはるかに大きいと感じています。

正常乳腺の超音波像　54歳

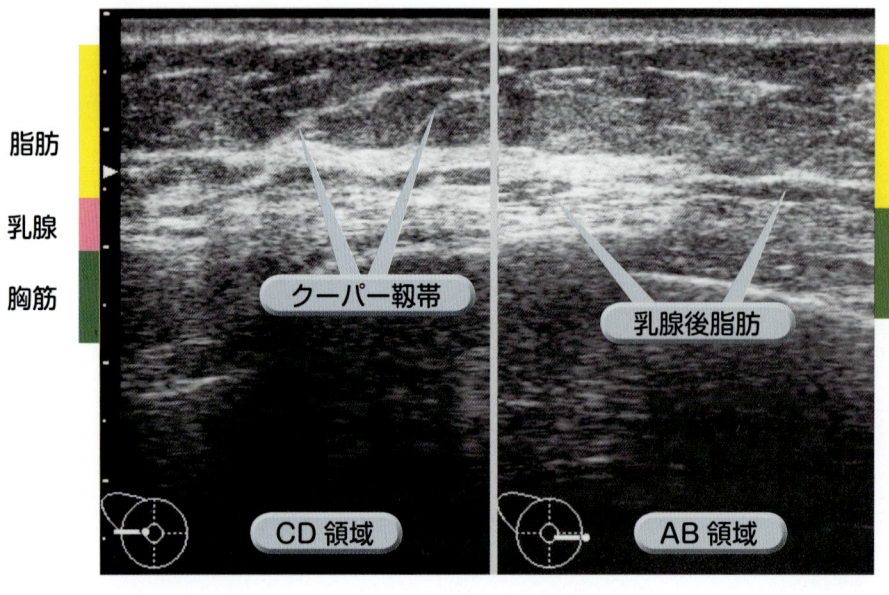

右乳房のAB領域からCD領域の横断像です。
脂肪組織はいずれも厚みが10mm前後です。乳腺組織はCD領域で10mm位ありますが，AB領域では薄くなり，途中で消失しています。
乳腺組織内の斑状エコーは中程度あります。

正常乳腺の超音波像　62歳

右乳房のAB領域からCD領域の横断像です。
脂肪組織の厚みはいずれも10mm前後です。
乳腺組織はCD領域でも3mm位しかありません。乳腺組織はかなり高エコー（白い）になっています。
皮下脂肪組織を分ける網目（クーパー靱帯）が白い線で見えています。

正常乳腺の超音波像のいろいろ

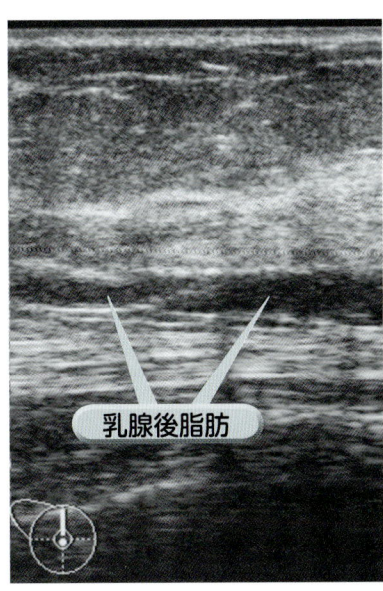

乳腺後脂肪
乳腺後脂肪は薄くて識別が難しいものが多いのですが，なかにはこのように厚くて明瞭なものもあります。

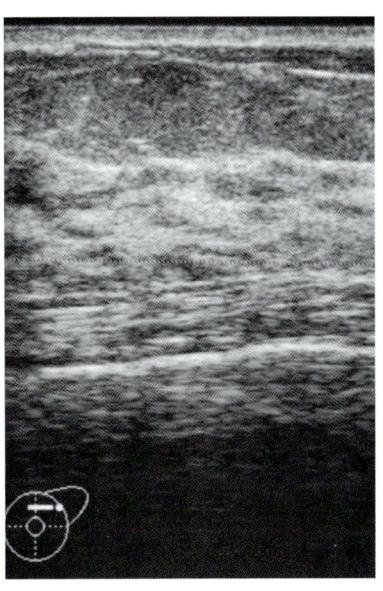

斑状・豹紋状エコー
斑状・豹紋状エコーは若い人に多いのですが，この方は61歳です。触診では乳腺は軟らかくて乳腺症を示唆する硬いごつごつ感はありません。

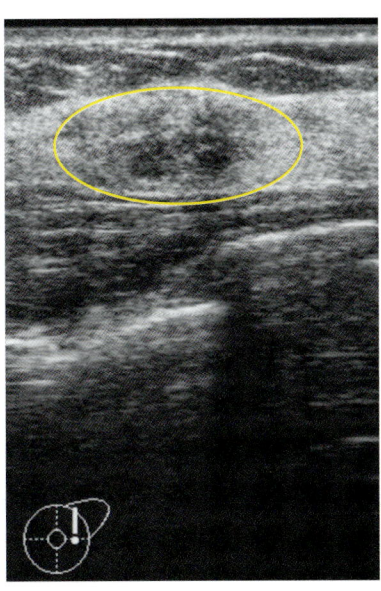

低エコーの集簇
黄色の円内に低エコーが集まっています。脂肪斑と思いますが，非浸潤癌も似たような所見を示します。

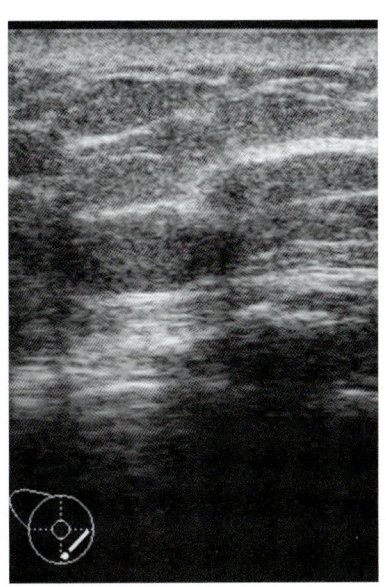

厚い脂肪層
房状の脂肪が3層に重なっています。授乳期以外で乳房が大きい人は，脂肪を入れた房が大きく厚くなっています。

乳腺組織内に混在する脂肪組織

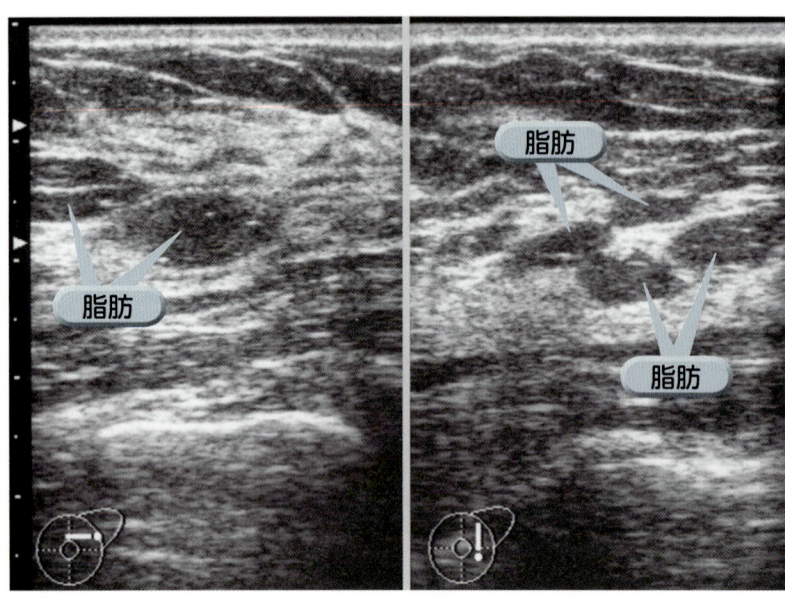

30歳代半ばの左乳房のC領域の横断像と縦断像です。
大きめの脂肪組織が乳腺組織の中に混在しています。サイズ・形態がそろった低エコーで，エコーレベルも皮下脂肪組織と全く同じなので腫瘍と間違える可能性は少ないと思いますが，この脂肪が乳腺組織の中に1個だけあると，線維腺腫とか癌疑いと判断するかもしれません。
このような脂肪組織の混在は，乳腺腫瘍を探すうえで紛らわしくて悩みます。

乳腺組織内の斑状エコーの正体

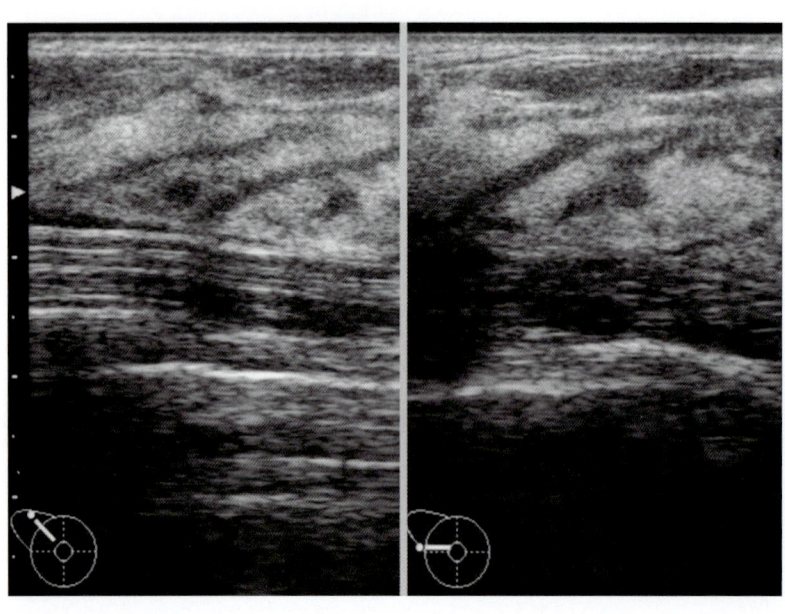

右乳房のCおよびCD領域の画像で，いずれも向かって右が乳頭です。乳頭に向かう線状の低エコーが数本見えます。乳腺内の斑状の低エコーの正体（の1つ？）です。
この低エコーは，乳頭に向かうことから乳管とその周囲の結合組織という考えがありますが，末梢でも太いままなので，乳管に関連づけるのは無理があるように思います。このように線状をしていて走行が追える例は多くなく，ほとんどの場合は分布に規則性がありません。

クーパー靱帯からのシャドー

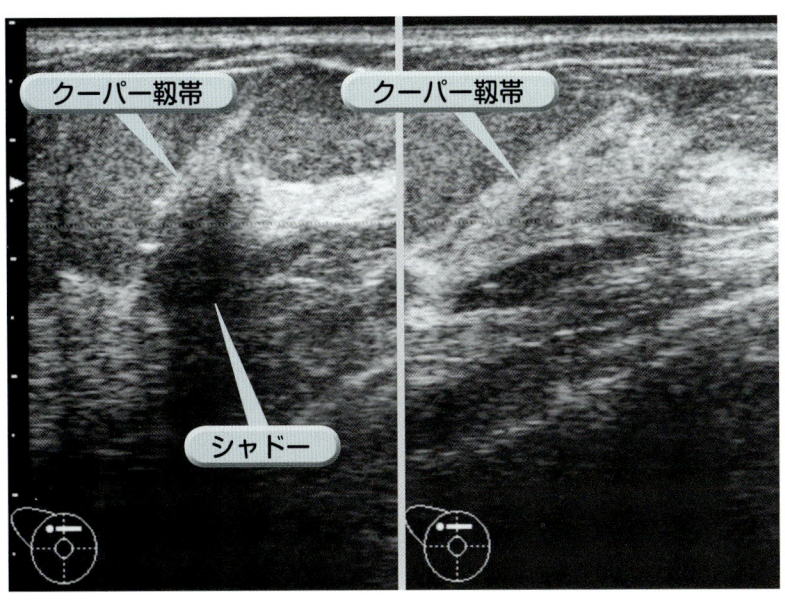

右乳房の AC 領域の横断像です。左図で深さ15 mm 位のところにシャドー（音響陰影）がみられます。硬癌ではシャドーを示すものがあるので注意が必要です。

ここでプローブの傾きを変えてみると，右図のようにシャドーは消えてしまいました。ここでみられたシャドーは硬癌で発生するシャドーではありません。クーパー靱帯に斜めに当たった超音波が弾かれた（全反射した）ために発生したシャドーです。右図ではクーパー靱帯への入射角度が垂直に近い方向へ変化して，超音波が靱帯を通過したのでシャドーがなくなったのです。

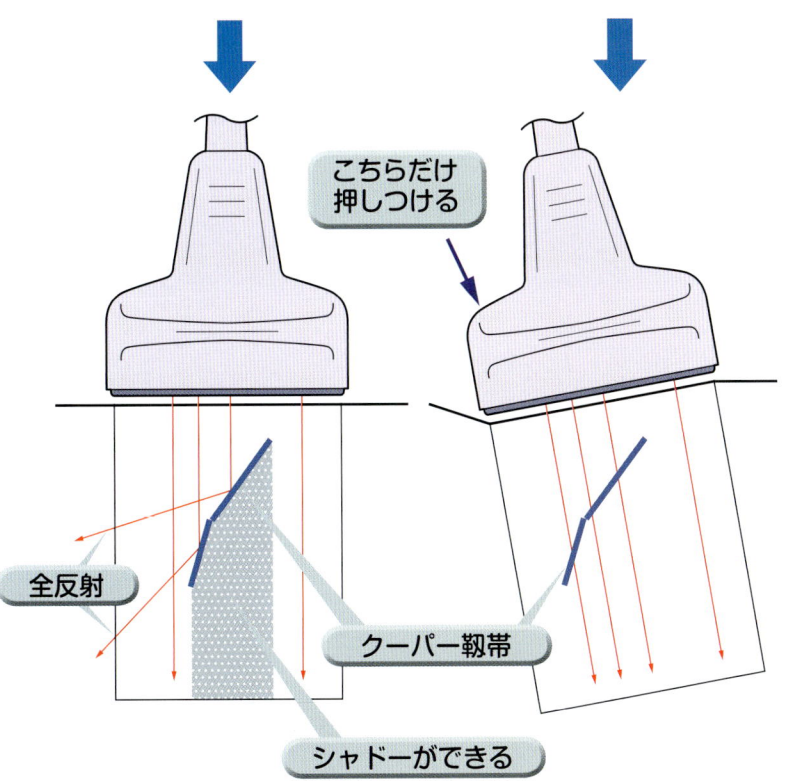

斜めに存在するクーパー靱帯に当たった超音波は角度が強いと全反射します（左図）。一方，プローブの片方だけを押しつけて靱帯に弱い角度で超音波が当たるように工夫すると，超音波は靱帯を通過していきます（右図）。全反射を起こす角度を臨界角といいます。中学の理科の時間に光の屈折の授業で習いました（スネルの法則）。

同じような現象は嚢胞や線維腺腫の外側面でも起きます。そして外側陰影（側方陰影）を作ります（133 ページ参照）。

乳腺組織の分布

乳癌は乳腺内の乳管上皮や腺房から発生します。ですから，乳房内の乳腺組織の分布が重要です。
超音波検査で癌を探す場合は乳腺組織の中を重点的に観察するべきで，厚い脂肪組織内を探しても無駄です。
高齢者で乳腺組織が縮小・退化して，マンモグラフィー画像上ではほとんどが脂肪組織で，乳腺組織は乳頭直下に限局してまばらに見える人がいます。このような人に癌ができると，マンモグラフィー画像では黒っぽく見える脂肪に囲まれて癌は白く見えるので，コントラストがついて認識が容易です。このようなケースでは，あたかも脂肪組織内に癌がある（脂肪組織から乳癌が発生した）ように感じてしまいますが，おそらく画像上は描出されない位に萎縮した乳腺組織から乳癌が発生しているのでしょう。また，画像上は乳腺組織がないように見える乳房の端でも乳癌ができる方がいます。画像診断では乳腺組織が写らなくても顕微鏡レベルでは乳腺組織が存在しているのだと思います。
乳癌は 16 ページで紹介した乳房の領域分類に従うと，統計的に C 領域から発生するのが多いことがわかっています。ですから，超音波検査を行う時は C 領域を特に入念に観察する必要があります。
なぜ C 領域に最も癌の発生が多いのでしょう。それは乳腺組織の分布は各領域に均等ではなくて，C 領域が最も量が多いのと関係がありそうです。
35 ページのマンモグラフィー画像をみると，両側乳房とも C 領域で白い部分（乳腺組織）が多くを占めています。これは次ページの超音波画像でみても同じです。

乳癌の領域別頻度

本書の第 2 章で紹介する乳癌 33 症例（37 結節）の存在部位を下に示します。左右の乳房は区別していません。領域の境にある結節は両方の領域で重複してカウントしていますので合計は 100% を超えます。B 領域には 1 例もありませんが，文献上でも 5〜7% と少ない数値です。D 領域は 25% ですが，文献上では 10〜14% です。

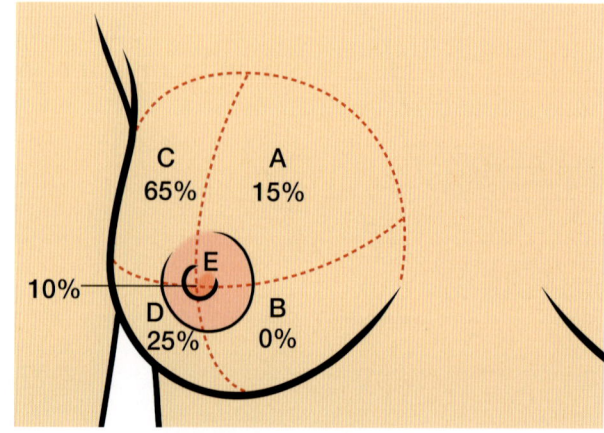

乳癌の部位別発生頻度（37 結節）

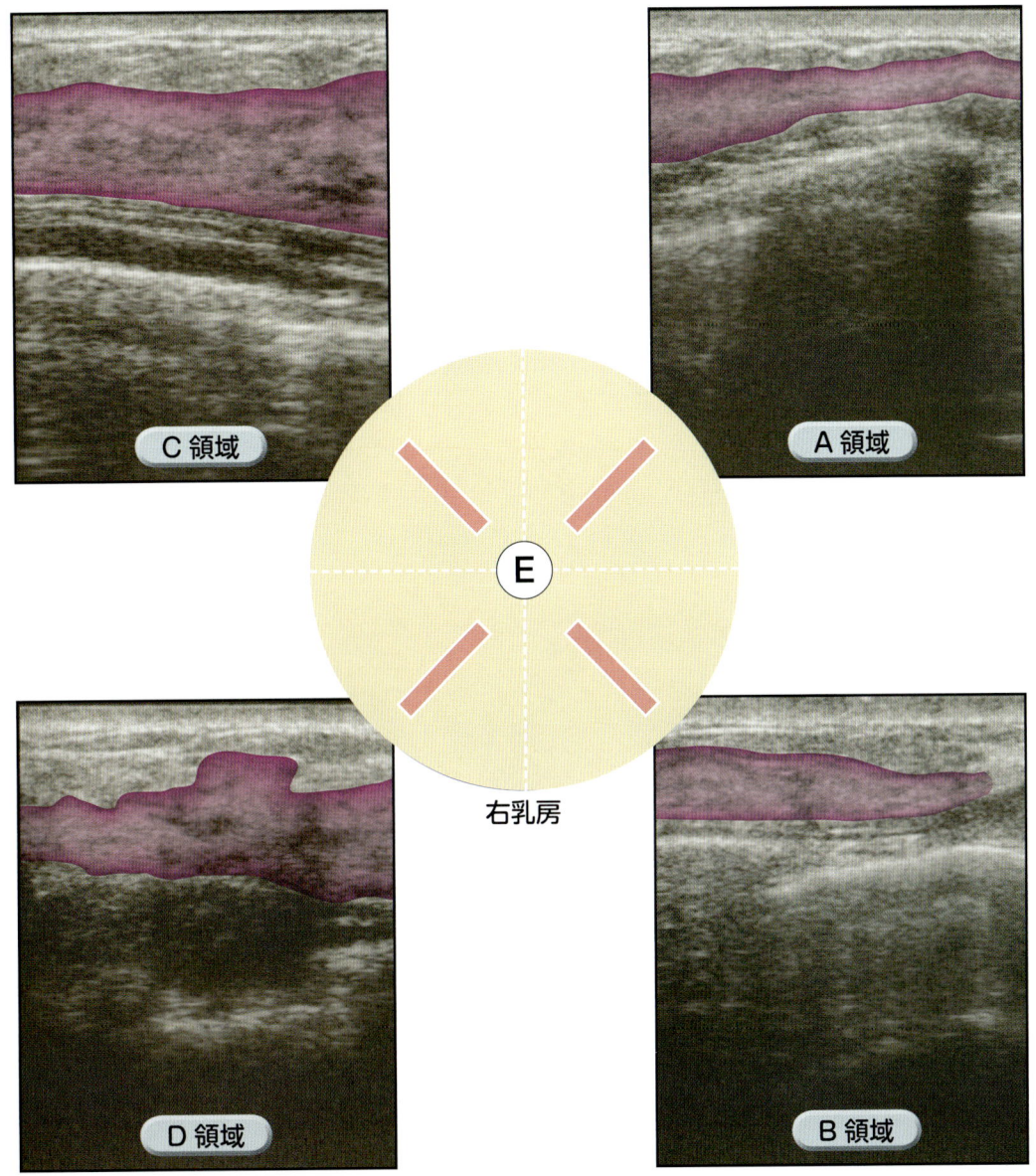

乳房領域と乳腺組織の量

右乳房の各領域を放射状にスキャンしました。各画像は内側が乳頭側になるように表示しています。
乳腺組織（赤色を重ねている）が最も厚いのはC領域で，次にD領域が厚くなっています。この偏りは多くの人でみられます。

種々のデータをみても，乳癌の領域別発生頻度で最も多いのはC領域ですが，それはこの部分の乳腺組織の量が最も多いのも理由の1つだと思います。つまり，C領域の乳腺組織が最も量が多いので，乳癌発生頻度も多くなるのではないでしょうか。ただ，乳腺組織の量だけでは，B領域の癌が極端に少ないことを説明できません。

腫瘤の輪郭について

日本乳腺甲状腺超音波診断会議が2004年に超音波診断ガイドラインを発表し2008年に改訂[1]しています。そのなかで，乳腺腫瘤の境界部（boundary zone）を内側から辺縁（margin）・境界（border）・周辺（periphery）と定義しています（下図）。また，混乱を避ける意味でも，境界の性状を表すのに辺縁という用語を用いないことにした，とも書いています。

リアルタイム画像（動画）で観察して，病変が見つかったところで記録するために画像を静止（フリーズ）させますが，その時のタイミングで画像は微妙に変化します。全く同じ画像を2枚撮るのは不可能です。このように乳腺超音波画像は恒常性に欠けるので，1枚の静止画像で腫瘤の境界部をあまり細かく分析しても意味がないと思います。辺縁という言葉は腫瘤の表面とほぼ同義語で，境界という表現よりはなじみやすいので，この本では多用していますが，学会発表等では境界を用いましょう。

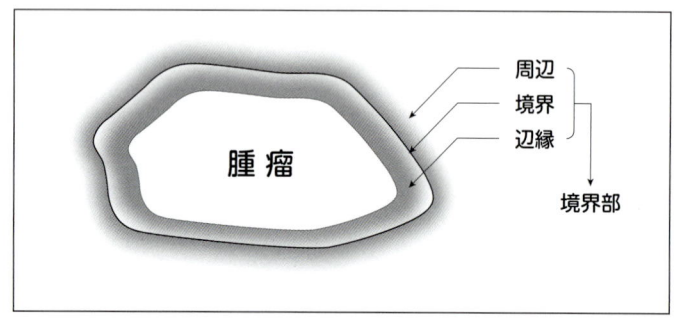

境界部の定義（乳房超音波診断ガイドライン改訂第2版 48ページ）
[1]「日本乳腺甲状腺超音波診断会議編：乳房超音波診断ガイドライン，改訂第2版，p.48，2008，南江堂」より許諾を得て改変し転載．

腫瘤の形状について

上記の乳房超音波診断ガイドラインでは，腫瘤の形状について次のように定義しています。本書でもこれに従って解説します。

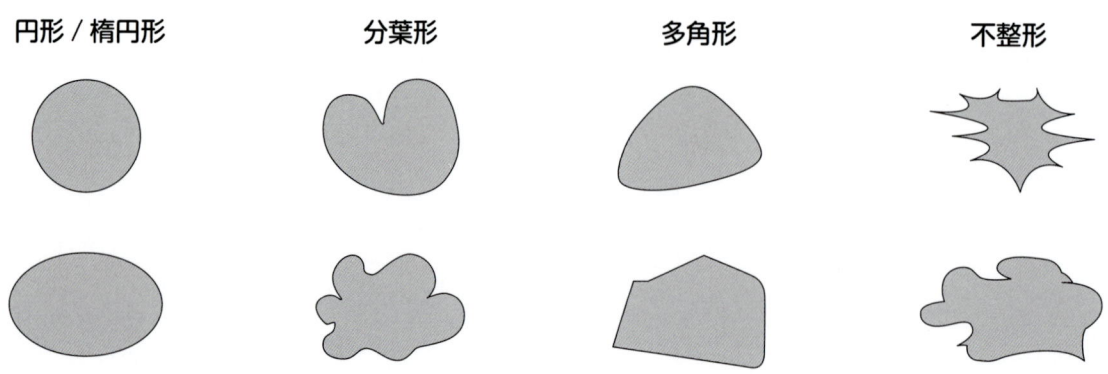

腫瘤の形状（乳房超音波診断ガイドライン改訂第2版 47ページ）
[1]「日本乳腺甲状腺超音波診断会議編：乳房超音波診断ガイドライン，改訂第2版，p.47，2008，南江堂」より許諾を得て抜粋し転載．

腫瘤の形状と良・悪性

腫瘤の形状の分類は前ページで紹介しましたが，ここではさらに辺縁の状態や後方エコーの増減まで加味して悪性と良性に分類してみようと思います。なお，これはおおよその傾向であって絶対的なものではありません。

悪 性

辺縁は棘状の凹凸があるのが特徴です。形状分類で不整形に属するものが多いですが，一見，円形／楕円形に属するものでも，よく見ると辺縁に細かい凹凸があったり，あるいは辺縁がボケて見えます。硬癌の多くはシャドーを伴います。後方エコーが増強するものもあります。約半分に微細石灰化が散在しています。

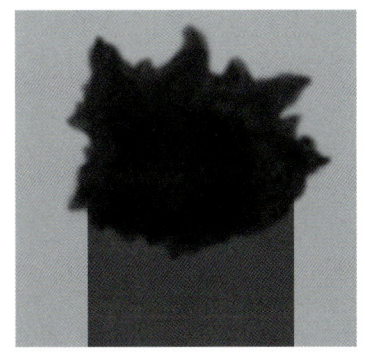

辺縁は不整。内部エコーは無エコーに近い。シャドーを伴う。硬癌の多くがこのタイプ。

辺縁は不整。内部は低エコー。シャドーはないか，あっても弱い。硬癌の一部がこのタイプ。

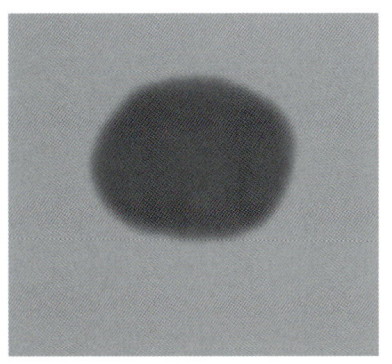

一見，辺縁は平滑だがボケて見える。細かい凹凸がある癌。

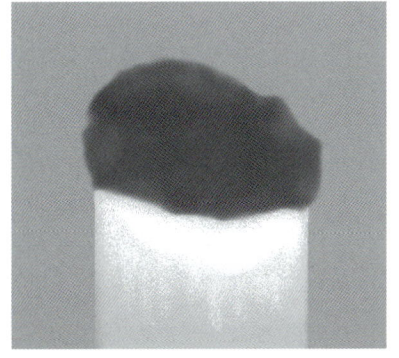

内部での減衰が弱いので後方エコーが増強する。粘液癌，髄様癌などがこのタイプ。

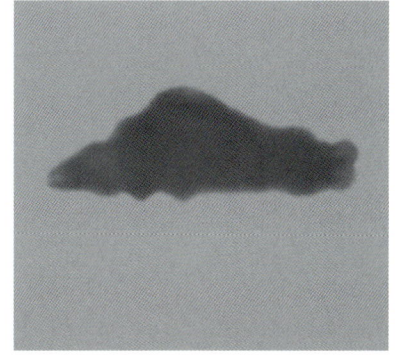

横に長い形状。不整形の1つか。縦横比の基準では良性だが。

良 性

ほとんどは線維腺腫と考えていいでしょう。形状は楕円形で辺縁は平滑なものが圧倒的に多く，ときに部分的に分葉形のものがあります。内部エコーは均一で硬癌ほど高度の低エコーはありません。微細石灰化はありません。

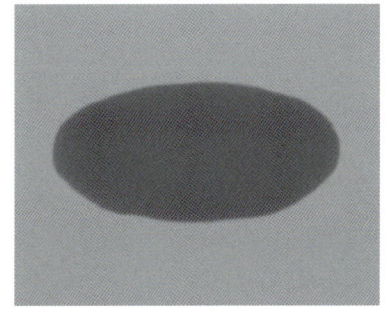

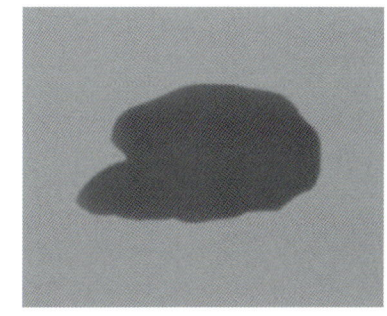

腫瘤の計測値はばらつく

1回目 15.0 × 14.7 × 8.0 mm　　2回目 16.7 × 12.3 × 9.2 mm　　3回目 16.5 × 11.8 × 10.2 mm

この数字は線維腺腫のサイズ（左右径×上下径×厚み）を3回続けて測ったサイズです。具体的には2分割した画面の左に腫瘤の最大横断像を記録し，右に最大縦断像を記録します。すぐに装置のキャリパ（距離計測機能）を使って横断像で左右径，縦断像で上下径を測ります。厚みは横断像・縦断像で大きく見えているほうを測ります。これを3回繰り返します。

同じ検者が続けて3枚の静止画像を記録して線維腺腫のサイズを測っても，これ位の誤差は生じます。正確に最大径の位置で像を記録している保証がないうえに，キャリパのマークも正確に腫瘤の境界に置いている保証はありません。腫瘤サイズの計測ではこれ位の誤差が生じるのですから，経過観察をして1～2割大きい数値がでたとしても，それは計測誤差の範囲です。特に腫瘤のサイズが小さいと誤差の割合は大きくなります。

私は線維腺腫と判断した時は，念のために3～4か月後に再検査をさせてもらいますが，増大していないことを確認するために，最低でも3回はサイズを測定しています。本書では，腫瘤のサイズはミリ単位で表示していますが，実際の検査では超音波装置は小数点以下1桁まで表示するので，上のような数値を比較して増大の有無を判断しています。

乳腺エコーのレポート用紙

乳腺エコー検査の際に，これまでは腹部超音波検査用のレポート用紙を流用していましたが，この本を準備するにあたってレポート用紙のフォームを考えてみました。これは申込書とレポートを兼用します。

基本としたことは
① 簡単にすること
このレポート用紙は申込書を兼ねています。申込書部分は主治医に詳しく記入してほしいのですが，今の若いドクターに要求しても無理です。昔のドクターは結構詳しく書いてくれたものです。ですから，必要最小限の項目しかありません。これでも全項目は埋めてもらえないでしょう。
② 病変は図示
シコリ，痛み，腫れ，違和感などの部位は，上半分の申込書に図示してもらいます。患者さんの訴えは，患者さんの言葉をそのまま書いてもらいます。「ときどき鈍い痛みがある」などです。
③ エコーの結果も図示
腫瘤が見つかれば，その部位に腫瘤のサイズに比例した円を描きます。そこを矢印で示し，腫瘤のサイズを3方向（左右×上下×厚み）記入します。辺縁の状態や石灰化の有無なども記入します。
④ 経過観察
経過観察をしたほうがいいケースでは，患者さんの目の前で最終行に次回の検査予定日を書きます。約束をしてもすっぽかす人がいますが，経過観察を勧めた証拠になるので，何かトラブルが起きた時に重要です。

乳腺エコー（申し込み）報告書

患者氏名： 福岡 花子　　年齢 47歳　男 (女)　所属　　病棟 (外来)

目的・主訴：　検診　シコリ　痛む　(マンモで異常)　乳頭から分泌　その他

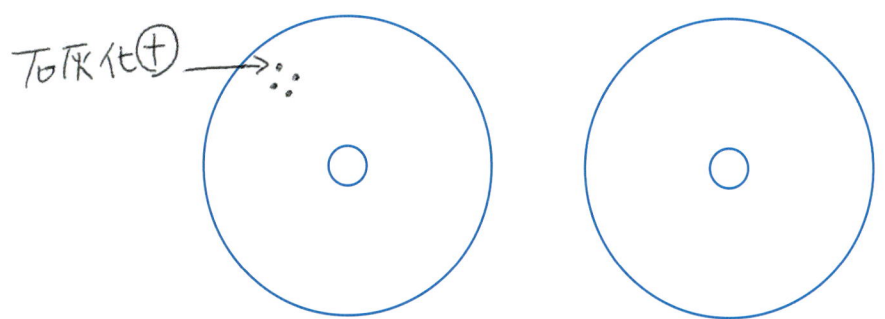

石灰化⊕

報告書

(LN)　　辺縁は凹凸で不整　　微細石灰化⊕　　(LN)
　　　13.5×11.8×9.8mm
C領域

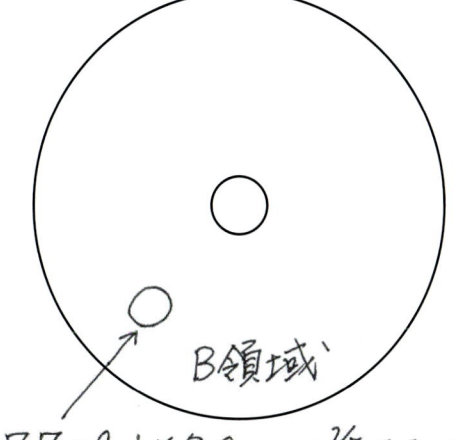

B領域

7.7×9.1×7.0mmの低エコーのmass
辺縁は平滑 → FAか？

診断1　右乳癌　　　　診断2　左乳腺線維腺腫疑

(次回検査予定日　年　月　日)　検査日 22年 4月 15日　医師 山下　技師

マンモグラフィーについて

マンモグラフィーは乳癌の画像診断法としては最も歴史がある方法です。私は30数年前に順天堂大学の放射線科でマンモグラフィーを用いた乳腺の検査を2年間行いました。1,056例の結果をまとめて報告しています。

日本女性の癌による死亡率で乳癌がトップになったことなどが原因で，厚生労働省が2004年にマンモグラフィーを導入した乳癌検診の指針を発表しました。対象年齢は40歳以上で2年ごとにマンモグラフィー検査を受けるようになっています。

医療施設がこの「マンモグラフィー検診」に参加するためには，講習会に参加してマンモグラフィー画像の読影法を勉強し，試験を受けることのほかに，仕様基準を満たしたマンモグラフィー装置を導入する必要があります。撮影を担当する診療放射線技師も講習会に参加してトレーニングを受けます。

神代医院の現有装置はヨーロッパのGEが開発して日本ではGE Healthcareが販売している「セノグラフ800T」です。記録はコニカ製のイメージングプレートを用いてデジタル記録しています。

基本的には両側の乳房の側面像と上下像を撮影しています。合計4回の撮影をします。腫瘤の存在が明らかになれば，あるいは直前の触診で腫瘤の存在が判明している時は，その部分の拡大画像を追加しています。拡大率は1.5倍（1.8倍も可能）です。

以前の装置は腫瘤に対して細い金属の筒（コーン）で圧迫撮影をしていたために，患者さんは強い痛みを感じていました。セノグラフで撮影する時もアクリル板で乳房全体を圧迫しますので，ある程度の痛みは感じます。

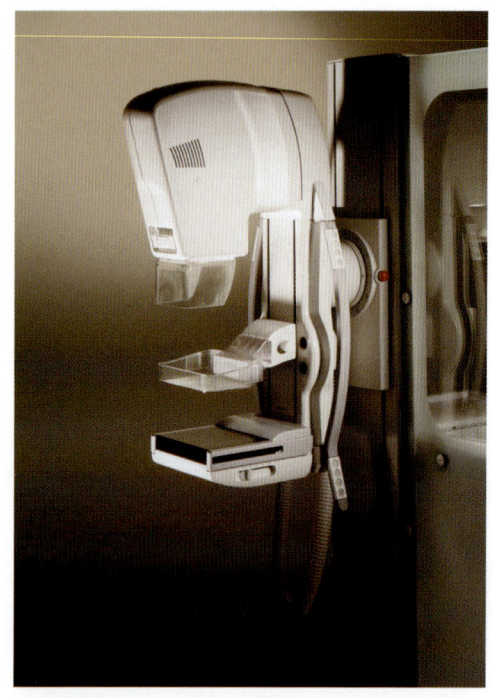

GE社製 セノグラフ800T

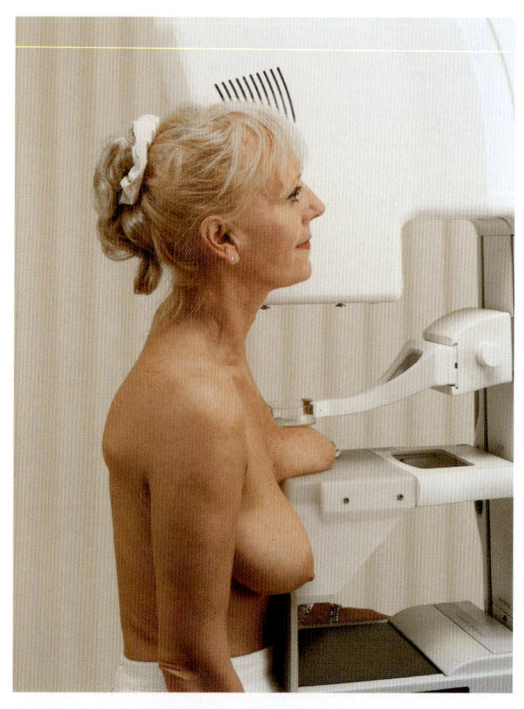

左乳房の上下画像の撮影状況

乳房を圧迫して厚みを減らすと，X線の透過が増して画像は明瞭になります。腫瘤は圧迫しても小さくならないので，圧迫で腫瘤の相対的な厚さは増して，より白く写ります。患者さんが我慢できる範囲内で上手に圧迫するのが，診断に役立つマンモグラムを撮るコツです。

マンモグラフィーの撮影方向

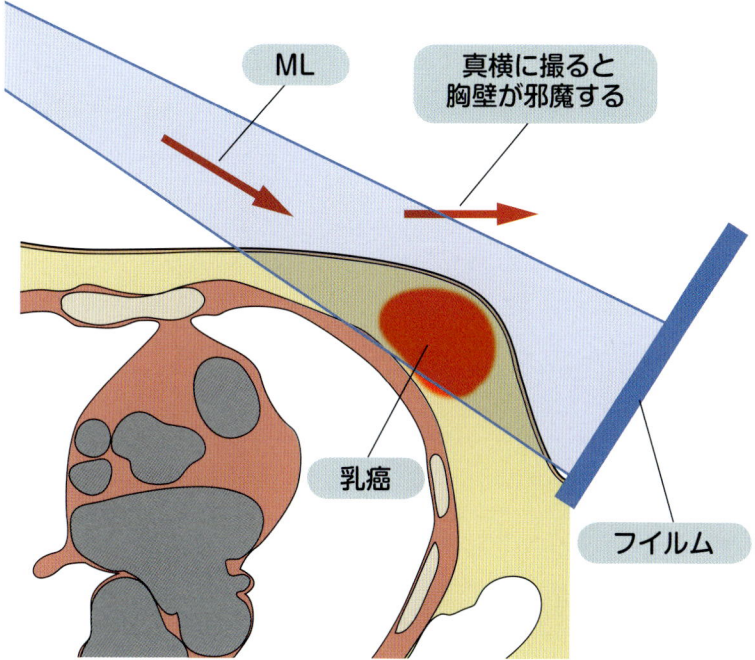

マンモグラフィーは原則的に2方向から撮影します。肺のX線撮影で「正面画像」と「側面画像」の2枚を撮影するようなものです。左右の乳房をそれぞれ別個に撮影するので，撮影回数は4回になります。

上下方向に撮るのをcraniocaudalといい「CC」と略します。日本語に直すと「頭尾方向」ですが，本書ではわかりやすいように「上下画像」と表します。側面方向に撮るのはmediolateralといい「ML」と略します。日本語に直すと「内外方向」ですが「側面画像」といいます。乳房は胸部の斜め前方にあるので，肺の「側面画像」のように真横に撮ると胸壁が重なって邪魔します。胸壁を避けて乳房に対して側面撮影を行うために角度をつけます。この角度は病変の位置によって調整する必要があります。

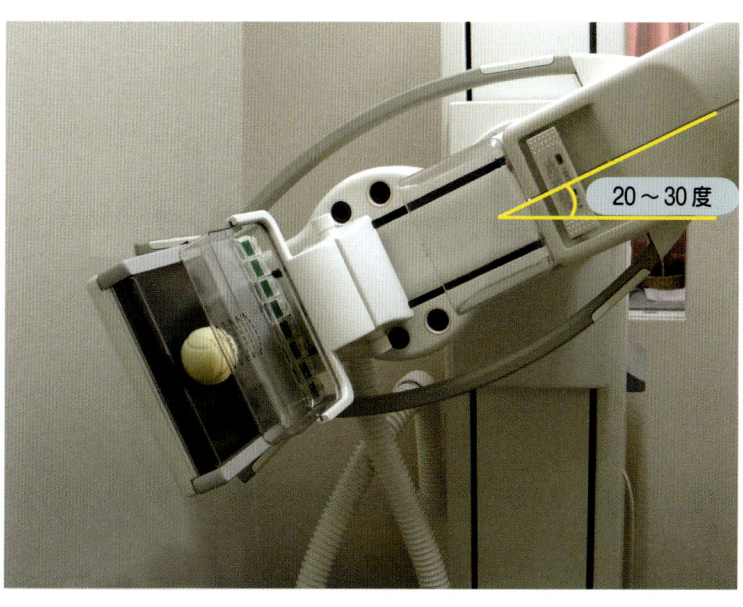

「側面画像」を撮る時は，上の図で説明したように角度をつけるだけでなく水平方向にも角度をつけます。この写真は左乳房の代わりにテニスボールをカセットとアクリル板の間に置いています。X線管球は見えていませんが，画面の右上にあります。患者さんはこちらに背中を向けて，左乳房をテニスボールがある位置に置きます。

X線が大胸筋外側の走向に垂直になるように，完全な水平方向から20度から30度位，反時計方向に角度をつけています。

この撮影をmediolateral obliqueといい「MLO」と略します。日本語では「内外斜位方向」です。この本で「側面画像」と表しているのはこの方法で撮影しています。

マンモ画像の表示について

以前のマンモグラフィー検査は専用フィルムを4枚使って，両側乳房の側面画像（ML）と上下画像（CC）を撮影していました．読影する時は4枚のフィルムをシャーカステンに並べていました．

この方式では，上下画像はCTの横断像の表示と同じように足の方から見上げるように表示していたので，直感的に理解しやすいものでした．超音波の横断像と比較する時は，向きが同じになるのでわかりやすいです．

現在の方式では上下画像も患者の胸壁同士を合わせるように並べて表示します．そして画面の上方が患者の外側，下方が患者の内側（胸骨側）になるようにします．これはマンモグラフィーガイドラインの指示によるものです．マンモグラムの読影においては，左右差が病変を見つけるのに重要だからという理由のようです．読影の用語に「局所的非対称性陰影」という表現があるのもそのためです．ところが，「局所的非対称性陰影」でチェックされた部位に病変，特に癌が存在することは多くありません．全く左右差がない乳房はないので当然の結果です．癌や線維腺腫，囊胞などの腫瘍性病変の多くは「腫瘤」という用語でチェックされています．

側面画像も胸壁同士を合わせて表示しますが，こちらは従来から行われていた表示法と同じです．違うのは以前の側面画像はML（mediolateral）だったのが，現在は大胸筋外側の走向に垂直となるMLO（mediolateral oblique）になっていることです．最近はデジタル記録をする施設が多いので，その場合は2枚の大四切フィルムに側面画像同士と上下画像同士を並べて焼いて表示しています（次ページも併せて参照）．

以前は4枚の専用フィルムをシャーカステンに並べていた（専用フィルム：18×24 cm）

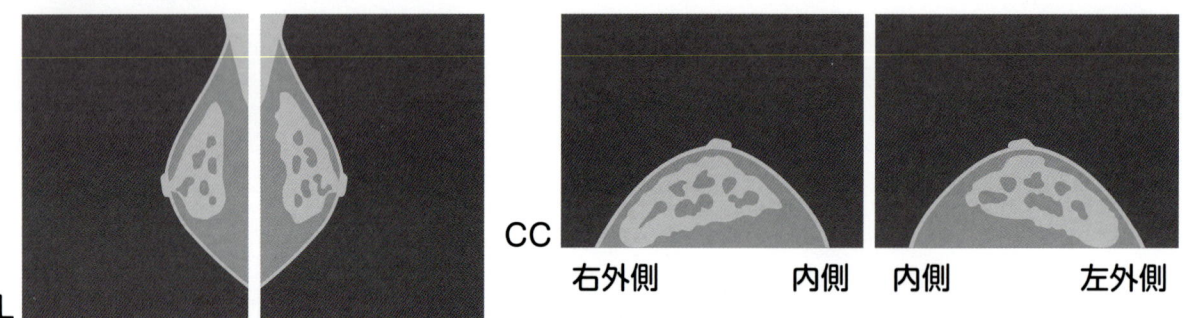

現在は2枚の大四切フィルムを並べることが多い（大四切：27.9×35.6 cm）

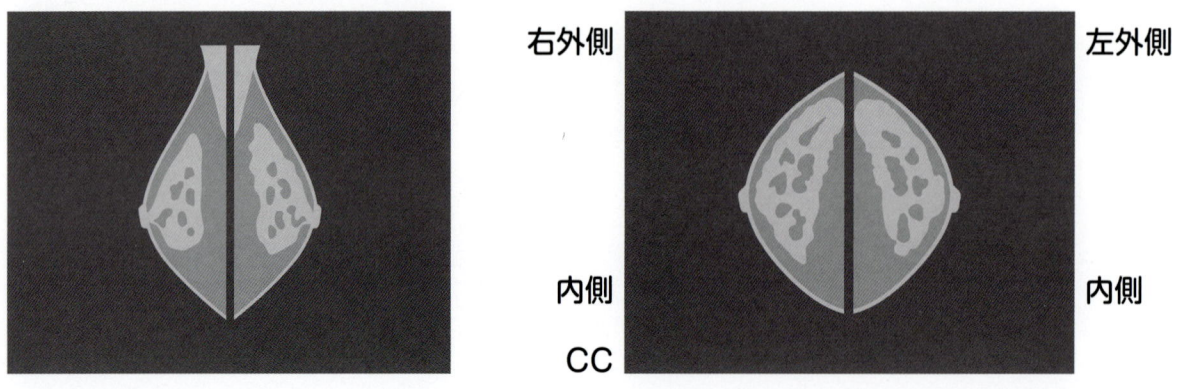

側面画像(MLO)

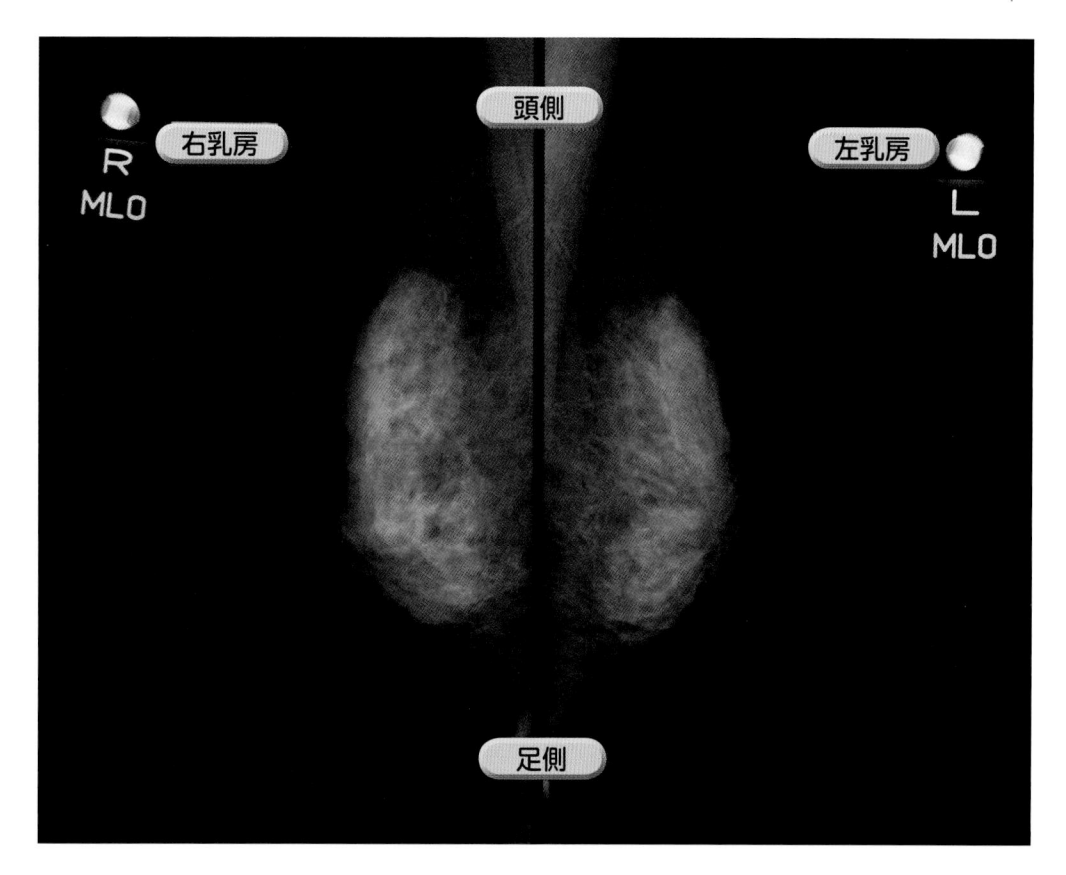

右乳房　頭側　左乳房
R MLO　　　　L MLO
足側

上下画像(CC)

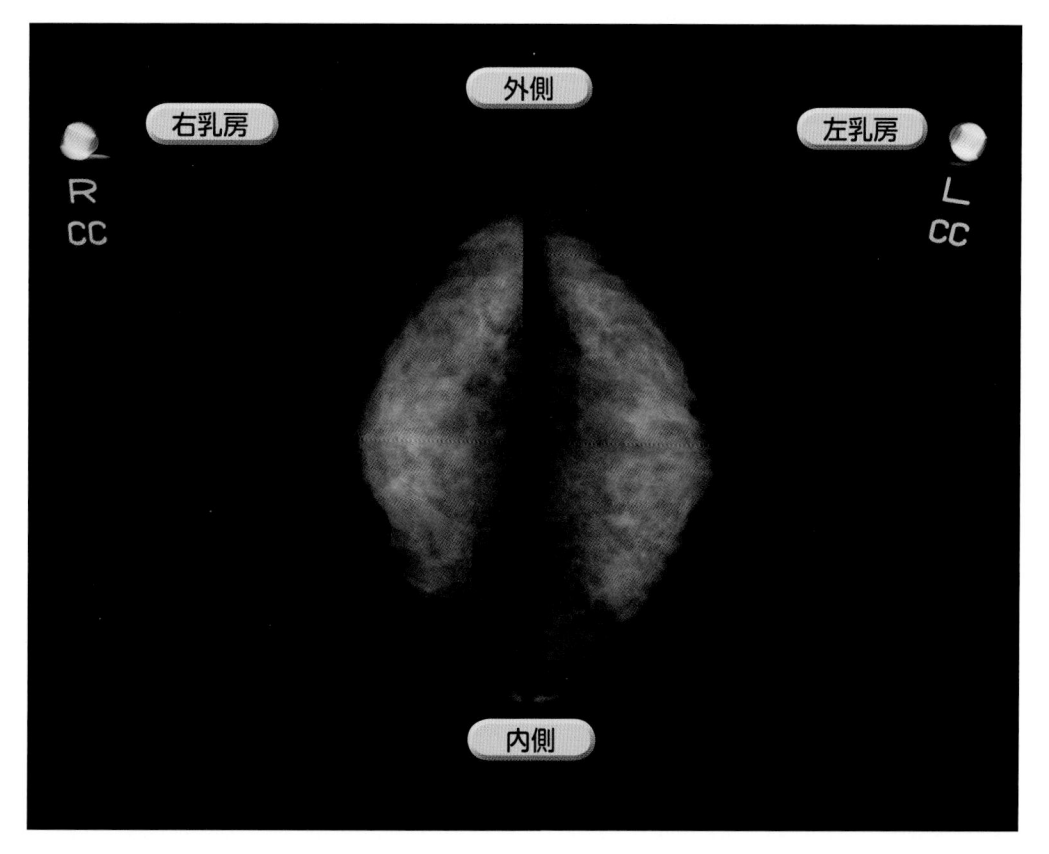

右乳房　外側　左乳房
R CC　　　　L CC
内側

マンモグラフィーの読影法

マンモグラフィーの読影法については，すでに書物が多数刊行されているので，詳しくはそちらを参照してください。

多くの施設では，次ページに示したレポート用紙の下半分に書いているような チェック項目に従って読影 しています。文字で書くと明瞭ですが，どれを「腫瘤」とするかの判断ひとつとっても意見が分かれます。「構築の乱れ」という，客観的に判断するのが困難な項目もあります。「局所的非対称性陰影」はしばしば用いられる用語ですが，これも意見が分かれる項目です。どこまでが生理的な非対称で，どこからが病的な非対称かの判断は主観が混入するからです。

次ページのようなチェック項目を基に，最終的には「カテゴリー1 異常なし」，「カテゴリー2 良性」，「カテゴリー3 良性，しかし悪性を否定できず」，「カテゴリー4 悪性の疑い」，「カテゴリー5 悪性」の5段階に分けて判定します。所見に用いる用語とカテゴリー分類を作成した目的は，全国共通の所見を全国共通の概念と用語で表現する ことで検査機関が正しく理解して精査・治療にあたるのを助けるのが目的とされています。

私は肝臓腫瘍の超音波診断で，所見の解釈がどれくらいばらつくかを全国レベルで調べた経験がありますが，予想以上にばらつきます。ですから，マンモグラフィー所見の用語の解釈も，読影者によってかなりばらつくと考えています。このようなばらつきを少なくするために，講習会参加を義務づけて読影のテストも実施しているのでしょう。

本書におけるマンモ判定の扱い

この本ではマンモグラフィー画像の下に 読影資格をもった医師が判定した結果をそのまま添付 しています。添付しているのは，カテゴリー分類の数値のほかにチェックされた項目も含めています。

チェックした項目はその下の細項目もチェックするようになっていますが，実際に読影の際には必ずしもすべての細項目を埋めることはできません。判断に迷うと細項目はブランクのままになっています。たとえば，腫瘤にチェックがあってもサイズの計測が可能なものはわずかです。石灰化がチェックされていても，分布や性状はほとんどブランクのままです。カテゴリー分類の数値を2つまたいで○がつけてある場合もあります。マンモグラフィーの解説書の理路整然とした説明とはひと味違った現場の混乱した状況がうかがわれると思います。

マンモグラフィーのレポート用紙

次ページに，私が乳腺エコーを行っている施設で用いているマンモグラフィーのレポート用紙を紹介します。これは「マンモグラフィーガイドライン第2版〈増補版〉」（2007年，医学書院）を参考にして少し簡便にしていますが，これでもすべての項目にチェックを入れるのが不可能なことは上に述べた通りです。

〈マンモグラフィー読影票〉

フィルムの評価： ☐ 読影可能　☐ 読影不可能
　　　　　　　　☐ マンモグラフィー不適　☐ ポジショニング不良　☐ 体動・条件不良
　　　　　　　　☐ その他（　　　　　　　　　　　　　　）　☐ Dense breast

　　　　　　　　　右　　　　　　　　　　　　　　　左

腫瘤　○　　　　　　　　　　　　　　腫瘤　○
　size　×　　mm　　　　　　　　　　　size　×　　mm
　☐ spicula　☐ 微細鋸歯状分葉状　　　☐ spicula　☐ 微細鋸歯状分葉状
　☐ 境界明瞭平滑　☐ 境界不明瞭　　　☐ 境界明瞭平滑　☐ 境界不明瞭
　☐ 評価困難　　　　　　　　　　　　☐ 評価困難
石灰化　×　　　　　　　　　　　　　石灰化　×
　☐ 良性石灰化　　　　　　　　　　　☐ 良性石灰化
　分布　　　　　　　　　　　　　　　分布
　☐ びまん性、散在性、領域性　　　　☐ びまん性、散在性、領域性
　☐ 集簇性　☐ 線状、区域性　　　　　☐ 集簇性　☐ 線状、区域性
　性状　　　　　　　　　　　　　　　性状
　☐ 微小円形・淡く不明瞭　　　　　　☐ 微小円形・淡く不明瞭
　☐ 多型性・不均一　　　　　　　　　☐ 多型性・不均一
　☐ 微細線状分枝状　　　　　　　　　☐ 微細線状分枝状
その他　△　　　　　　　　　　　　　その他　△
　☐ 変型　☐ 構築の乱れ　　　　　　　☐ 変型　☐ 構築の乱れ
　☐ 局所的非対称性陰影　　　　　　　☐ 局所的非対称性陰影

カテゴリー分類　（1　2　3　4　5）
読影日（　　　　　　　）　読影医師：＿＿＿＿＿＿＿＿＿＿＿＿＿＿
（異常なし・経過観察・　か月後 MMG・エコー・その他検査　　　　　）
総合判定：（1．2．3．4．5）（コメント：　　　　　　　　　　　　　）

乳腺エコーとマンモグラフィーの比較

① 患者の年齢
若い女性では乳腺組織が発達しています。そのためマンモグラフィーでは乳腺組織が広範囲に白く見えます (dense breast)。乳癌も白く見えるので両者を識別できません (72 ページ参照)。
超音波検査では乳腺組織は白っぽく見え，乳癌は黒っぽく描出されるので，乳癌の識別は容易です。若い女性はマンモグラフィーで腫瘍がなくても乳腺エコーを行うべきです。

② 乳房のサイズ
大きい乳房では皮膚の直下は厚い脂肪組織で占められています。乳腺組織は深い所に分布するので癌も深い所にあり，乳腺エコーではフォーカスが合わずに癌全体が少しボケます。
脂肪が多い乳房ではマンモグラフィーを撮ると，黒っぽく描出される脂肪組織を背景に乳癌が白く目立つので有利です。

③ 癌の位置
乳房の辺縁に腫瘍があると，マンモグラフィーでは検査野から外れる (フィルムに写り込まない) 可能性があります。乳腺エコーは乳頭直下の小病変は注意しないと見落とします。

④ 腫瘍の種類
癌：非浸潤型の乳癌は腫瘤を形成しないと乳腺エコーでは描出されないことがあります。それに対して，マンモグラフィーでは乳管に沿って石灰化があると診断できます。
嚢胞：乳腺エコーでは小さくても明瞭に描出されます。マンモグラフィーでは大きくても指摘できない嚢胞が多くあります (138 ページ参照)。
線維腺腫：小さい線維腺腫はエコーでは脂肪との鑑別が難しくなります。マンモグラフィーでは存在を指摘できない線維腺腫が多くあります (112 ページ参照)。

⑤ 微細な石灰化
乳腺エコーでは腫瘍内は黒っぽいので，腫瘍内にある微細な石灰化は乳腺エコーでもある程度は検出できます。一方，腫瘍外にある小さな石灰化はマンモグラフィーだけが検出できます。

⑥ 手技と読影
乳腺エコーは医師あるいは臨床検査技師，診療放射線技師が検査して，その場で読影・診断します。記録された画像に含まれる情報よりも検査中に見た動画に多くの情報があるからです。
マンモグラフィーは放射線技師が撮影し，資格をもった医師が読影します。撮影中に腫瘍があると判断すれば拡大撮影や圧迫撮影を行うので，放射線技師は読影力が要求されます。マンモグラフィーは平面画像なので，複数の医師が個別に読影して読影の精度を上げることが可能です。

第2章 乳癌

乳癌は日本女性の20人に1人が罹患するというデータがあります。しかし，乳癌は早期に発見すれば完治する疾患です。少し増大していても癌化学療法や放射線療法を併用することで延命を図れます。幸いに乳癌に対してはマンモグラフィー，超音波，MRなど多くの画像診断が役立ちます。これらを用いた検診が乳癌の早期発見に寄与することが期待されます。

現状では厚生労働省は乳癌検診の検査手法としてマンモグラフィーだけを指定しています。そのためマスコミなどは乳癌検診のことを「マンモグラフィー検診」と呼んでいます。

平面画像であるマンモグラフィーは2方向で撮影したフィルムにすべての情報が含まれているはずなので，後で読影の資格をもった経験豊富な医師が読影すれば癌の見逃しはないはずだという観点から，検診の唯一の手法に指定されたものと想像します。

ところが，検査の必要性が叫ばれている40代の女性でマンモグラフィーを撮ると，豊富な乳腺組織が乳癌を覆い隠してしまって，その存在すら指摘できないのは周知の事実です。しかし，このような人でも超音波検査では明瞭に腫瘤を描出できます。超音波検査で診断された多くの症例を通して，超音波検査の有用性を理解していただきたいと思います。

乳癌の病理学的分類

B. 悪性（癌腫）
1. 非浸潤癌　Noninvasive carcinoma
    a. 非浸潤性乳管癌　Noninvasive ductal carcinoma
    b. 非浸潤性小葉癌　Lobular carcinoma in situ
2. 浸潤癌　Invasive carcinoma
    a. 浸潤性乳管癌　Invasive ductal carcinoma
        a1. 乳頭腺管癌　Papillotubular carcinoma
        a2. 充実腺管癌　Solid-tubular carcinoma
        a3. 硬癌　Scirrhous carcinoma
    b. 特殊型　Special types
        b1. 粘液癌　　　　　　b2. 髄様癌
        b3. 浸潤性小葉癌　　　b4. 腺様嚢胞癌
        b5. 扁平上皮癌　　　　b6. 紡錘細胞癌
        b7. アポクリン癌　　　b8. 骨・軟骨化生を伴う癌
        b9. 管状癌　　　　　　b10. 分泌癌（若年性癌）
        b11. 浸潤性微小乳頭癌　b12. 基質産生癌
        b13. その他
3. Paget 病

（日本乳癌学会編：乳癌取扱い規約，第16版, p.18-19. 金原出版, 2008 より抜粋）

上に，日本乳癌学会が取り決めた乳腺腫瘍の組織学的分類のなかから，「Ⅰ上皮性腫瘍 B. 悪性（癌腫）」の部分だけを抜き出してみました。

乳癌は組織学的には細かく分けられます。

非浸潤癌は癌が発生した乳管や小葉の中にとどまっている状態で，早期の乳癌と考えられています。マンモグラフィーでは乳管に沿って線状に微細石灰化が描出されれば診断できますが，超音波検査は微細石灰化の描出には向いていないので，診断が困難です。したがって，超音波で診断できるのは周囲の組織へ広がって塊を作っている浸潤癌に限られてきます。実際には乳癌のほとんどは浸潤癌なので，超音波検査で腫瘤を直接描出できます。

浸潤癌のなかでは，硬癌がかなり特徴的な超音波所見を示すことが知られていますが，その他はこれといって組織型を特定できる特徴はありません。

乳癌の超音波所見

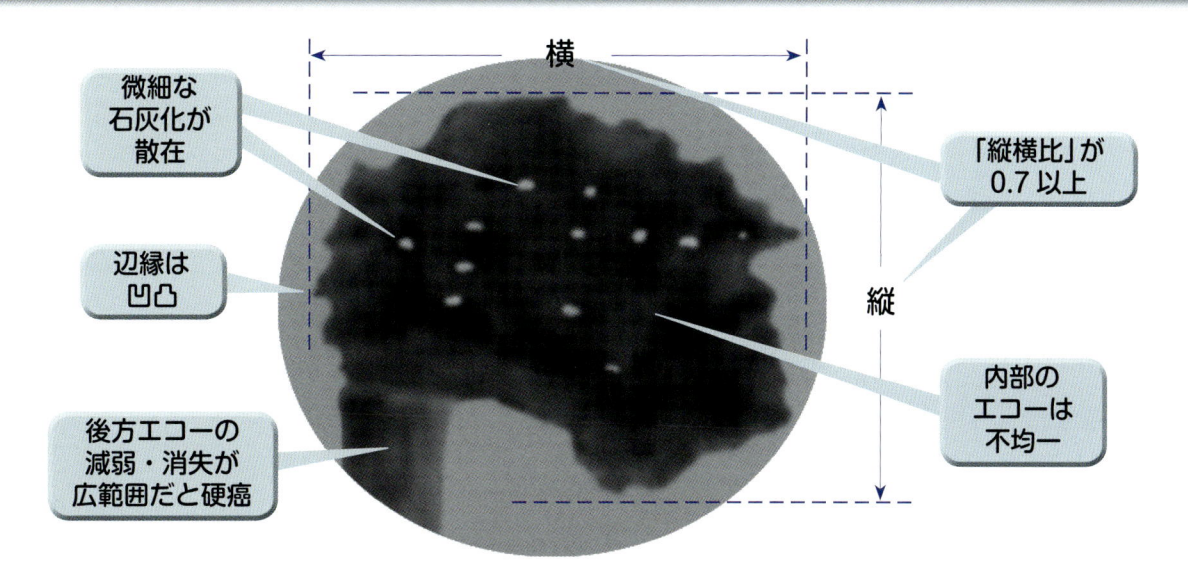

図中ラベル:
- 微細な石灰化が散在
- 辺縁は凹凸
- 後方エコーの減弱・消失が広範囲だと硬癌
- 横
- 縦
- 「縦横比」が0.7以上
- 内部のエコーは不均一

① 低エコーの腫瘍
　乳癌は周囲の乳腺よりはエコーが弱いので暗く見える。
② 辺縁が凹凸不整
　乳癌のほとんどは辺縁に棘のような凹凸がある。
③ 内部エコーが不均一
　乳癌の内部はエコーの強さが強弱不ぞろい。
④ 微細な石灰化が散在
　針先で突いたような微細な石灰化が数個あることがある。
⑤ 後方エコーの減弱は硬癌
　腫瘍の後方エコーが減弱・消失していれば硬癌を考える。
⑥ 腫瘤の縦横比（縦／横）が0.7以上
　横に長い腫瘤は癌の可能性が低い。
⑦ ハローがある
　腫瘤の周辺部にある高エコー像は癌が浸潤した結果。
⑧ 乳腺前方境界線が断裂
　乳癌が浸潤すると皮下脂肪と乳腺組織の境界線が断裂する。

乳癌を見つける基本的な考え方

① 腫瘍なのか正常乳腺か
画面に見えているものが腫瘍（できもの）なのか，乳腺組織に混在している脂肪なのかの判断にしばしば悩みます。ある方向からの観察だけでは腫瘍らしい輪郭が見えても，他の方向からは輪郭がはっきりしなければ腫瘍ではないでしょう。

② 内部エコーはあるか
内部エコーがなければ嚢胞です。1cm以上の嚢胞は迷いようがありません。もちろん嚢胞の辺縁は平滑です。嚢胞は円形とは限りません。少し不整形なものもあります。また，嚢胞は皮膚に平行に細長いものが多いです。数mmの小さな嚢胞は多重反射が重なってエコーフリーに見えません。

③ 辺縁は平滑か，あるいは不整か
内部エコーがあって充実性と判明した場合は辺縁の状態が重要です。明らかに凹凸不整があれば癌です。ほぼ全周にわたって平滑で，しかも皮膚に平行に細長ければ線維腺腫の可能性が大です。問題は辺縁の状態が両者の中間の場合です。経過観察を行って増大するかどうかを調べるか，あるいは生検を行うことも考えます。

私はハローは重要視しません。ハローの有無の判断に意見が分かれるので，癌かどうかの決め手にはなりません。乳腺前方境界線の断裂も同じです。癌かどうかの判断は辺縁が平滑か不整かの所見で十分です。

④ 石灰化はあるか
腫瘍内に微細な石灰化があれば，エコーでもほとんど検出できます。腫瘍内に微細な石灰化が散在していれば癌と考えます。もちろん，石灰化がない乳癌も半数近くあります。

腫瘍を形成せずに，乳管に沿って広がるタイプの早期癌を，マンモグラフィーでは石灰化をヒントに見つけ出すことができますが，超音波検査ではこのタイプの癌は見つけることができません。ただし，石灰化だけを頼りに診断すると読み過ぎ例（105ページ「MEMO」参照）が増えます。

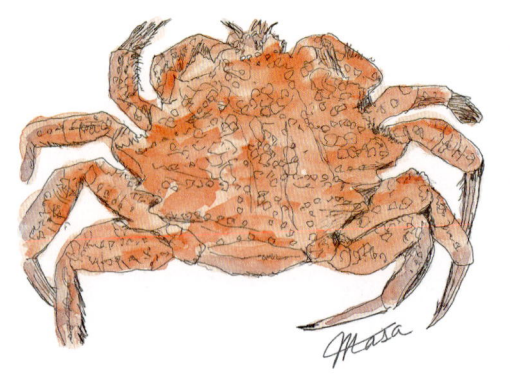

癌のことを英語でcancer，ドイツ語でKrebsと言いますが，両者ともに本来の意味は蟹（カニ）です。

乳癌に限らず，肺癌や胃癌，甲状腺癌などで癌の辺縁は凸凹しています。カニの姿に似ていることから昔の人が名付けたのでしょう。

しかし，癌でも肝臓癌のような被膜をもった癌は辺縁が滑らかです。

乳癌の超音波検査が難しい理由

① 乳腺組織は不均一である

乳腺組織を超音波で見ると高エコー（白っぽい）の中に低エコー（黒っぽい）の部分が散在しています。斑状とか豹紋状と表現することがあります。黒っぽい部分が大きいと腫瘍のように見えます。この黒い部分は脂肪と同じエコー強度です。これは乳腺組織内の脂肪と私は感じていますが，乳管とその周囲間質であるとする説があります。乳管とすると走行を追えるはずですが，追えるのは一部の例だけです。また，この低エコー部分ははっきり見える例と見えない例とがあります。乳管とするとほぼ同じように見えるはずです。乳頭から遠ざかると皮下脂肪と乳腺組織が入り混じります。乳腺組織が不均一に見えるので，小さな癌は脂肪と識別できないことがあります（下図・中央）。

一方，腹部の超音波検査では，肝臓の内部は血管を除けば均一な構造です。肝血管腫などがあれば小さくても識別できます（下図・右）。

② 用語が複雑で理解しにくい

新しいことを始める時は，その領域の解説書を買い求めて勉強します。または近くにいる詳しい人に指導をお願いします。ところが乳腺エコーには理解しにくい用語がいろいろあって検査を難しくしています。重要な用語もありますが，なかには知らなくても検査に困らない用語もあります。

「構築の乱れ」（architectural distortion）という用語はマンモグラフィーでも使われますが，雲をつかむような表現です。「ハロー」（境界部高エコー像）という用語も，ガイドラインで示されている定義の通りに使われている例は少ないです。

用語が多く複雑になるのは医学会活動の弊害でしょう。学会発表と日常診療は乖離してしまっています。乳腺エコーの解説書も学会の最新情報を盛り込んだだけで理解の困難なものがあります。

私は腫瘍の辺縁の凹凸だけでほとんどの乳癌（非浸潤癌は除く）は診断できると思っています。凹凸が少ない腫瘍でも微細石灰化が散在していれば癌疑いと診断して生検しています。良性と断定できない例は，むやみに生検や試切をせずに経過観察しています。

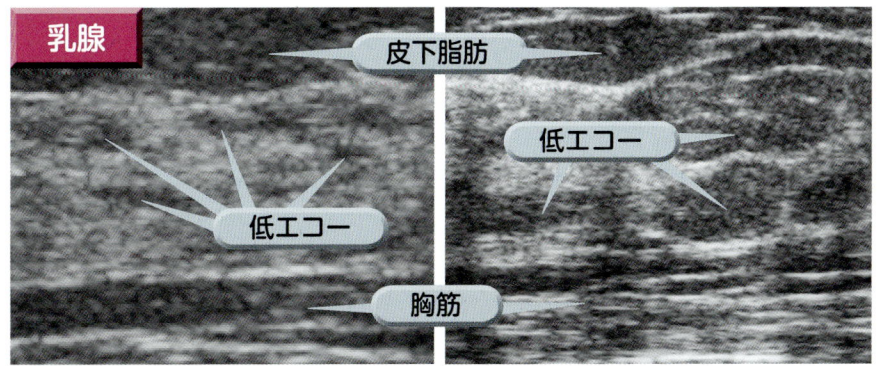

正常乳腺：乳腺組織に混在する脂肪（低エコー）が腫瘍と紛らわしい。右図（乳頭から遠い）では乳腺組織と脂肪が入り混じるので，脂肪が小さな腫瘍性病変のように見えます。

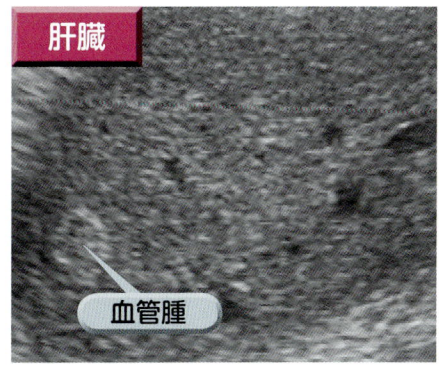

肝臓：血管を除けば肝臓は均一な構造なので，小さな腫瘍でもくっきりと見えます。

典型的な乳癌（1）　浸潤性乳管癌（硬癌）　58歳　右C領域

乳癌検診を希望して来院した人です。触診で右乳房のC領域に腫瘤を触れました。
タイトルを「典型的な乳癌」としたのは，このようなエコー像をみたら，乳癌以外はあり得ないという意味です。ところがマンモグラフィーでは典型的な乳癌（カテゴリー分類：5）とはいえません。

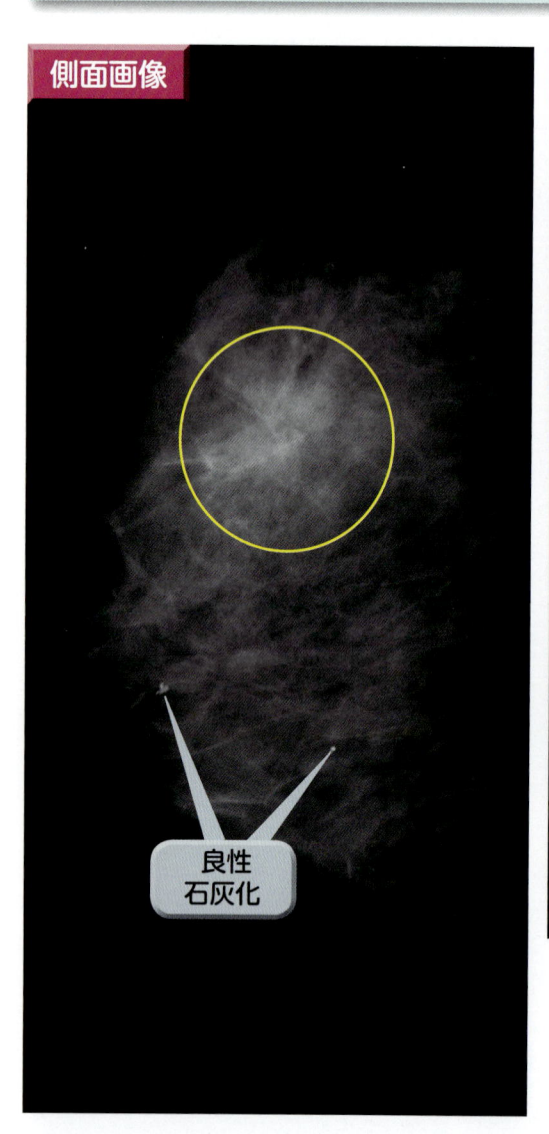

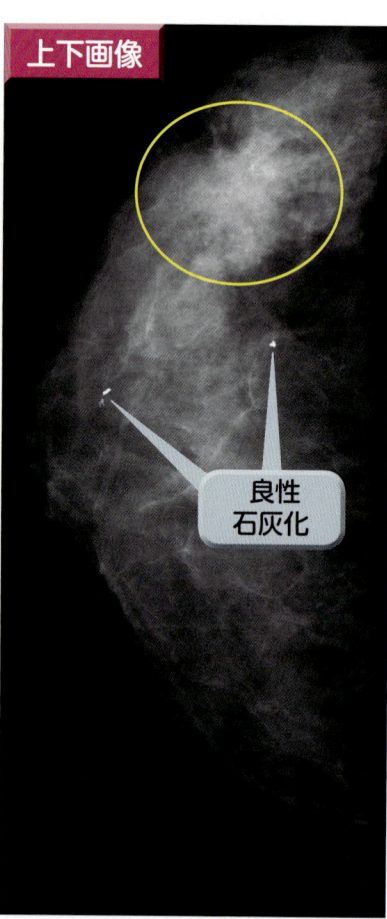

側面画像

上下画像

良性石灰化

良性石灰化

この症例はマンモグラフィーでは「局所的非対称性陰影」と読影されています。輪郭が明瞭でないと「腫瘤」という判定はしにくいのでしょう。

局所的非対称性陰影とは，反対側の乳房と比較して対称的でない部分を指します。ほとんどは反対側よりも濃度が高く（白く）見える場合をいいます。

マンモグラフィーのレポートでは「FAD」(focal asymmetric density)と表現されている場合が多いようです。漢字で書くよりもこちらが簡単だからでしょう。微細石灰化はありません。
乳癌とは関係ないところに1mm位の良性石灰化が2個あります。

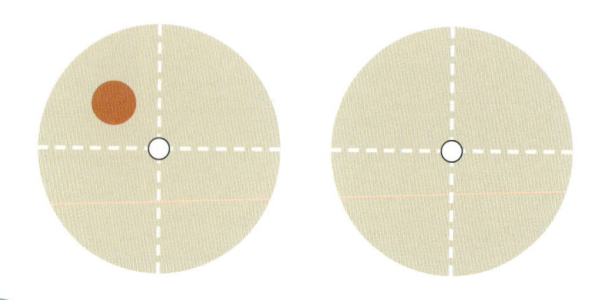

●―マンモカテゴリー分類：3 その他（局所的非対称性陰影）

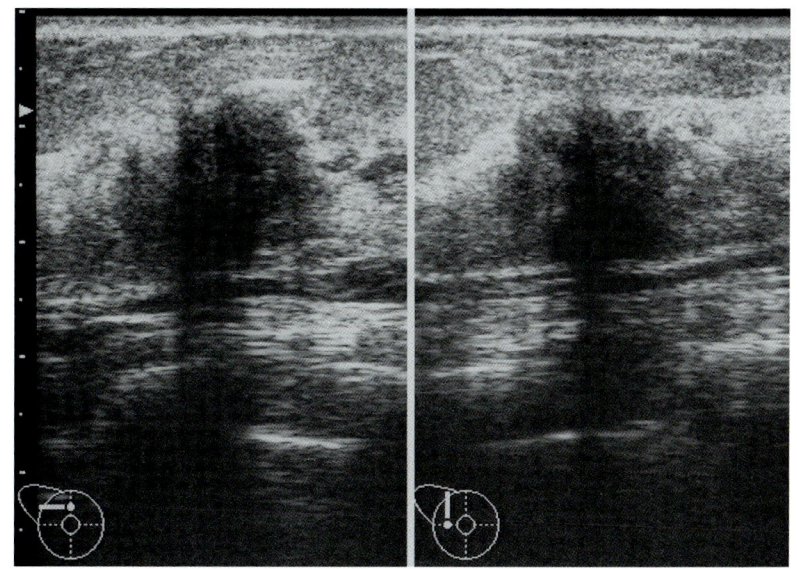

辺縁が凹凸不整な典型的な乳癌です。内部エコーは部分的にわずかにあるだけで、全体的に無エコーに近い状態です。硬癌では増生した間質結合組織が超音波の減衰・吸収を起こして、このように極端な低エコーになるといわれています。黒っぽい部分はそのまま腫瘍の後方まで続いており、後方エコーは減弱しています。腫瘍内に微細石灰化はありません。この腫瘍の前方に見える白い部分はハローと解釈すべきでしょうか。側面では乳腺組織の白にスムーズに繋がります。私はハローには注目しません。辺縁の凹凸の状態だけで癌と診断するには十分です。

腫瘍サイズ：18 左右 × 17 上下 × 13 厚み (mm)

MEMO　乳癌辺縁の凹凸不整

左端の画像は 62 ページの症例の切除標本をマンモグラフィー装置で軟線撮影したものです。辺縁に放射状の突起（スピキュラ）が無数に見えます。これが浸潤癌、特に硬癌の特徴です。これを言葉で言い表すのは難しいので自然界に何か似たものはないかと探したら、身近にある物でかなり似ている物を見つけました。それが中央の画像です。少しピンボケ気味に撮った耳かきの柄の先についている綿毛です。切除標本では耳かきの綿毛みたいに見えるものが、乳房内にある状態を超音波診断装置を通してみると、超音波の解像力では棘状の突起を 1 本 1 本忠実に描出することはできずに、右端の画像のように歯車の歯が一部欠けたみたいな粗っぽいギザギザに見えます。

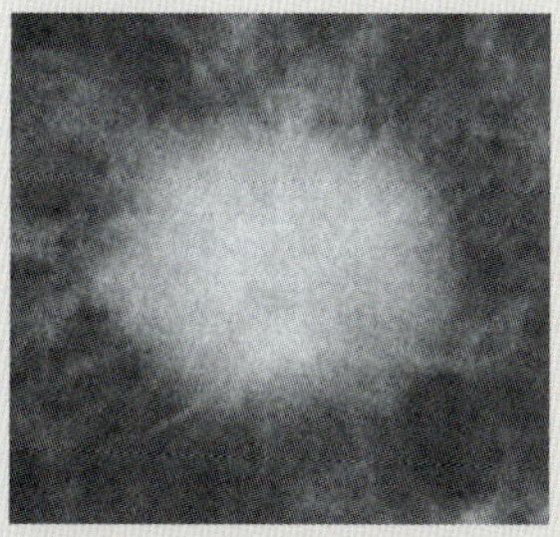

| 硬癌の切除標本 | 耳かきの綿毛 | 歯車の歯を加工処理 |

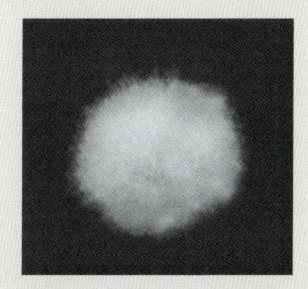

典型的な乳癌（2）　　浸潤性乳管癌（硬癌）　　61歳　右C領域

自分で右乳房に「しこり」を触れたので，検査を希望して来院しました。
マンモグラフィーでは右乳房のC領域に周囲の乳腺組織よりは高濃度（白く見える）の腫瘤が描出されました。辺縁には棘のような凹凸（スピキュラ）があります。
超音波検査でも辺縁が凹凸不整な典型的な乳癌の所見が得られました。プローブを腫瘍の近くで素早く往復させることで，乳癌の辺縁にある凹凸がいっそうよくわかります。

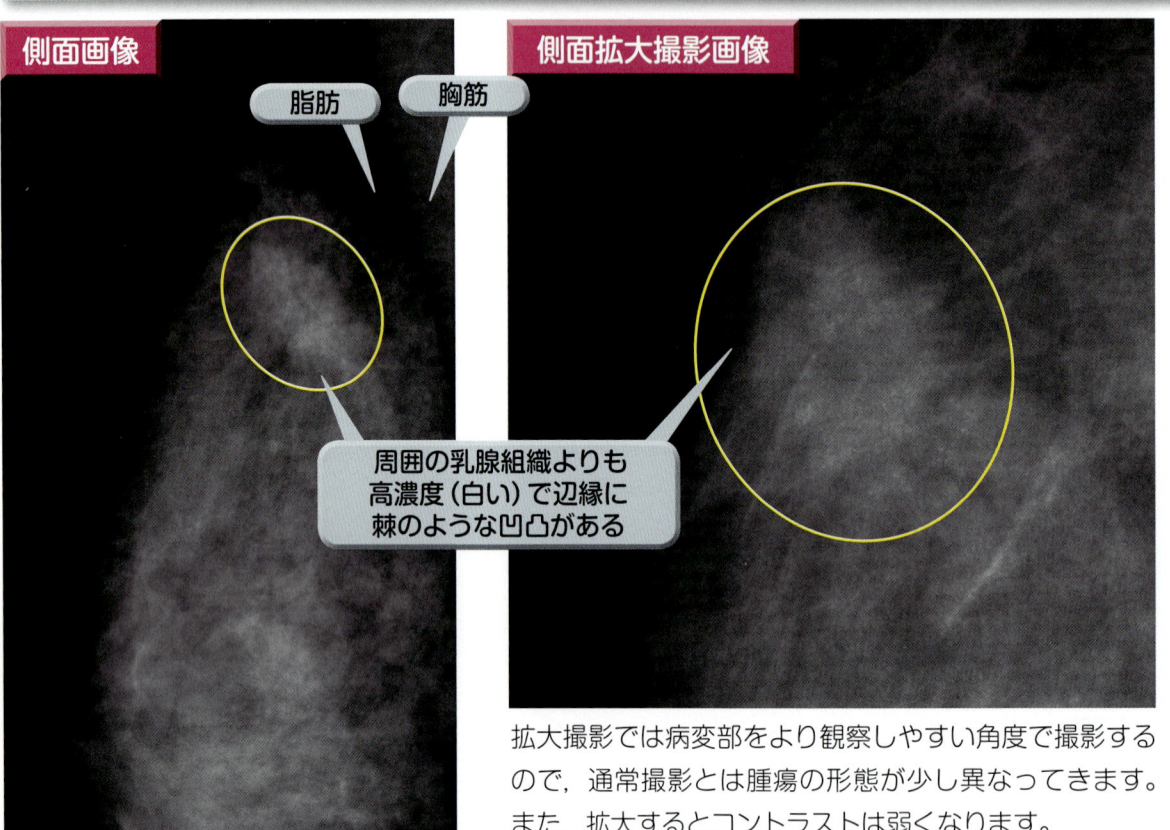

側面画像

脂肪　胸筋

周囲の乳腺組織よりも高濃度（白い）で辺縁に棘のような凹凸がある

側面拡大撮影画像

拡大撮影では病変部をより観察しやすい角度で撮影するので，通常撮影とは腫瘍の形態が少し異なってきます。また，拡大するとコントラストは弱くなります。
この画像では微細石灰化は指摘できません。
側面拡大撮影画像の拡大率は1.5倍ですが，この本にレイアウトする時に見やすいようにサイズを調整しているので，必ずしも紙面では1.5倍ではありません（以降の拡大画像もすべて同様です）。

●─マンモカテゴリー分類：5　腫瘤

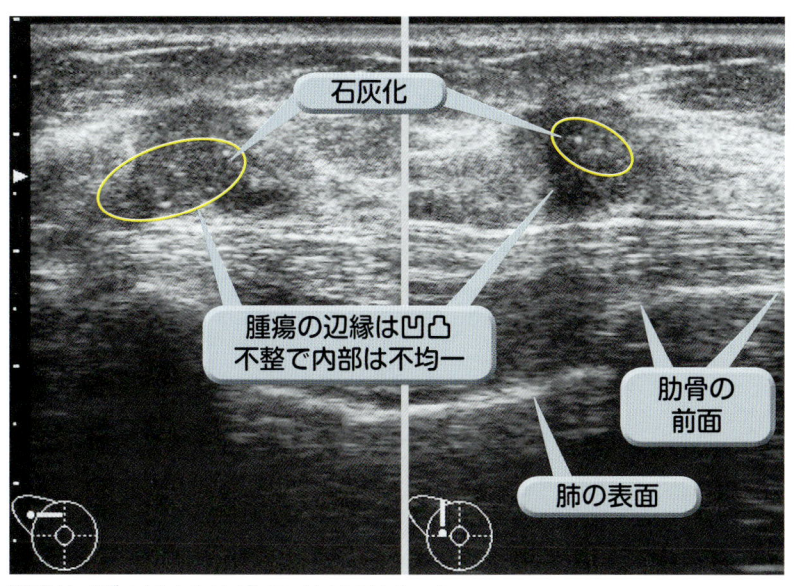

画像中のラベル:
- 石灰化
- 腫瘍の辺縁は凹凸不整で内部は不均一
- 肋骨の前面
- 肺の表面

腫瘍サイズ：14 左右 × 12 上下 × 10 厚み (mm)

腫瘍と乳腺組織との境界がはっきりしないところがあります。これが癌の特徴です。線維腺腫では，ほぼ全周にわたって境界が明瞭です。

左の横断像では微細な石灰化が5〜6個ありそうです。なぜか，これらの石灰化は前ページのマンモグラフィーでは不明です。

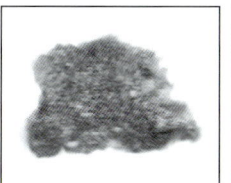

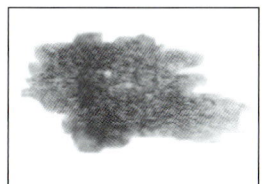

上の超音波画像から癌（と思われる部分）を切り出してみました。もちろん，これが正解というのではありません。ここに示したのは私が判断した境界です。

境界を正確に決められないのは癌が周囲に複雑に浸潤しているからで，癌の診断基準の1つになると思います。

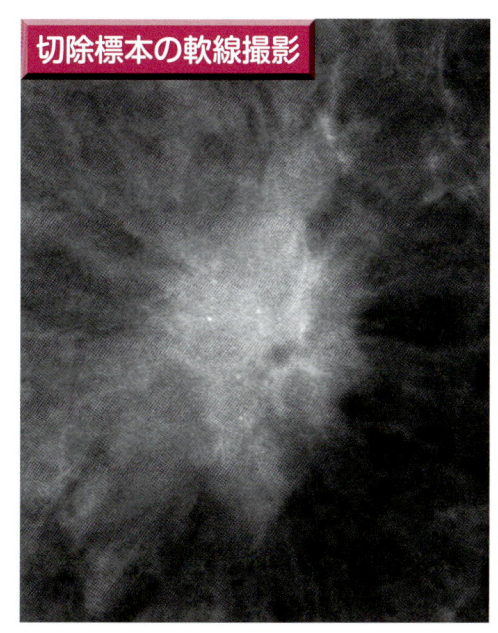

切除標本の軟線撮影

この乳癌を手術で切除してマンモグラフィー装置で撮影しました。いわゆる軟線撮影です。ふつうのマンモグラフィーや乳腺エコーではここまで細かく描出できません。癌の辺縁に棘状の凹凸（スピキュラ）が無数にあるのがわかります。このために61ページで説明するように超音波画像で癌の輪郭が不明瞭になるのです。

このサイズでは見にくいですが，拡大すると石灰化が4個は見えます。マンモグラフィーでは微細な石灰化は，そのままのサイズで描出されるので，ルーペで拡大しないと認識できないことがありますが，超音波検査では石灰化のような強エコーを示すものは実際のサイズより大きく表示される特性があるので認識しやすくなります。

両検査法の特徴が，この症例で表れています。

典型的な乳癌（3）　　浸潤性乳管癌（硬癌）　　49歳　左C領域

超音波画像で腫瘍辺縁の凹凸不整が著明です。さらに部分的ではありますが、微細な石灰化が散在しており、癌の診断をゆるぎないものにしています。
マンモグラフィーではこの領域の濃度が高いのは指摘できますが、腫瘤の輪郭は不明です。つまりカテゴリー分類では「5 腫瘤」とは判定せず、「3 その他」と判断されています。また、マンモグラフィーでは微細石灰化も指摘できません。

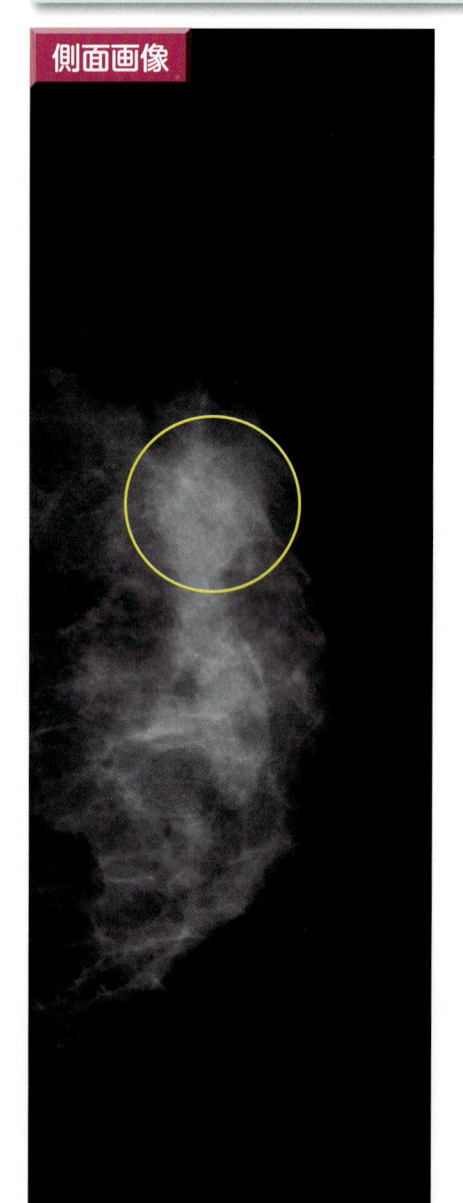

側面画像

側面拡大撮影画像

上下画像

側面画像では腫瘍部の濃度が異常に高いのは指摘できますが、腫瘤の輪郭はトレースできません。側面拡大撮影画像ではコントラストが弱くなったせいか、さらに輪郭は不明瞭になり、腫瘍らしくありません。
マンモカテゴリー分類は「3 その他」で、上下画像だけで異常を指摘しています。

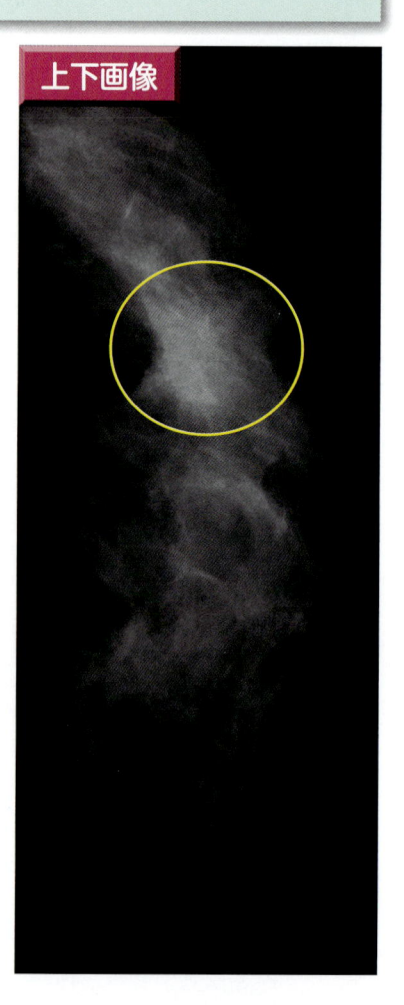

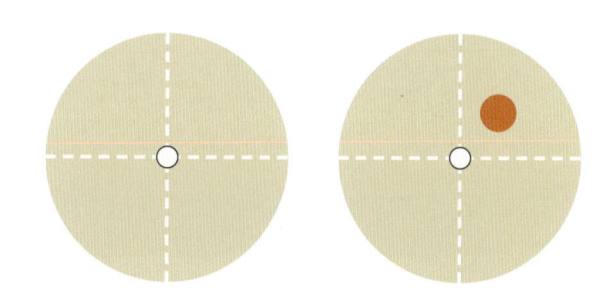

●―マンモカテゴリー分類：3　その他

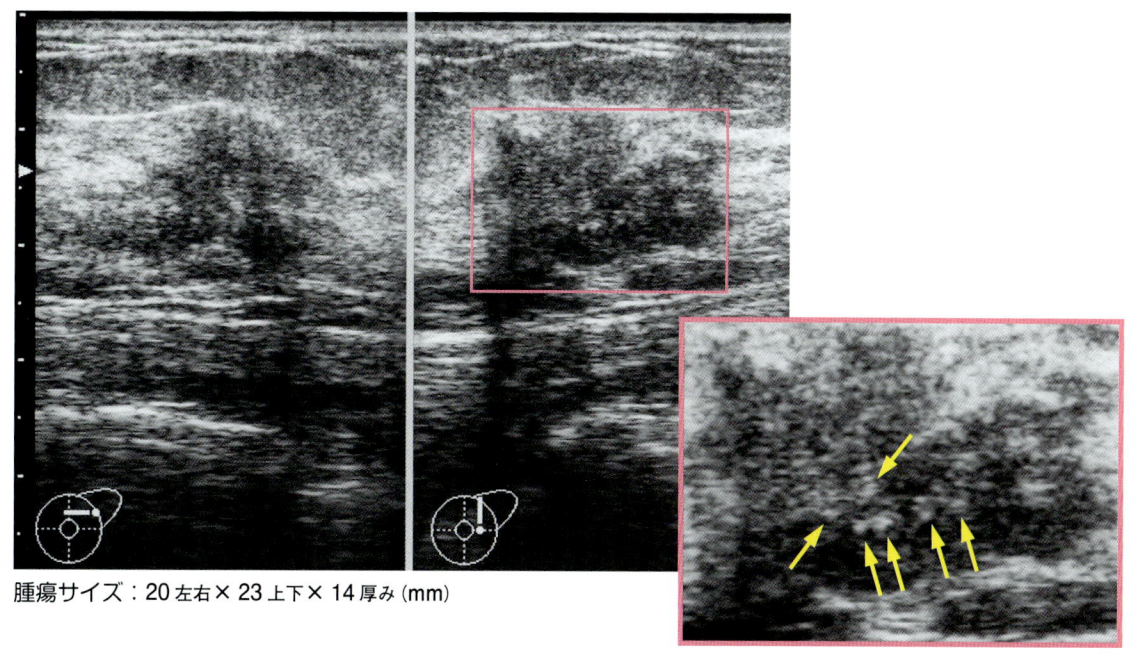

腫瘍サイズ：20 左右 × 23 上下 × 14 厚み (mm)

腫瘍の辺縁は凹凸が激しく，どこまでが病変なのか判断できません。右の縦断像の一部を拡大してみました。黄色い矢印の先に白く見えているのは石灰化です。左の横断像にも5〜6個の石灰化が見えています。このような微細な強エコーは，検査中にプローブを狭い範囲で往復させると見えたり消えたりをくり返すので，容易に認識できます。

参考症例　　浸潤性小葉癌　　57歳　左C領域

これも辺縁の凹凸が激しい乳癌です。内部エコーが低いですが，硬癌にみられるような後方エコーの減弱・消失はありません。腫瘍の前方には脂肪への浸潤を表すとされるハロー（境界部高エコー像）がありますが，ガイドラインが定義しているハローは乳腺よりもエコー輝度が高いものとなっているので，これはハローではないことになります。この程度でもハローと表現している例が多いようです。

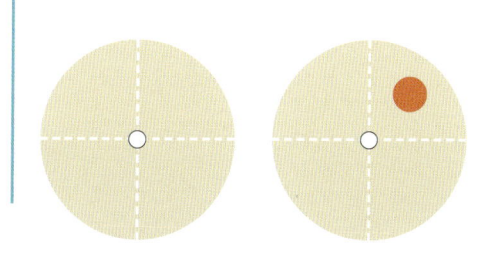

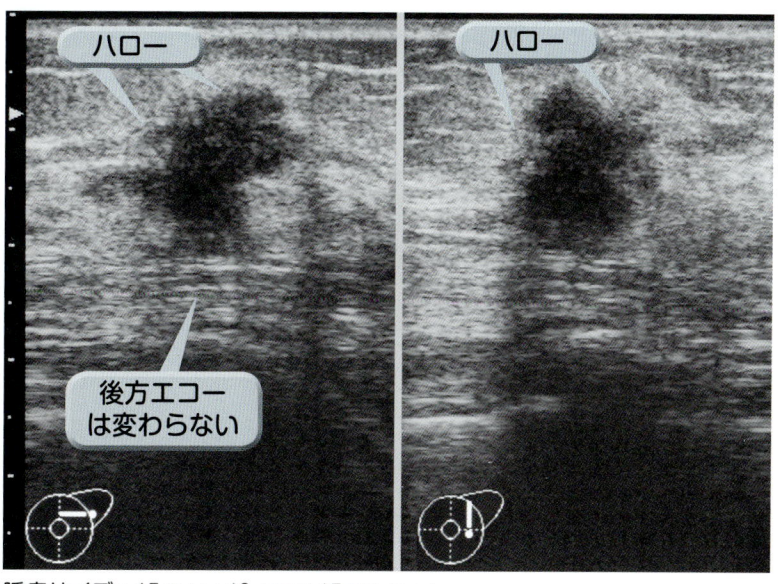

腫瘍サイズ：15 左右 × 13 上下 × 15 厚み (mm)

シャドーをひく乳癌（1）　　浸潤性乳管癌（硬癌）　57歳　左D領域

腫瘍の後方エコーが消失して超音波画面上で真っ黒く見える状態を音響陰影（acoustic shadow）といいます。これは腫瘍内で超音波のほとんどが吸収されるか，乱反射して散らばる結果，プローブに戻ってくる超音波がないときにみられる現象です。

硬癌では病理学的に間質結合組織の増生を伴うので，この結合組織が原因して音響陰影が生じるといわれています。「影をひく」という日本語表現からの連想と思いますが「シャドーをひく」という表現を用いる人が多いようです。

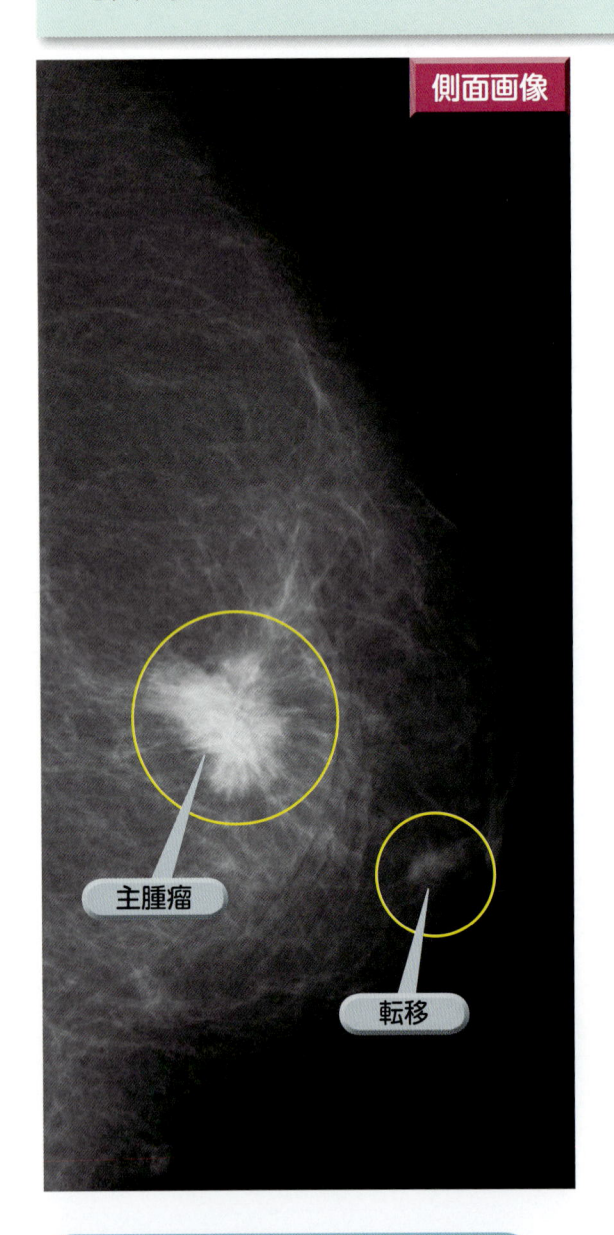

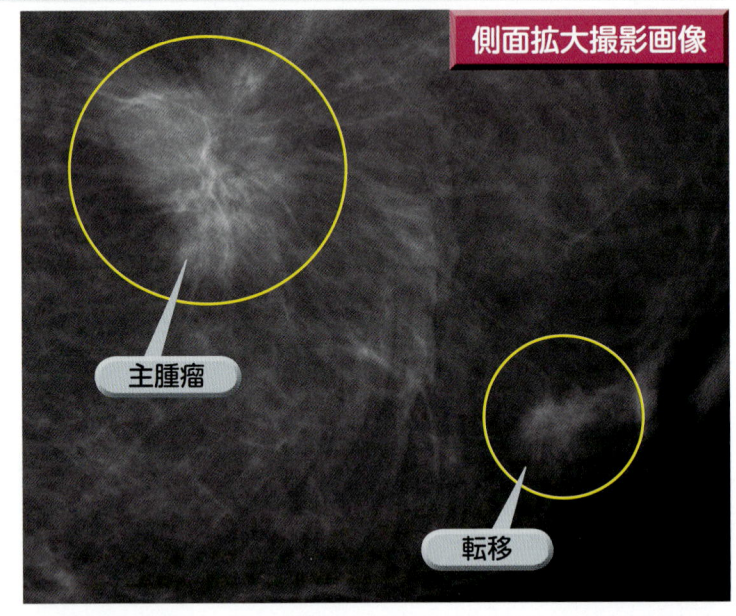

側面画像

側面拡大撮影画像

主腫瘍

転移

マンモグラフィーでは腫瘍の辺縁から周囲に伸びる棘状の凹凸（スピキュラ）が目立ちます。したがって，腫瘍の輪郭をトレースしたりサイズを計測するのが困難です。微細石灰化はみられません。この症例では乳頭側に転移と考えられる小腫瘍もありました。これは手術で確認されています。

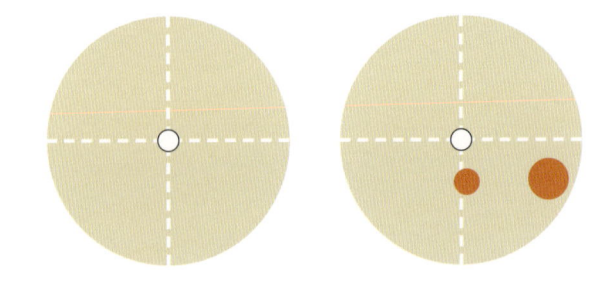

●―マンモカテゴリー分類：5 腫瘤

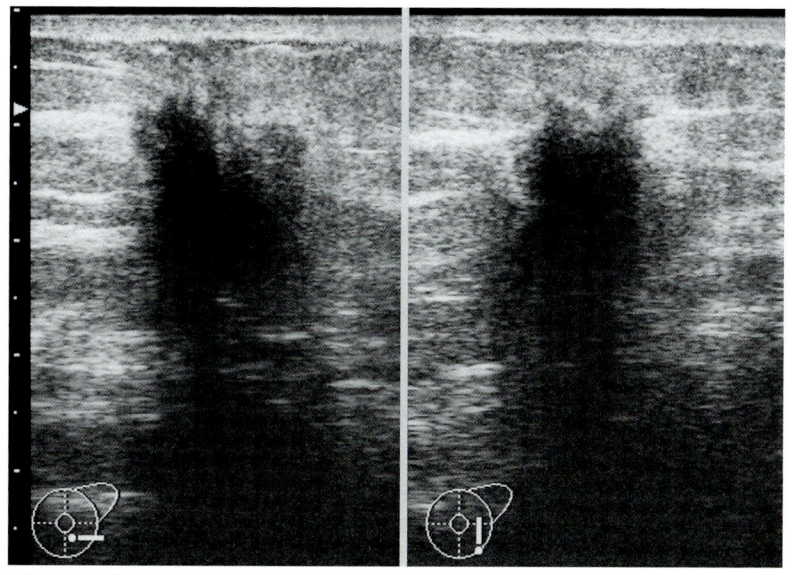

腫瘍の前面は凹凸が激しくギザギザしています。腫瘍の内部からのエコーはほとんどありません。腫瘍の後方からのエコーもなくて黒く見えます。この状態を「シャドーをひいている」といいます。

癌は脂肪組織内に浸潤しています。脂肪への浸潤で見られるというハロー（境界部高エコー像）ははっきりしません。また，乳腺前方境界線（脂肪と乳腺の境界線）も当然断裂しているはずですが，この画像では癌の周囲は脂肪だけで乳腺組織がどこにあるかわかりません。

腫瘍サイズ：16 左右 × 12 上下 × 16 厚み (mm)

参考症例　浸潤性乳管癌（硬癌）　63歳　右CD領域

上の症例と比較すると内部からの反射がわずかにありますが，半分近くは無エコーの状態です。無エコーの部分はそのまま腫瘍の後方に連続してシャドーになっています。微細な石灰化（黄色の矢印）があります。

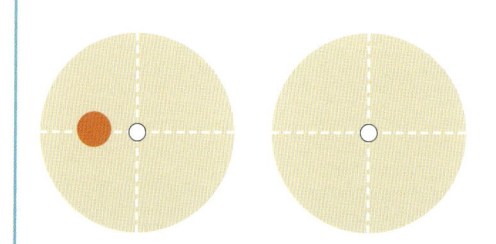

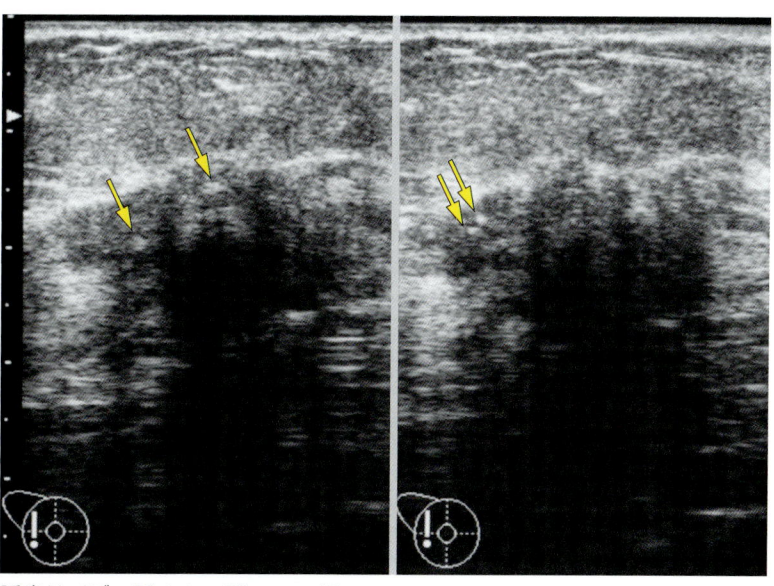

腫瘍サイズ：22 左右 × 23 上下 × 15 厚み (mm)

シャドーをひく乳癌 (2)　　浸潤性乳管癌（硬癌）　44歳　右D領域

マンモグラフィーの判定項目に「構築の乱れ」というのがあります。マンモグラフィーガイドラインでは「腫瘤は明らかでないが，正常の乳腺構築が乱れているものをいう」と定義されています。
はたして正常の乳腺構築とは何をさしているのでしょう。正常な乳腺構築の定義を知りたいです。
マンモグラフィーで構築の乱れをチェックされたのが，ここに示す硬癌です。乳腺エコーでは間違いようがない硬癌の所見です。

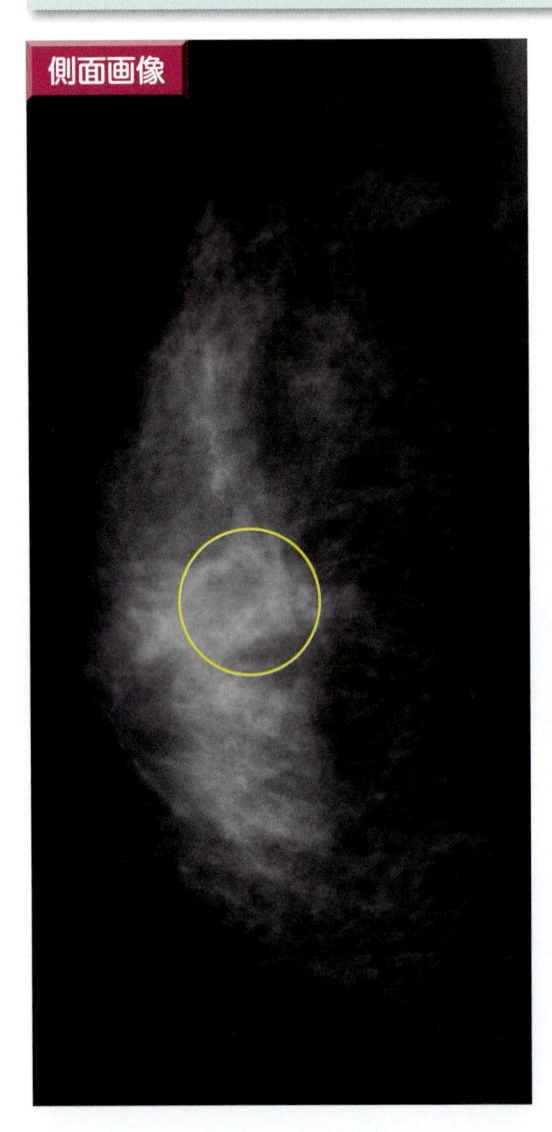

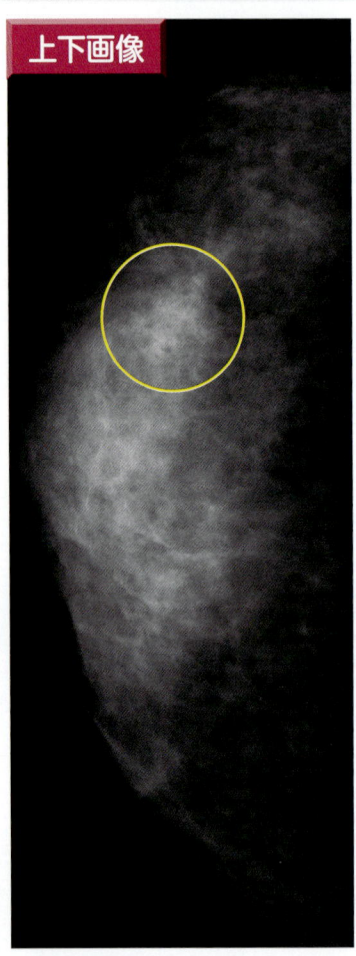

側面画像

上下画像

マンモグラフィーのカテゴリー分類は「4 その他（構築の乱れ）」です。構築の乱れとは理解しにくい用語です。かなり主観的で判断が分かれると思います。
読影した医師が「腫瘤」ではなくて「構築の乱れ」をチェックした理由は輪郭が不明瞭だからでしょう。
癌はD領域にあるのですが，側面画像では乳頭と同じレベルです。つまりCD領域にあるように感じます。これはマンモグラフィーが真横から撮らずに，水平方向から30度位斜めから撮るからです (33ページ参照)。

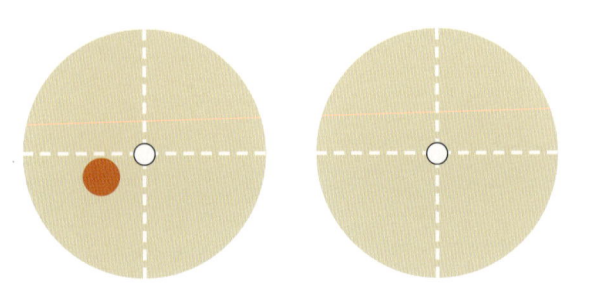

●─マンモカテゴリー分類：4 その他（構築の乱れ）

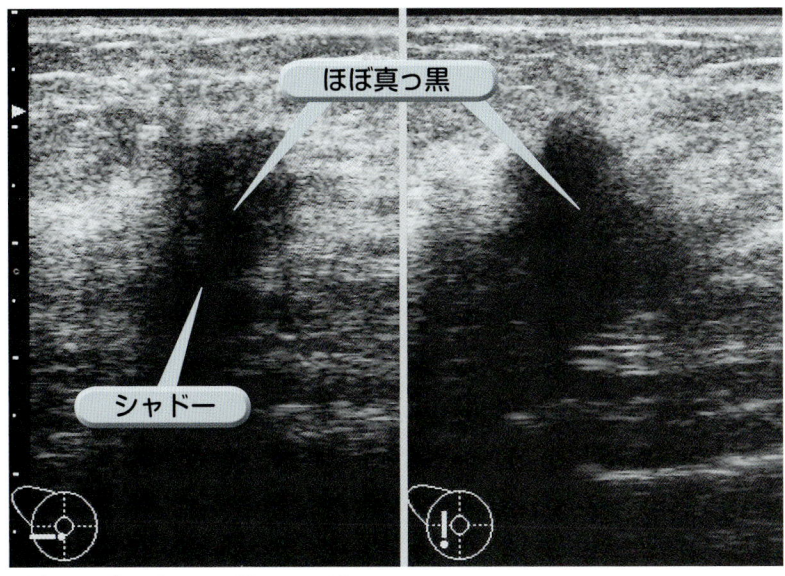

辺縁は凹凸不整で，内部エコーは極端に低い典型的な硬癌の所見です。後方エコーは消失しています。輪郭がぼんやりしているのは，後述するように表面に細かい凹凸が無数にあるからです（61ページ参照）。

形状が不整形なので，どこまでが病変なのか判断が困難です。したがって，癌のサイズを計測するのはかなり大雑把なものになってしまいます。右の縦断像では，少し深い部分は低エコーの部分が拡大して20mm位あるように見えます。

下のMR画像では，造影されている癌は上下方向に少し長くて上下径は18mm位です。

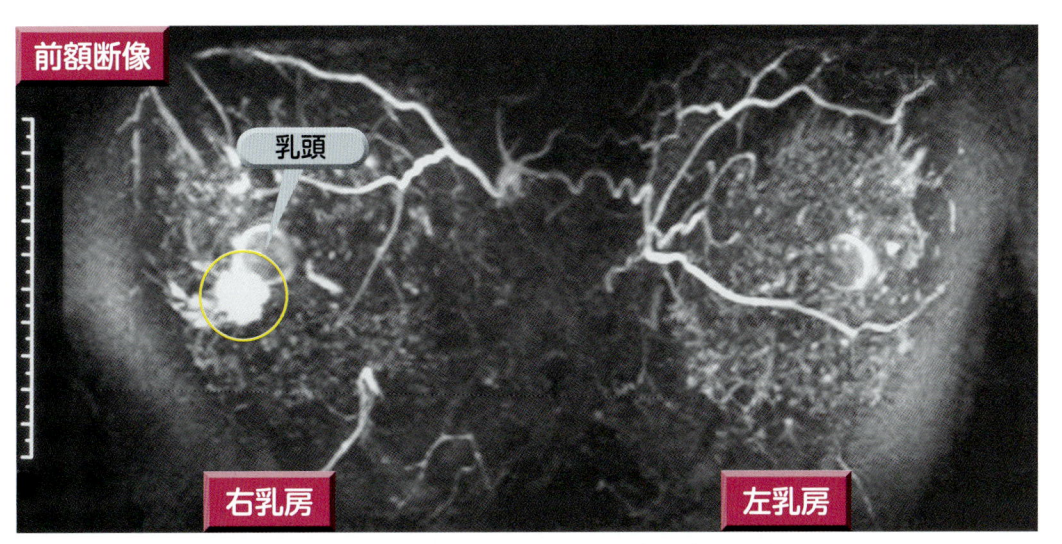

腫瘍サイズ：12左右×20上下×13厚み (mm)

MR用の造影剤（Gd-DTPA）を静注して腫瘍への集積を時間を追ってみているところです。これは3分後の状態です。癌は右乳頭に接してD領域に見えています。超音波検査で示された大きさ・位置と一致します。この画像は数枚のスライスを合わせた最大値投影法（MIP）像なので，癌が乳頭に接しているように見えてしまいますが，実際は超音波画像でわかるように離れています。ここでは両側の乳房を一緒に検査しています。

シャドーをひく乳癌（3）　浸潤性乳管癌（硬癌）　62歳　右D領域

超音波の画面では癌が横に長い形をしており，全体からシャドーをひいているのでシャドーが目立ってしまいます。この症例も癌であることは疑いようがないのですが，形が円く見えないと腫瘍ではないのでは，と少し不安を抱くかもしれません。

腹部エコーで，大きな胆石の表面だけが三日月のように見えて，後方にはシャドーをひいているのと同じような状態です。

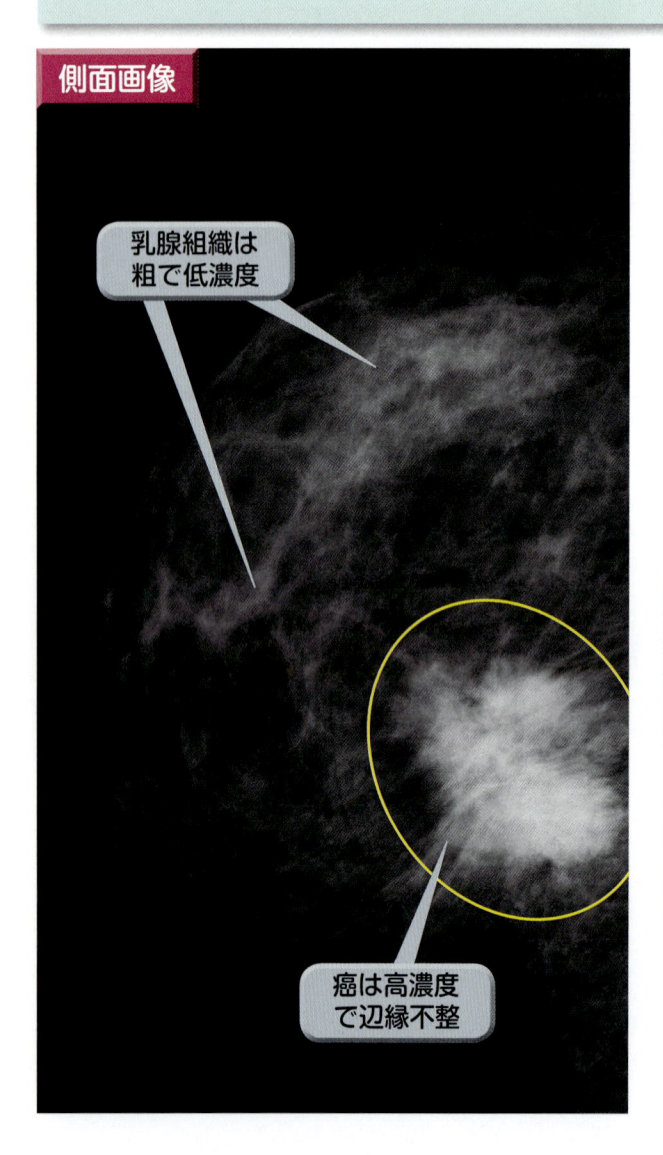

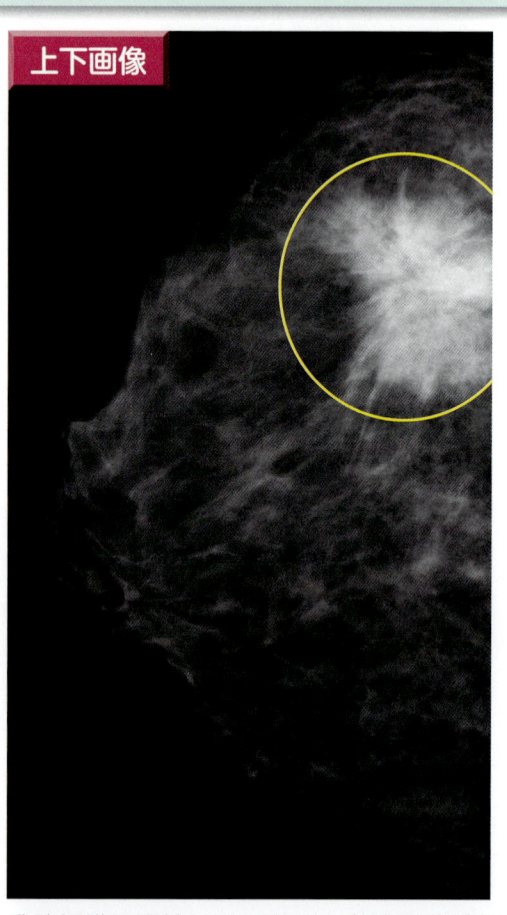

側面画像

乳腺組織は粗で低濃度

癌は高濃度で辺縁不整

上下画像

乳腺組織は退縮しています。脂肪組織が多いので相対的に乳腺組織がまばらに見えるのかもしれません。
癌は高濃度で辺縁の棘状の凹凸（スピキュラ）が顕著です。硬癌の典型的な所見を示しています。

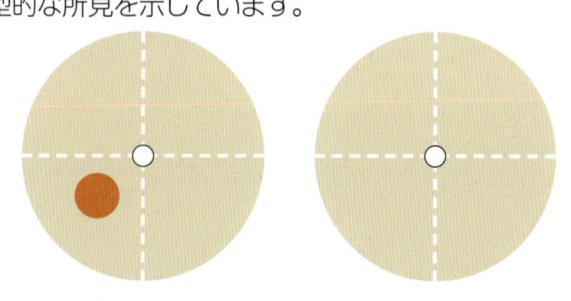

○—マンモカテゴリー分類：5 腫瘤

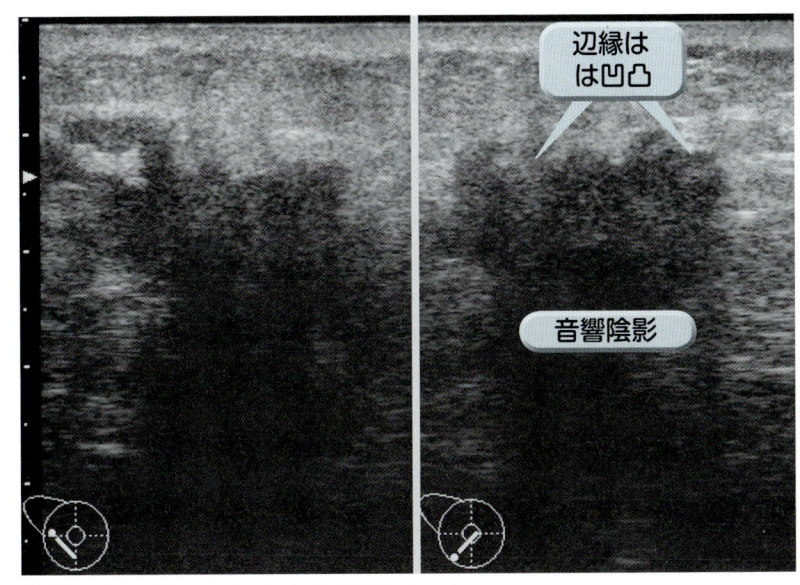

腫瘍の辺縁は凹凸不整が顕著です。内部エコーは微弱で無エコーに近い状態です。途中からは内部エコーがなくなってシャドーに移行しています。ですから腫瘍の厚みは大雑把にしか計測できません。

この症例も周囲の脂肪組織への浸潤があるはずですが、ハロー（境界部高エコー像）はありません。

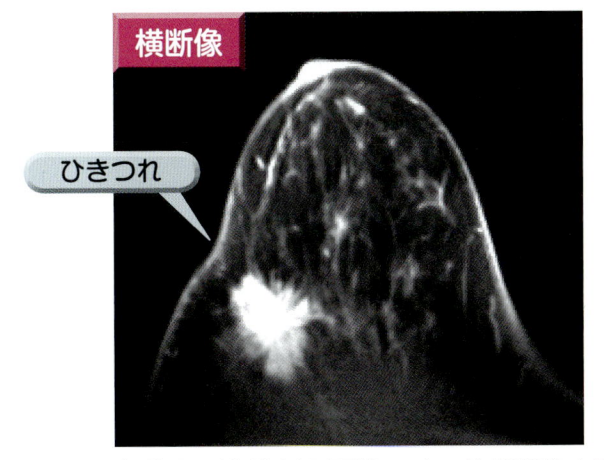

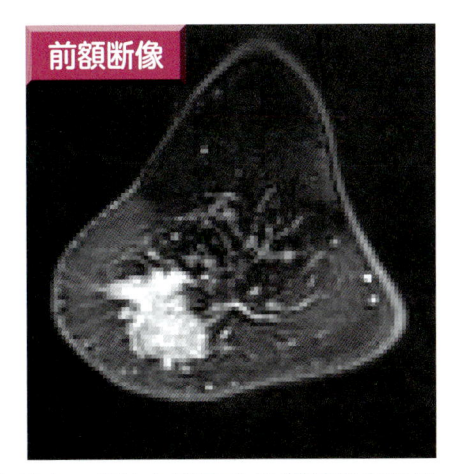

腫瘍サイズ：27 左右 × 31 上下 × 20 厚み（mm）

右乳房の造影 MR 画像です。前額断像をみると、癌は右乳房の D 領域にあることがわかります。横断像では近くの皮膚が凹んでいます。ひきつれとか、えくぼ（dimple）といわれる皮膚の変形です。進行癌だけにみられます。

辺縁平滑な乳癌（1）　浸潤性乳管癌（乳頭腺管癌）　73歳　右C領域

乳癌は辺縁が凸凹しているのが特徴です。ですから，マンモグラフィーや乳腺エコーで辺縁が平滑な腫瘍を見たら，線維腺腫や嚢胞を考えます。ところが，組織型によっては辺縁が平滑な癌もあります。辺縁がいくら平滑でも内部に微細石灰化が散在していると癌を疑わないわけにはいきません。また，マンモグラフィーで高濃度に描出されるのは乳癌の特徴の1つです。
微細石灰化の検出には劣るとされるエコーだけで石灰化が摘出された貴重な症例です。

側面画像

一部分葉状

表面平滑

側面拡大撮影画像

内部の網目は前後の乳腺が重なって見えているもの

嚢胞内に造影剤を注入して撮影したように高濃度に見える腫瘍です。辺縁が平滑なので良性腫瘍を考えたくなります。濃い陰影を示すのは乳癌の特徴の1つですが，ここまで高濃度なのは稀です。周囲が脂肪だけなので相対的に高濃度に見えているのかもしれません。
この画像からは微細石灰化は指摘できません。読影した医師も指摘していません。マンモカテゴリー分類が4なのは，辺縁があまりにも平滑なので，癌とは断定できなかったからでしょう。

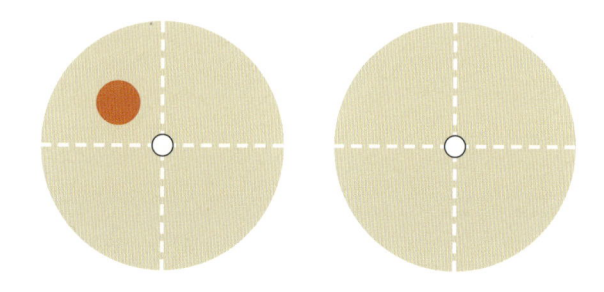

●─マンモカテゴリー分類：4　腫瘤

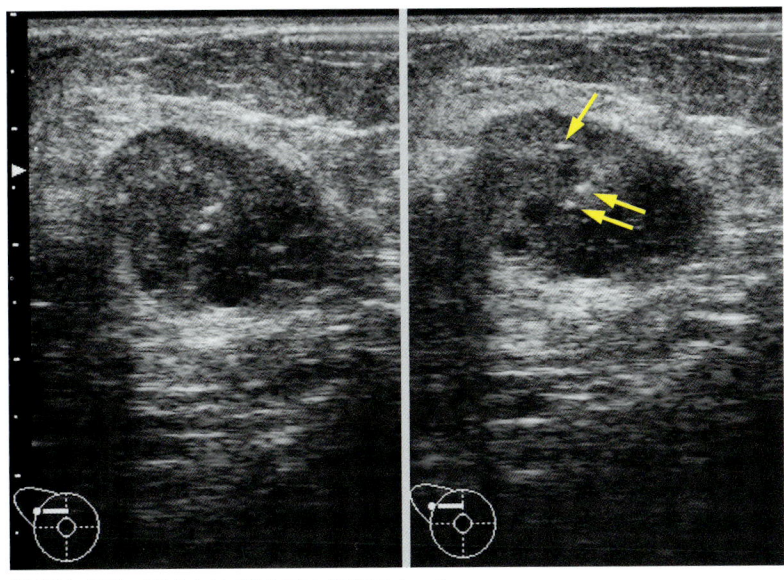

超音波でみても腫瘍の辺縁は平滑です。後方エコーは軽く増強しています。

超音波検査の結果を「癌を強く疑う」とレポートしたのは、内部に微細な石灰化が散在しているからです。この画像では3個の石灰化が見えています（黄色の矢印）。左右とも横断像をほぼ同じ部位で記録していますが、フリーズのタイミングで画像は微妙に異なります。

腫瘍サイズ：22 左右 × 26 上下 × 15 厚み (mm)

参考症例　髄様癌　63歳　左D領域

上の症例ほどではありませんが、この症例も腫瘍の辺縁は比較的平滑に見えます。

でも、線維腺腫と比較すると辺縁がギザギザしているのは明らかです。後方エコーは増強しています。後方エコーの増強は浸潤癌の特殊型の粘液癌でもみられますが、この症例は同じ特殊型の髄様癌です。

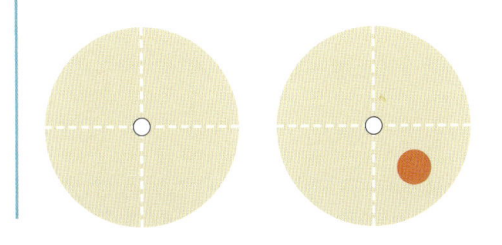

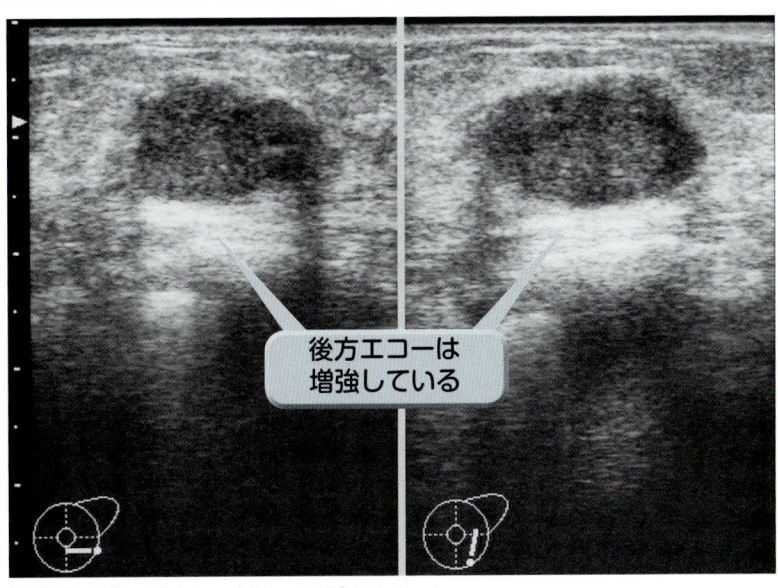

後方エコーは増強している

腫瘍サイズ：15 左右 × 19 上下 × 12 厚み (mm)

辺縁平滑な乳癌（2）　浸潤性乳管癌（硬癌）　50歳　左C領域

硬癌ですが，比較的おとなしい形態をしています。超音波画像では腫瘤の後方にシャドーはなく，むしろ軽く増強しています。周囲の脂肪組織とほぼ同じエコーレベルで内部エコーはほぼ均一です。少し大きめの脂肪組織と解釈しそうな腫瘤です。もともとは乳管内成分が主体の乳頭腺管癌が増大するにつれて硬性浸潤が多くなり，硬癌と診断されるに至ったもののようです。

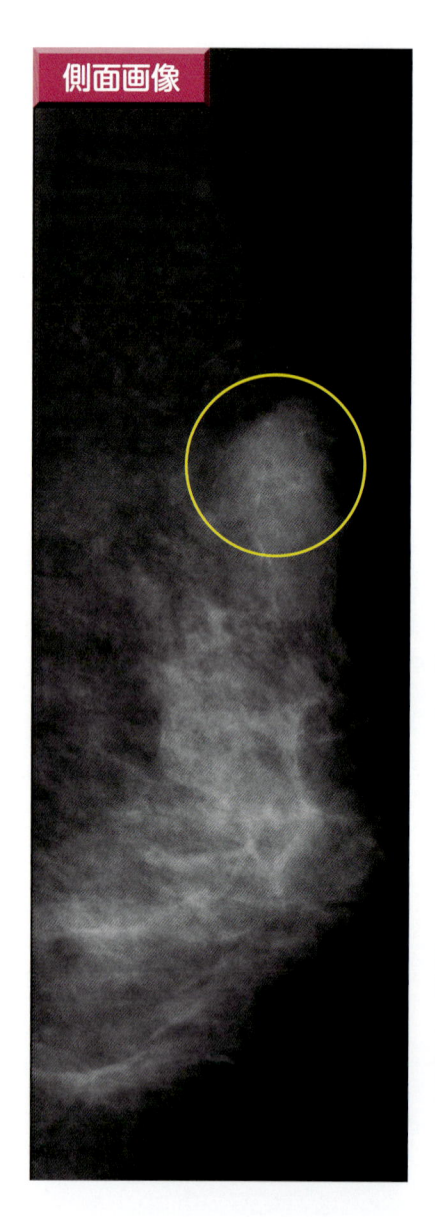

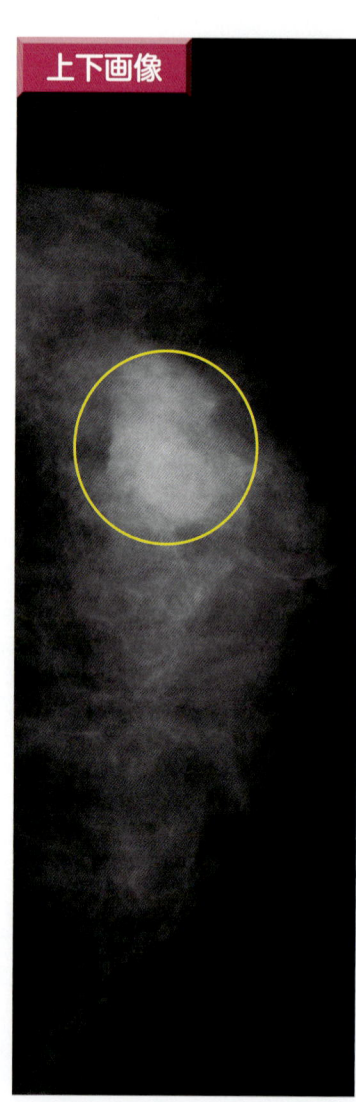

側面画像　**上下画像**

側面画像で見る腫瘤の濃度と，上下画像で見る腫瘤の濃度がかなり異なります。上下画像の濃度位あると自信をもって腫瘤があるといえますが，側面画像の濃度だと乳腺の最も濃いところよりは薄い陰影なので，乳腺組織が分離しているのだろうと考えてしまいます。この差は乳腺組織との重なりがあるかないかの差でしょうか。

ここにマンモグラフィーが断層像ではなくて，前後にある組織の影響を受ける平面像を写す検査である弱点が現れています。

読影した医師がカテゴリー分類を5ではなくて4としたのは，この腫瘤影の濃度に関係あるのかもしれません。

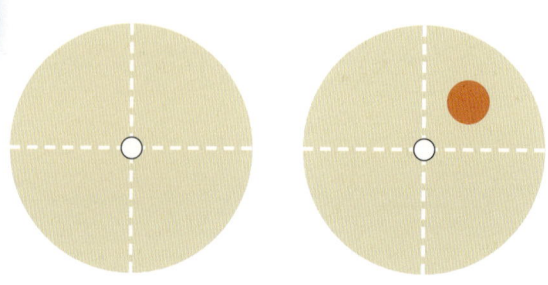

● ―マンモカテゴリー分類：4 腫瘤（微細鋸歯状分葉状）

辺縁は比較的平滑な腫瘍です。特に右の縦断像の前面は皮下脂肪との境が平らです。左の横断像をみると辺縁がボケて見えるので，細かい凹凸があると思われます。内部エコーは前方にある脂肪よりわずかに弱いだけで，硬癌に多い極端な低エコーではありません。シャドーはなく，むしろ後方エコーは増強しています。レポートには迷いもなく乳癌と書いているので，検査中には辺縁の凹凸不整を強く感じたのでしょう。

エコーは検査中の動画から受けた印象を大切にします。その意味では検査した人が診断すべきで，後から画像を見て他の人が診断する検査法ではありません。

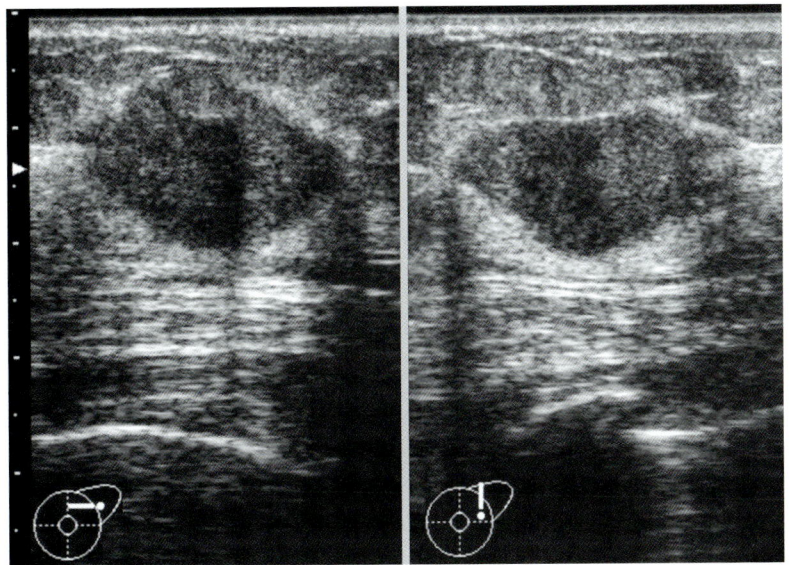

腫瘍サイズ：約12左右×7上下×8厚み(mm)

MEMO 「異常なし」という意味

乳癌の検査を希望して来院した方に超音波検査をして病変が見つからなければ，「異常ありません」と伝えます。でも厳密には「今の時点では超音波検査の画像に現れるまで育った癌はありません」というべきです。

癌細胞が細胞分裂を起こして2倍になるまでの時間をダブリングタイム(倍増時間)といいます。乳癌の場合は100日前後だそうです。この割合で計算すると，乳癌が直径1cmになるのに8年，2cmになるのに9年かかるそうです(1cmが10年，2cmが11年という意見もある)。

7mmの乳癌は癌としての特徴に乏しいので，通常の超音波検査で見つけることは困難ですが，1年後に再検査するとサイズもわずかに大きくなり，癌の特徴である辺縁の不整が表れていて，検査しやすい条件が整っている場合は診断できるかもしれません。私は患者さんには「今年は見えなかった癌が来年検査したら育っていて見つかるかもしれないから，来年もエコーを受けてください。マンモみたいに痛い検査ではないからいいでしょう。小さいうちに見つかれば，シコリだけ取り除くので乳房は残りますよ」とお話ししています。

せっかく思い立って乳癌検診にこられた方が，マンモグラフィーや乳腺エコーで異常なしと言われて安心して，その後の数年間は検診を受けないようなことがあるといけません。上手に説明して，継続して検査を受けられるように説得する必要があります。

辺縁平滑な乳癌（3）　浸潤性乳管癌（硬癌）　66歳　右AC領域

超音波でみると辺縁はかなり平滑です。はっきりとした凹凸はありません。線維腺腫の可能性も考えましたが，横長でないことや（縦横比が0.7以上），内部エコーの一部に強弱があり，検査中は微細石灰化も認めたので乳癌とレポートしました。辺縁が少しボケているのは細かい凹凸があるためです。その理由は次ページで詳しく説明します。

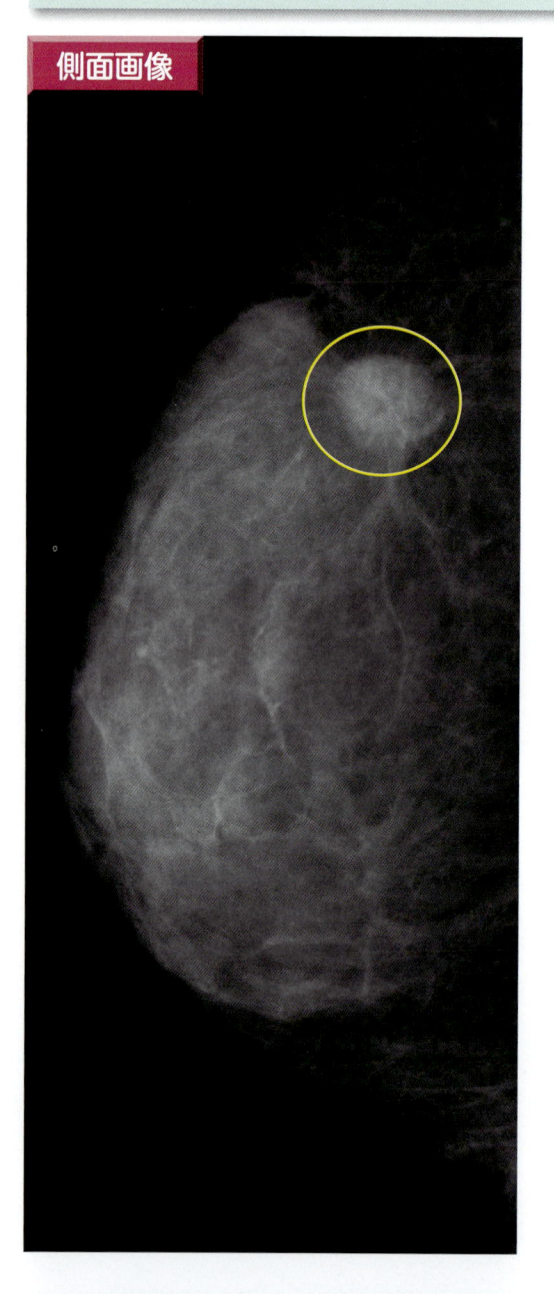

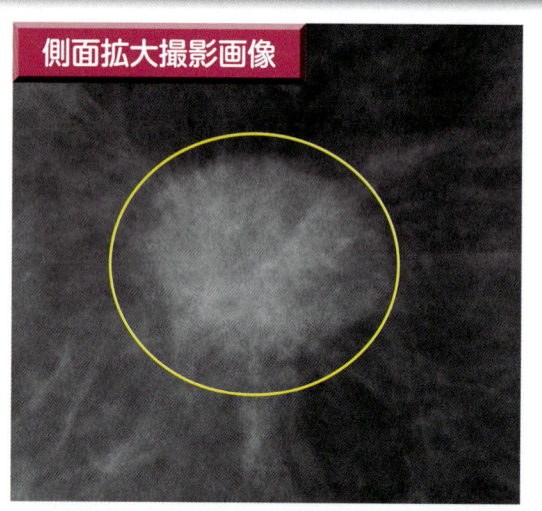

側面画像

側面拡大撮影画像

側面画像では辺縁はほぼ平滑です。側面拡大撮影画像では乳頭側の輪郭がボケています。内部に少し白い点々がありそうという程度で，石灰化に関しては説得力がありません。

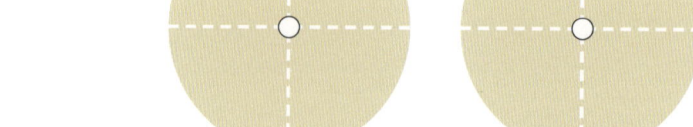

●―マンモカテゴリー分類：5 腫瘤

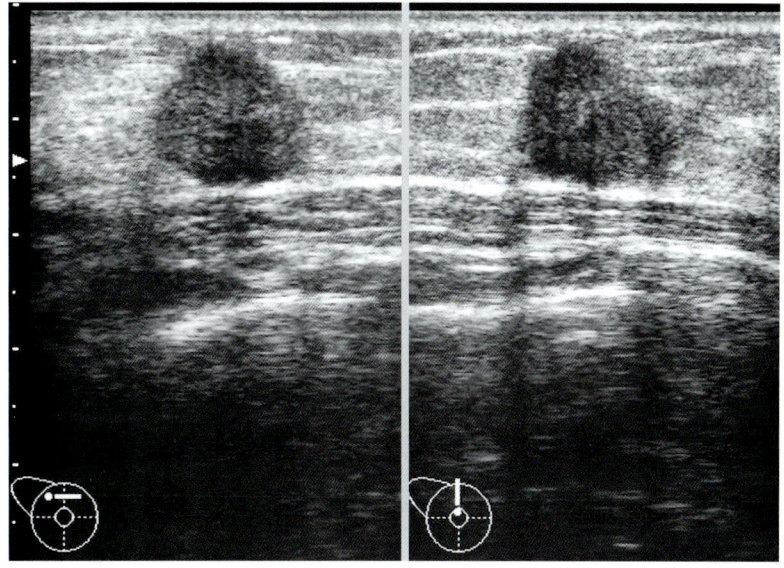

腫瘍サイズ：16 左右 × 15 上下 × 12 厚み (mm)

腫瘍の輪郭を表す線がピンボケの写真のようです。そのために辺縁平滑と解釈してしまいそうです。輪郭が少しボケているのは，表面に細かい凹凸が無数にあるからです。

左は，辺縁がギザギザした腫瘍に超音波をあてた図です。プローブから出る超音波ビームは理想的には真ん中に描いてある B だけですが，実際は A や C 方向にも弱いビームが出ています。これをサイドローブ（側波）といいます。腹部の超音波検査では胆嚢内に胆泥のような虚像を描く原因になります。

腫瘍の辺縁がギザギザしていると，サイドローブから発生したエコーがプローブに跳ね返ってくる割合が多くなり，虚像が出現しやすくなります。虚像は腫瘍の輪郭線を横にずらすので，超音波画像の辺縁はボケます（下図）。

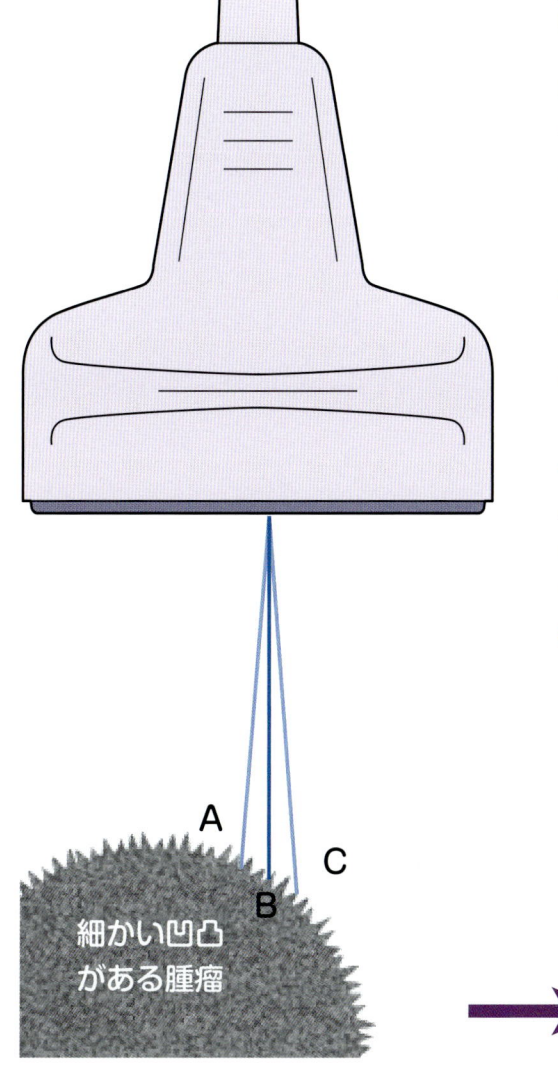

小さな乳癌（1）　浸潤性乳管癌（硬癌）　63歳　左A領域

左乳房のA領域の外側に小さな乳癌があります。初回のマンモグラフィーでは，この腫瘤はフイルムには1/3位しか写し込まれていません。読影した医師が写っている部分を「局所的非対称性陰影」としてチェックして追加撮影を指示しています。別の日に撮った拡大撮影画像で腫瘤のほぼ全体像が見えています。硬癌ですが，超音波画像では硬癌の多くにみられる特徴ある所見はありません。

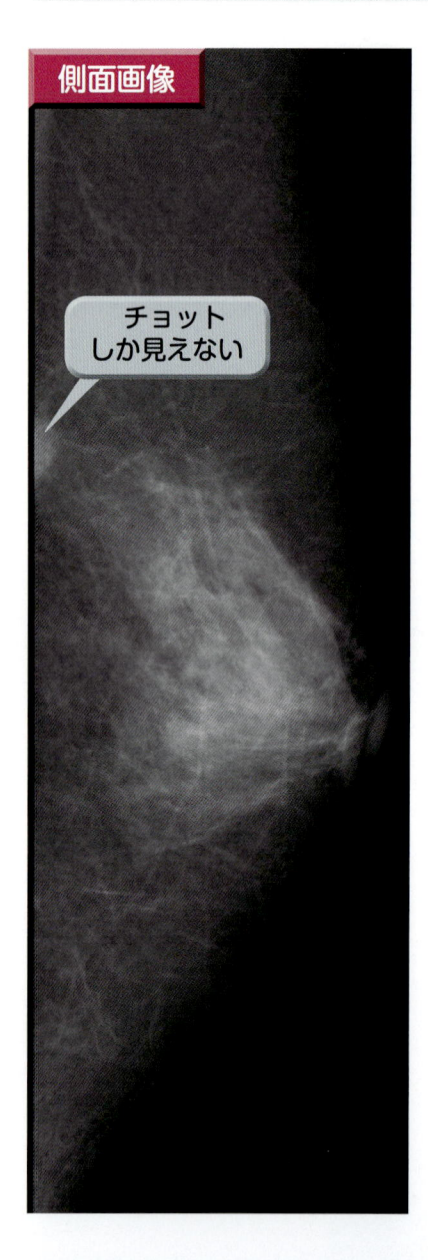

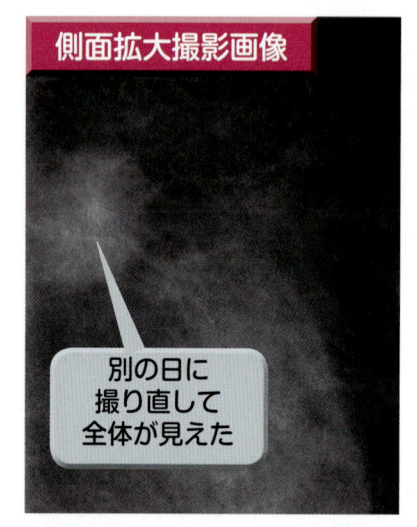

側面画像

チョットしか見えない

側面拡大撮影画像

別の日に撮り直して全体が見えた

側面画像では腫瘤の1/3が写し込まれているだけで，腫瘤の大部分はフィルムの外です。読影した医師から再撮影を指示されました。
別の日に次ページの下の図のように工夫して撮られた側面拡大撮影画像で，この腫瘤の全体像が見えています。辺縁が不整な腫瘤です。

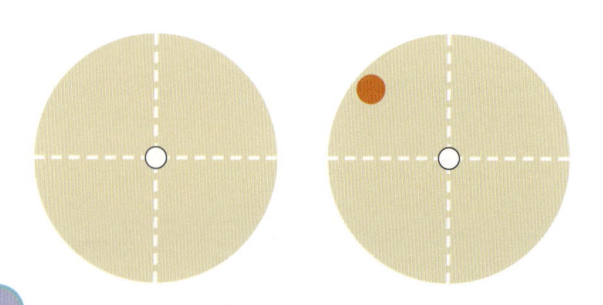

●―マンモカテゴリー分類：3 その他（局所的非対称性陰影）

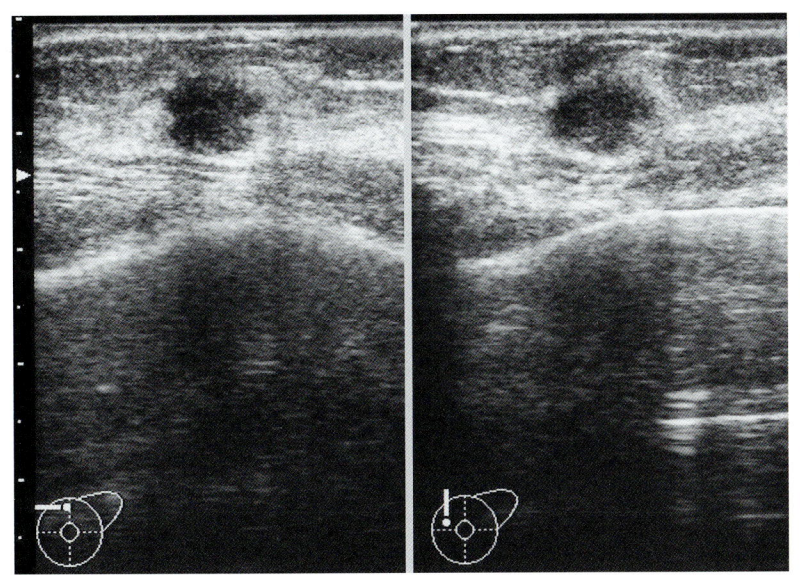

腫瘤のサイズが小さいのでわかりづらいのですが辺縁は不整です。この摘出標本の軟線撮影像は45ページの「MEMO」欄で紹介しています。

右の縦断像をみると，前面を取り囲むようにして白い帯があります。これが腫瘍が周囲の脂肪に浸潤してできる「境界部高エコー像」かと思いましたが，左の横断像では腫瘍の前面に白い帯は見えません。『乳房超音波診断ガイドライン』(28ページ参照)では，「脂肪や乳腺よりもエコー輝度が高い帯状の刷毛で掃いたような高エコー」とか「腫瘤を取り囲む後光のような像」と書かれているので，これは該当しません。

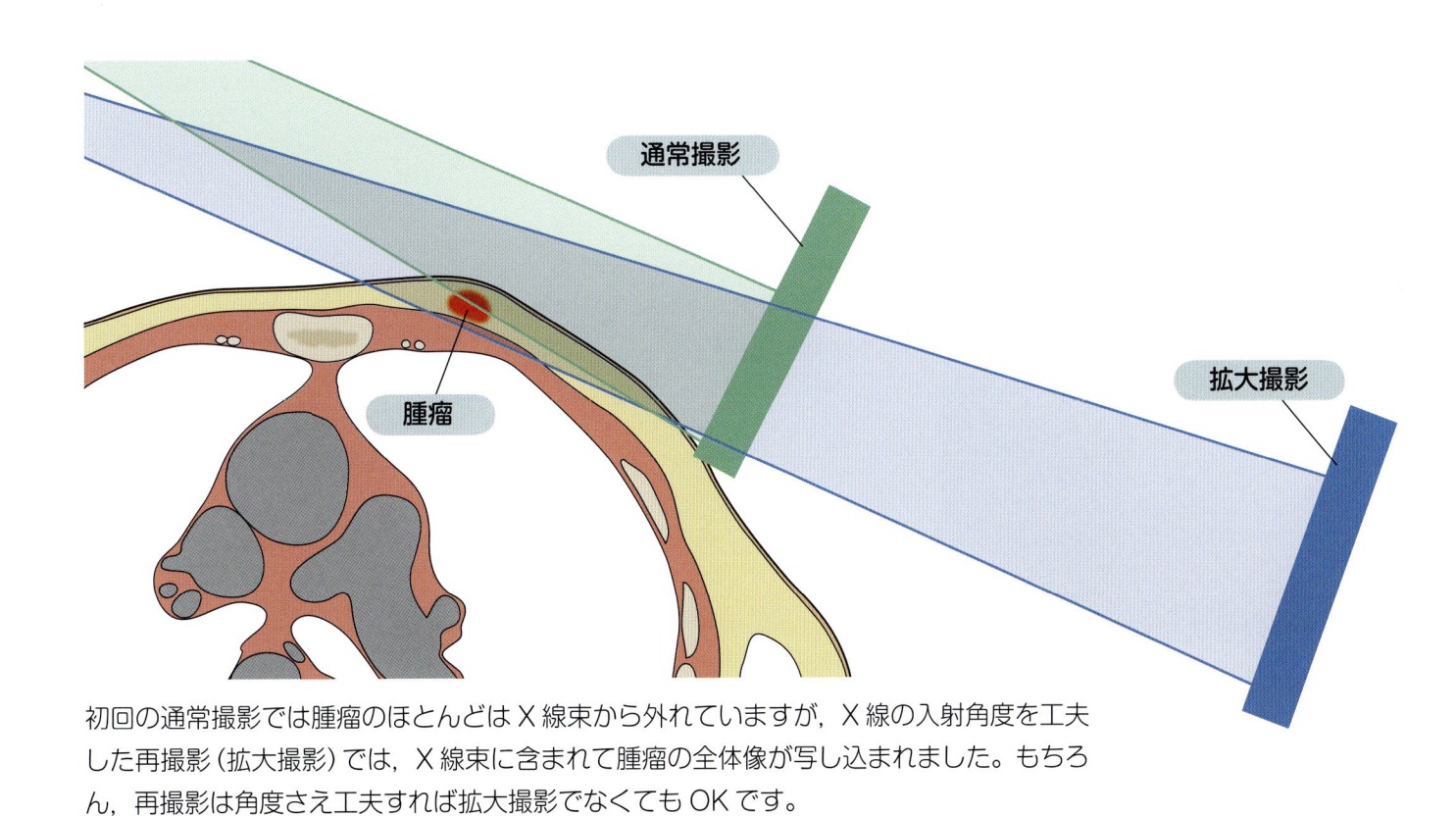

腫瘤サイズ：7左右×8上下×6厚み (mm)

初回の通常撮影では腫瘤のほとんどはX線束から外れていますが，X線の入射角度を工夫した再撮影（拡大撮影）では，X線束に含まれて腫瘤の全体像が写し込まれました。もちろん，再撮影は角度さえ工夫すれば拡大撮影でなくてもOKです。

小さな乳癌 (2)　浸潤性乳管癌 (硬癌)　73歳　左C領域

乳癌検診を希望して来院しました。本人は「しこり」に気づいていません。マンモグラフィーで左乳房のC領域に高濃度の腫瘤が描出されました。高齢で乳腺組織は退縮しています。脂肪組織がほとんどを占める乳房なので腫瘤の高濃度が際だっています。腫瘤の辺縁には無数の毛羽立ち (スピキュラ) がみられます。ルーペで観察すると腫瘤内には微細な石灰化が5個確認できます。
超音波では明瞭なシャドーをひく典型的な乳癌ですが，石灰化は指摘できませんでした。

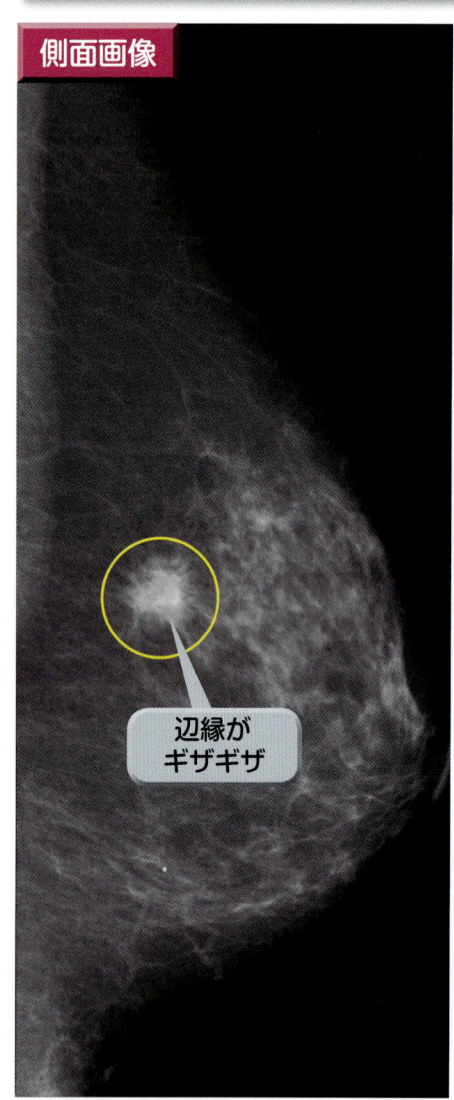

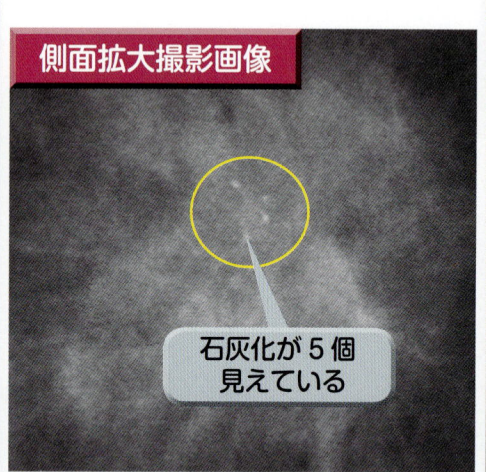

側面画像

側面拡大撮影画像

石灰化が5個見えている

上下画像

辺縁がギザギザ

乳房の左端にある癌なので，上下画像では画面の上端に写っています。
側面拡大撮影画像では5個の微細な石灰化があります。3個は容易に認識できますが，残りの2個はうまく印刷で表現できるでしょうか。

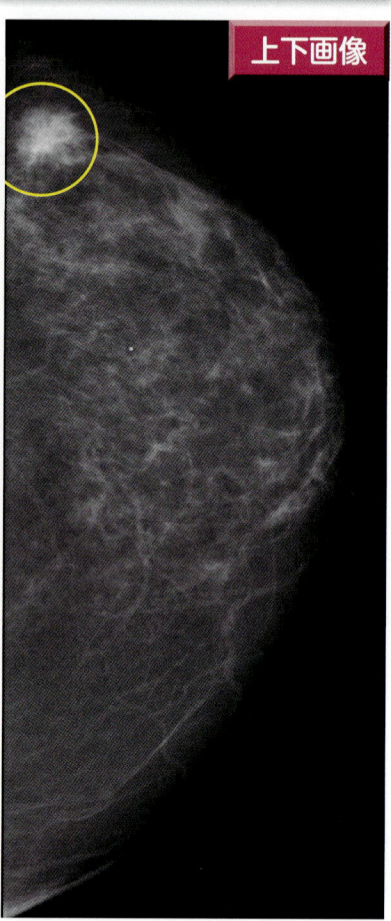

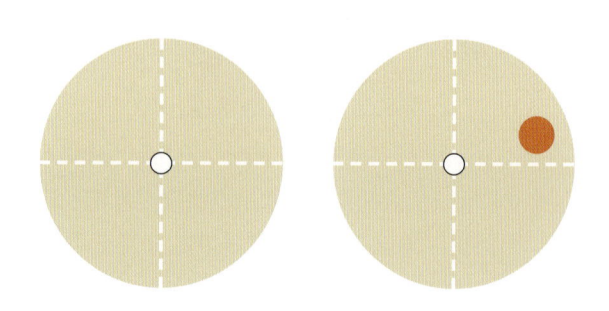

●―マンモカテゴリー分類：5　腫瘤

辺縁が凹凸不整でシャドーを伴った典型的な硬癌です。

この腫瘍でも前方にハロー（境界部高エコー像）らしきものが見えますが，厚さは2〜10mmとさまざまで，しかも途切れることなく周囲の乳腺に移行しています。ガイドラインにある「低エコーの腫瘤を取り囲む後光のような像」という定義には当てはまりません。実際はこの程度のものをハローと解説しているケースが多いようです。

私はこの所見の有無には注目していません。

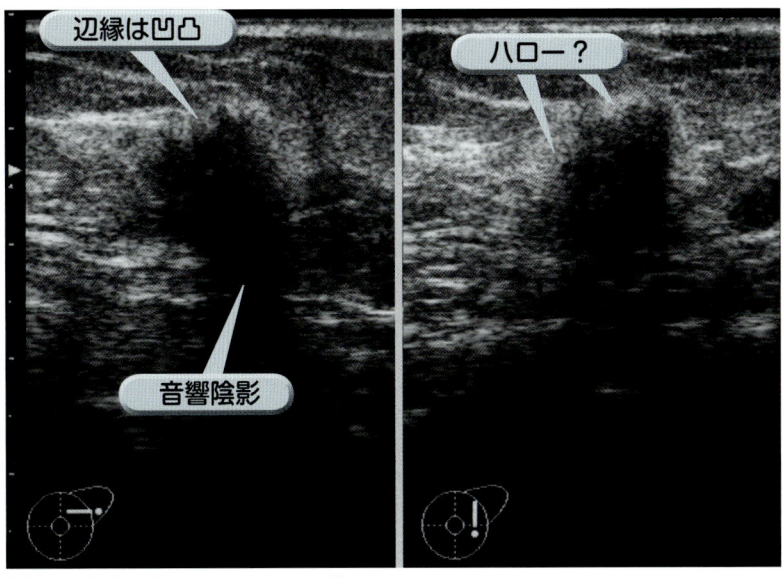

腫瘍サイズ：13左右×11上下×13厚みmm

MEMO　　音響陰影（シャドー）

超音波検査では「音響陰影」という表現をしばしば使います。英語では acoustic shadow と書きます。この本ではわかりやすく「シャドー」と記載しています。これは超音波を遮ったり，吸収・散乱したりするものがある時に，その後方には超音波が届かないので，結果的に跳ね返ってくる超音波（エコー）がなくなり，超音波画像上はその後方が黒く見える現象を指します。腹部の検査では大きめの胆石や腎結石の後方にみられるシャドーが代表的です。

乳腺の検査では3mm以上の大きい石灰化がある時に典型的なシャドーがみられます。硬癌の一部では増生した膠原線維が超音波を吸収・散乱するので腫瘍の後方エコーが減弱したり，高度の場合は消失します。この場合もシャドーと呼びますが，乳腺エコーの解説書では「後方エコーの消失」と表現しているケースが多いようです。

シャドーという表現はマンモグラフィーやCTなどのX線を用いた検査でも使われますが，X線検査で陰影（shadow）と表現する時は黒く見えるものに限りません。X線画像は人体を透過してきたX線が作る画像ですから，すべての情報が「影絵」です。ですから，フィルム上で黒くても白くても何か所見があると「高濃度の陰影」とか「低吸収の陰影」などと表現します。

超音波検査とマンモグラフィーでは陰影という用語の意味するところが異なるので注意が必要です。

横長な乳癌（1）　浸潤性乳管癌（部分的に硬癌）　45歳　右C領域

乳癌は超音波画像上で腫瘍の縦横比が0.7以上のものが多いといわれています。一般的な傾向としては間違いありませんが，例外も多くあります。ここに示す症例もそのような例外です。この所見は断層像が得られる乳腺エコーだけで判断が可能で，マンモグラフィーでは縦（厚み）がわからないので判断できません。

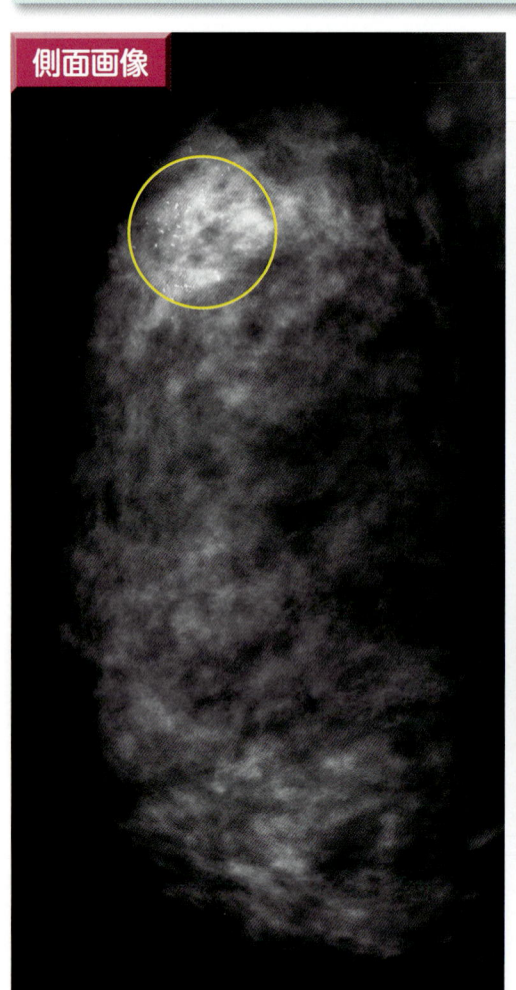

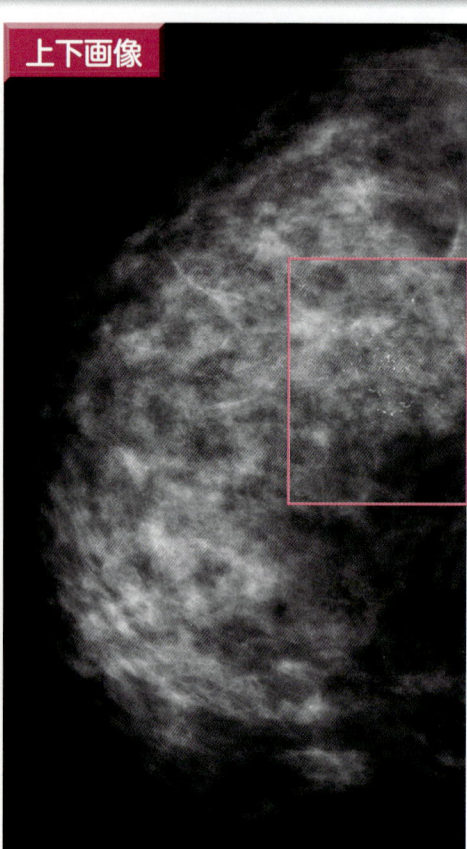

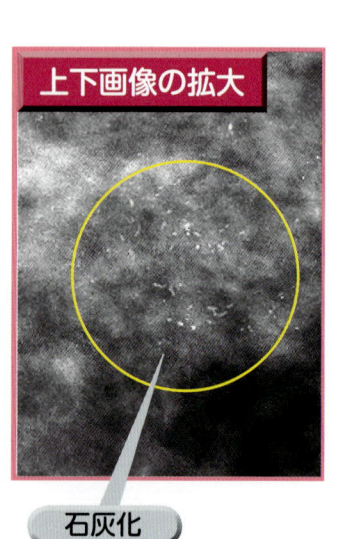

側面画像

上下画像

上下画像の拡大

石灰化

側面画像では黄色の円で囲んだ部分に微細な石灰化があります。周囲が腫瘤のように高濃度になっていますが，腫瘤の輪郭はありません。上下画像でも石灰化が散在しています。ピンク色の四角の中を拡大してコントラストを強調した画像を右側に提示します。マンモグラフィーでは石灰化を手がかりにして見つかる癌です。

●―マンモカテゴリー分類：4 腫瘤，石灰化

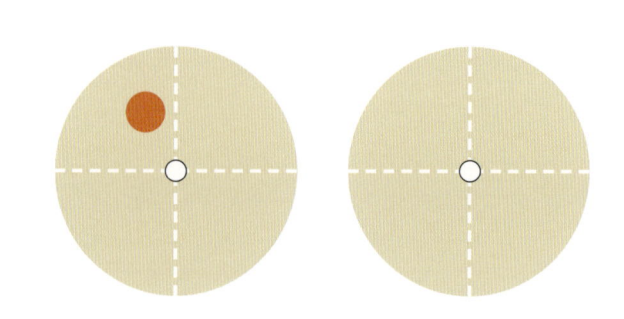

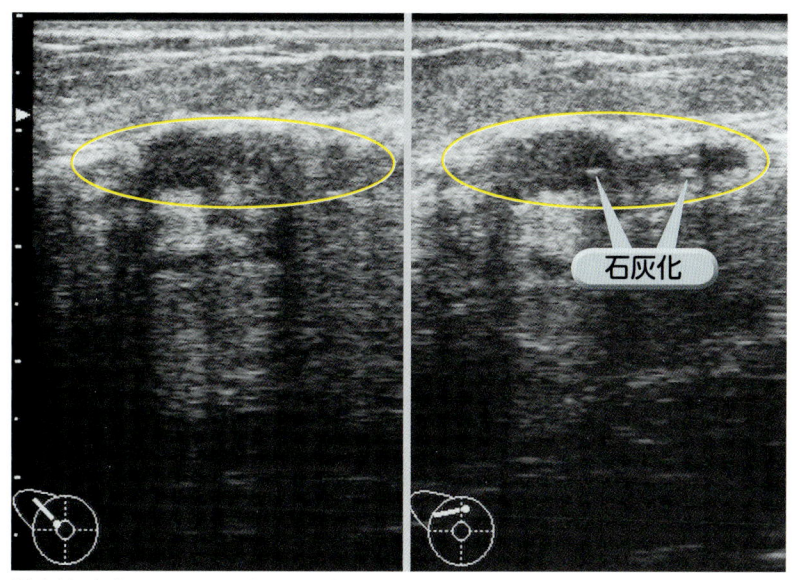

通常は腫瘍の横断像と縦断像を記録していますが，腫瘍の特徴を記録するために，ときにはこのように変則的な斜めの断層像も記録しています。
皮膚に平行な細長い低エコーの腫瘍ですが，辺縁はところどころに凹凸があり，微細石灰化が数個写っています。
縦横比という基準では癌の可能性は低い腫瘍です。
右の画像だけ見ると乳管に沿って広がっている病変に見間違えますが，直交する左の画像でも細長いので，平べったい形状をした腫瘍です。

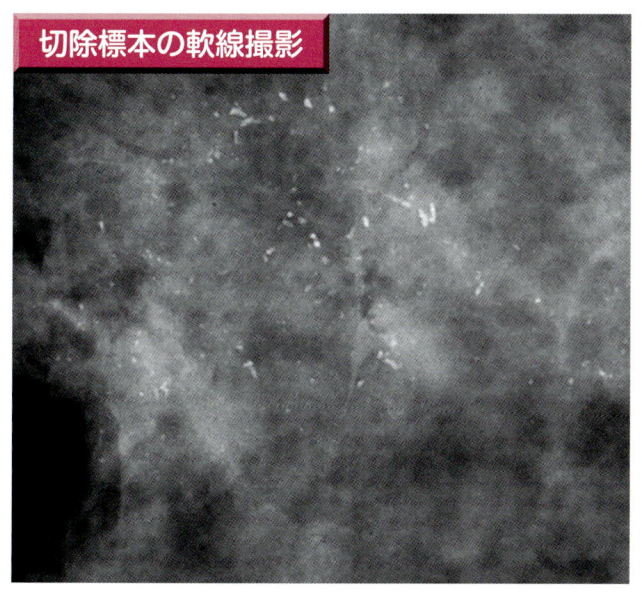

腫瘍サイズ：11左右×16上下×6厚み(mm)

手術で摘出した腫瘍をマンモグラフィーの装置で撮影した画像です。腫瘍内の微細石灰化が明瞭に写し出されています。
これを見ると，前ページの上下画像は微細石灰化を正確に捉えていることがわかります。

横長な乳癌（2）　浸潤性乳管癌（硬癌）　43歳　右CD領域

20歳の時に右乳房の5 cmの線維腺腫を摘出しています。今回はほぼ同じ部位に乳癌ができました。マンモグラフィー画像では側面画像で鋸歯状の辺縁をもった高濃度の腫瘤が描出されています。超音波検査では細長くて低エコーの腫瘤があり，微細石灰化を伴っています。MRでは術後変化と診断されています。

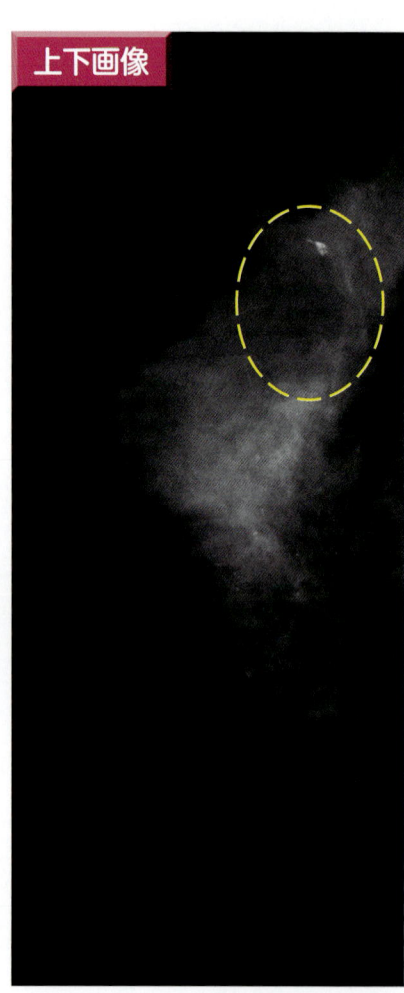

側面画像

上下画像

側面画像で乳頭の高さに高濃度の腫瘤があります。辺縁は凹凸不整です。
上下画像では腫瘤の輪郭がはっきりしませんが，黄色の破線で囲んだ部位が乳癌に相当すると思います。高濃度（白）ではなくてむしろ低濃度（黒）に見えます。マンモグラムを読影した医師は側面画像だけに腫瘤を指摘しています。

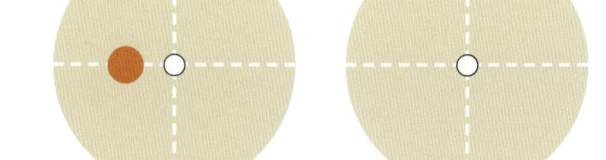

●―マンモカテゴリー分類：4 腫瘤

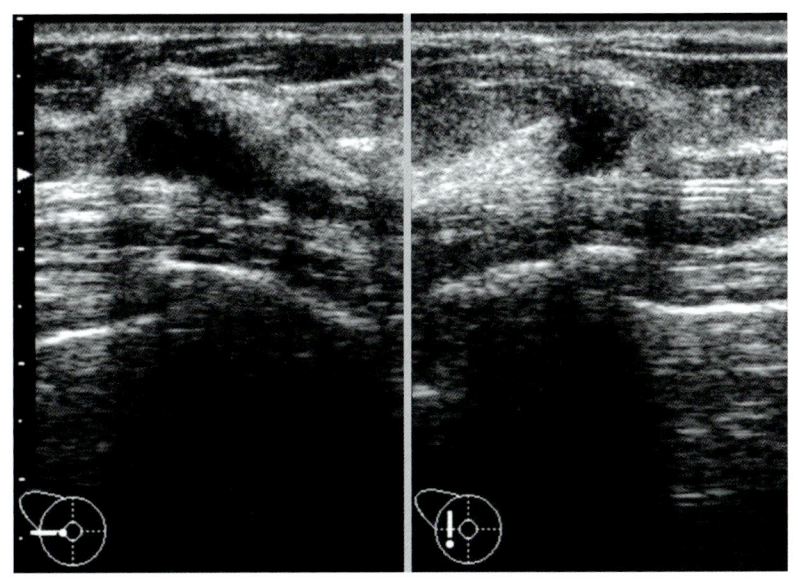

右CD領域にある乳癌です。横断像で横径が12 mm，縦断像で上下径が7 mmと横に細長い腫瘍です。厚みは8 mmですから縦横比の基準では良性の範疇です。

腫瘍の辺縁は凹凸が強く，一部で輪郭がボケています。内部エコーはかなり低くて黒っぽく見えます。その中に散在する微細石灰化が強エコーに見えています。後方エコーは部分的に減弱しています。

硬癌には後方エコーが消失するタイプと，軽く減弱するタイプがあるようです。

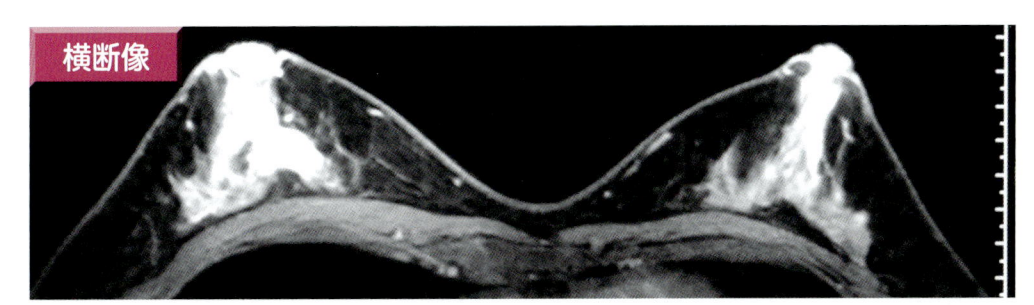

腫瘍サイズ：約12左右×7上下×8厚み (mm)

MR画像です。T1強調の脂肪抑制画像で造影剤を投与しています。左乳腺と比べると右乳腺が全体的に大きく見えます。腫瘤ははっきりしません。乳腺組織と一体化していて区別できないのでしょう。20歳の時に線維腺腫を摘出されているという申込書の記述に注目したのか「形状からは線維腺腫の再発とは考えがたく，むしろ瘢痕等の術後変化のような状態ではないかと考えます」という読影レポートでした。

大きな乳癌（1）　浸潤性乳管癌（硬癌）　47歳　左全領域

乳頭を中心にして全領域にまたがる進行癌です。超音波画像上で直径が4cm弱あります。このような大きな癌にもかかわらず，摘出した14個のリンパ節に転移はありませんでした。

マンモグラフィーでも，超音波検査でも典型的な乳癌ですが，腫瘍が大きくて乳房の中心にあるので，うっかりすると全体を乳腺組織と考えて見落とす危険性があります。

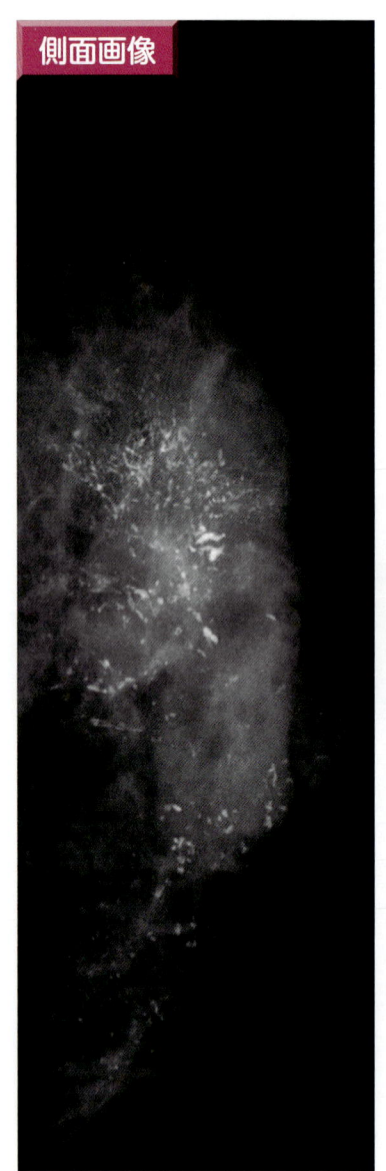

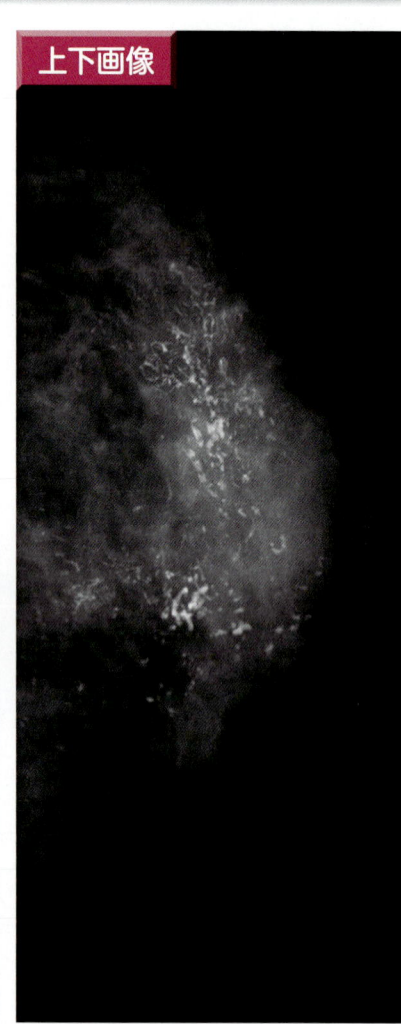

側面画像

上下画像

側面画像と上下画像の双方で散在する石灰化が目につきます。石灰化はサイズも形もさまざまです。分布も乳頭を中心にしてすべての領域にあります。

それに対して腫瘍の輪郭ははっきりしません。乳頭を中心とした腫瘍なので，正常乳腺組織の陰影と大差はありません。もし石灰化がなければ見過ごされる可能性もあります。

この症例の石灰化は乳癌内部にみられる微細石灰化だけでなく，正常乳腺にみられる粗大石灰化も混在しています。癌の直径は4cm弱ですから，石灰化は癌の外にも広く分布しています。

CTとMRも目を通しましたが，両方とも乳腺全体が造影されています。右乳腺よりは明らかに大きいのですが，バランスが保たれた乳腺です。ですから，造影効果を除けば，少し大きめの乳腺ということですまされてしまいそうです。この症例は触診が大いに役立つ症例です。やはり基本を忘れてはいけません。

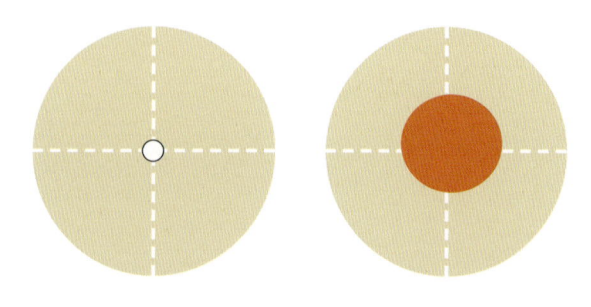

―マンモカテゴリー分類：5　腫瘤，石灰化

本来なら白っぽく描出される乳腺組織が皮下脂肪よりも低エコーに見えているので，おかしいと気づくはずですが，腫瘍がプローブの幅よりも大きいので，この画像だけを見せられると，初心者は気づかない可能性もあります。でも微細な石灰化が見えるので，これに気づいた時点で大きな癌と判断するでしょう。検査中にはプローブを動かすので，正常部との境が見えてきます。ですから，癌と診断するのは容易です。

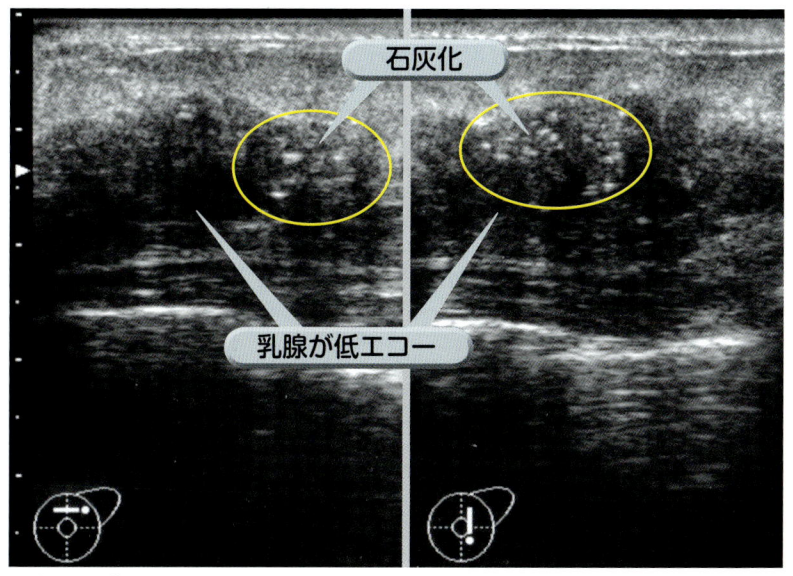

腫瘍サイズ：約 37 左右 × 38 上下 × 12 厚み（mm）

MEMO　超音波所見の解釈

乳腺エコーで腫瘤が見つかった時に癌と考える根拠で最も重要なのは，辺縁の不整だと強調してきました。次に重要なのは腫瘤内に散在する微細石灰化です。ところで，石灰化があるかどうかの判断は意見が分かれる余地があまりありませんが，腫瘤の辺縁が不整かどうかについては判断が分かれる可能性が大です。

私は肝臓腫瘍のエコー像を全国 35 施設，103 人の専門家に読んでいただくリサーチをしたことがあります。同じ腫瘍をみて，辺縁（境界）が平滑と答えた方が 39％，細かい凹凸があるが 38％，あらい凹凸があるが 19％ でした。つまり，解釈が大きく異なるという結果でした。

乳癌は肝癌よりも辺縁不整の程度が強いので，これほどまでに意見が分かれることはないと思いますが，なかには辺縁が比較的平滑に見える乳癌もあるので微妙です。

装置の性能，調整によっても画像は大きく変わります。最近の装置はいろいろと画像処理を加えているので所見が変化していると感じています。最終的には自分が使っている装置では乳癌の辺縁がどのように描出されるのか，症例を重ねてイメージを記憶するしかないでしょう。

これは他の画像診断にもいえる問題です。単純 X 線装置しかなかった時代はこのようなことはありませんでしたが，コンピュータで計算して画像を作る検査は画像処理次第で，かなり異なる画像になることを理解するべきです。

大きな乳癌(2)　浸潤性乳管癌(乳頭腺管癌)　44歳　右A+C領域

このように大きくなるまで乳癌を放置する患者さんがいることが信じられませんが，本人はうすうす癌と気づいているのに病院で癌といわれるのが怖いので，来院をためらう患者さんもいます。
右乳房のA領域からC領域にまたがる巨大な癌です。44歳と若いので乳腺組織が発達しており，マンモグラフィーでは腫瘤の輪郭が不鮮明です。乳腺組織が発達しているとマンモグラフィーでは腫瘤を描出するのが難しいことがよくわかります。

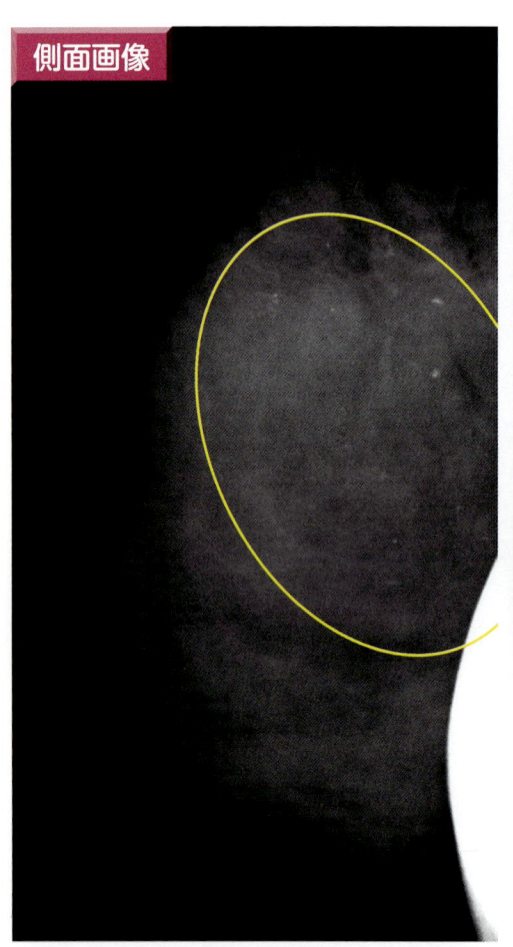

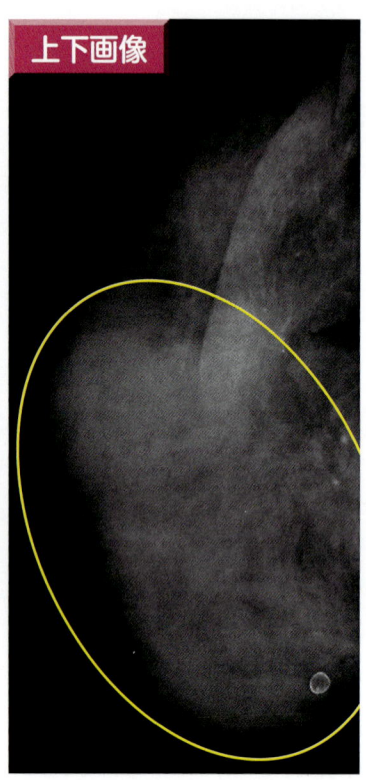

側面画像

上下画像

乳腺組織が発達しているためにマンモグラフィーでは全体が均一に白く見える dense breast（濃い乳房）です。黄色の楕円で囲んだ範囲に微細な石灰化が散在しているのはわかりますが，腫瘤の輪郭は不明です。側面画像では腫瘤の部分が通常とは逆に，少し低濃度（黒っぽい）に見えるようです。
乳腺組織も乳癌もX線が透過しにくいので白っぽく見えるのですが，両者を比較すると，この症例では乳癌のほうがより多くX線が透過したようです。

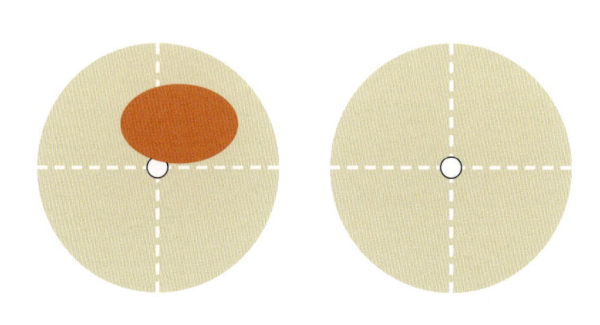

●—マンモカテゴリー分類：5　腫瘤，石灰化

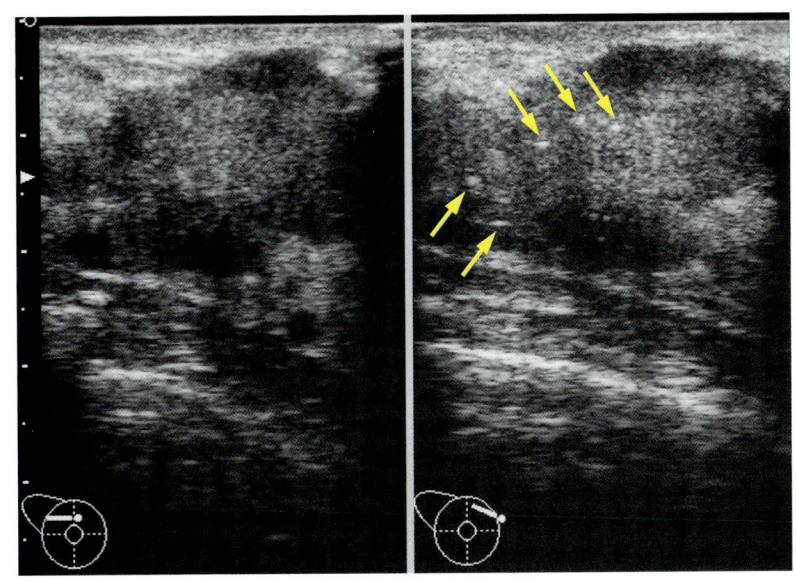

腫瘍は画面からはみ出すので正確なサイズを計測できません。この画像は左右とも腫瘍の一部を見ているにすぎません。大きいわりには後方エコーの減弱はあまりありません。右の画像に微細な石灰化が5個写っています（矢印）。

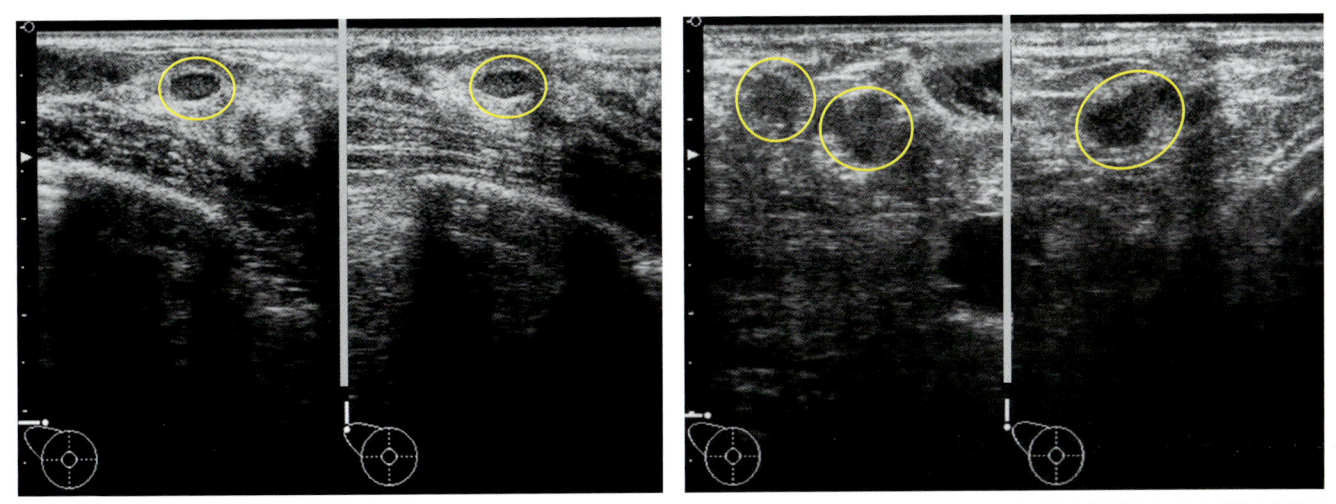

腫瘍サイズ：左右と上下は30 mm 以上，厚みは18 mm

右腋窩のリンパ節が腫大していました。少なくとも5〜6個は腫大しています。黒くて辺縁が平滑な楕円形の腫瘤です。2個のリンパ節が接していると，ダルマ型に見えたりすることもあります。

リンパ節転移がある乳癌（1）　浸潤性乳管癌（硬癌）　61歳　左C領域

乳癌のサイズが2cmを超えてくると，腋窩のリンパ節に転移しているケースが増えてきます。ここに示す症例は大きな左乳癌で，左腋窩のリンパ節に転移がみられました。この症例では乳癌に微細石灰化があるだけではなく，転移した腋窩のリンパ節にも微細な石灰化があります。珍しいことです。
なお，この症例を検査した病院にはマンモグラフィーの装置はないので，マンモグラムは撮っていません。

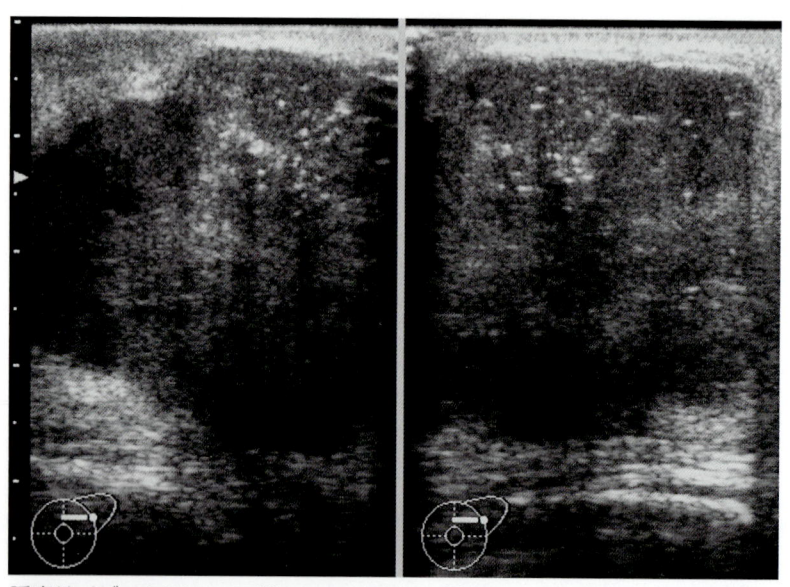

腫瘍サイズ：左右と上下は30mm以上，厚みは33mm

左乳房のC領域にある大きな乳癌です。輪郭は一部で分葉状ですが，ほぼ平滑です。微細な石灰化が偏在しています。大きな硬癌にもかかわらず，後方エコーは軽く減弱しているだけです。

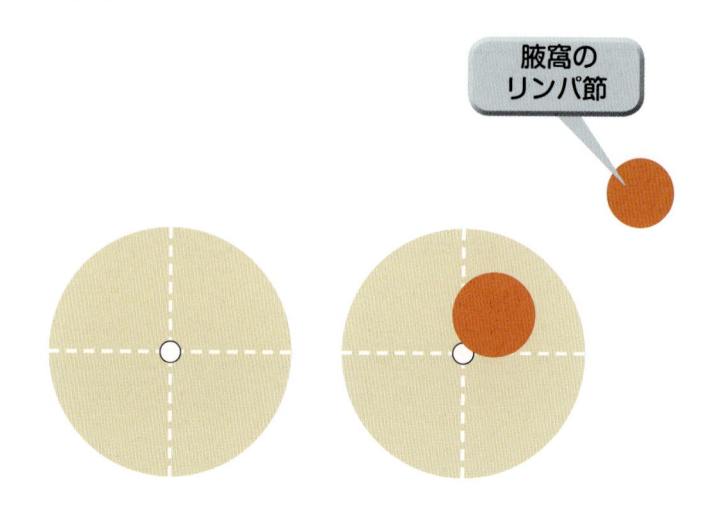

腋窩のリンパ節

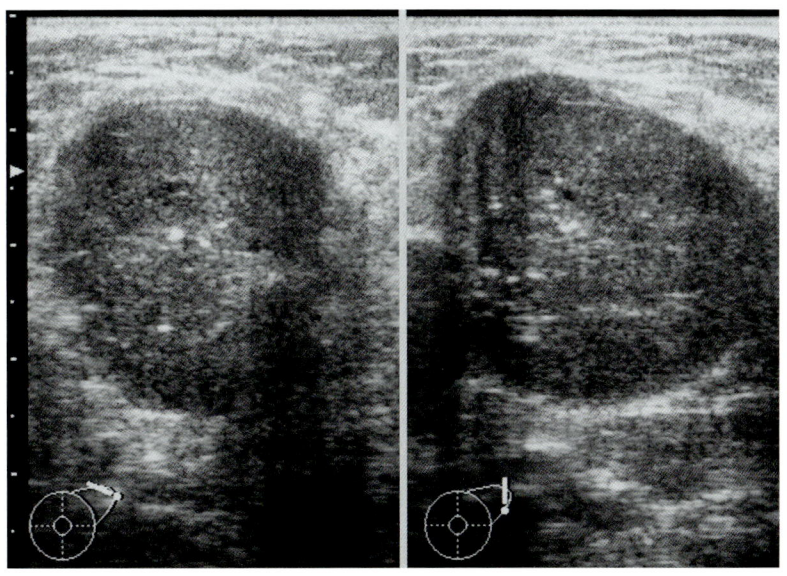

リンパ節のサイズ：23 左右 × 28 上下 × 28 厚み (mm)

左腋窩の腫大したリンパ節です。直径が 28 mm あります。リンパ節ですから辺縁は平滑，内部は均一で低エコーです。これほど大きなリンパ節は珍しいと思います。内部には微細石灰化が散在しています。腋窩リンパ節内に微細石灰化が散在しているのは，この症例以外には経験ありません。

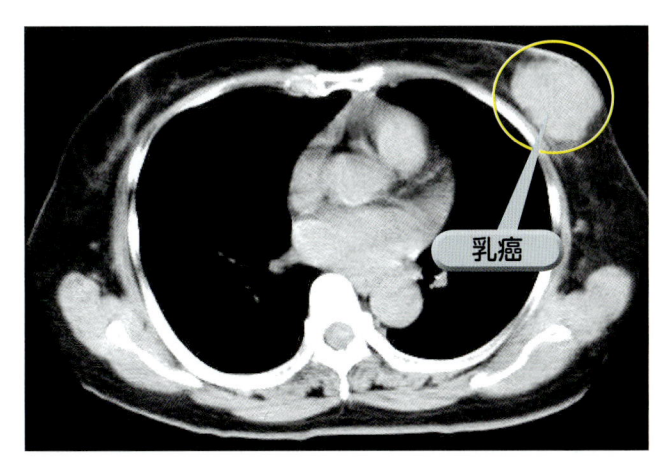

この CT 画像では左乳癌が見えています。癌の部分の皮膚が盛り上がっているのがわかります。もちろん，腫瘍内の微細な石灰化はわかりません。

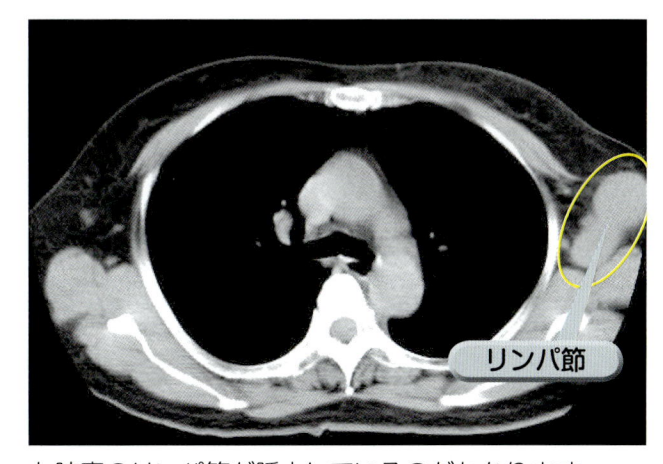

左腋窩のリンパ節が腫大しているのがわかります。

リンパ節転移がある乳癌（2）　軟骨化生癌　85歳　左C領域

癌がリンパ節に転移すると，腋窩に限らず頸部や鼠径部あるいは膵臓の周囲でも，腫大したリンパ節は嚢胞と紛らわしいほど均一で低エコーに見えます。なかにはここに示すような特有の形態を示すものがあります。この白っぽいくびれは輸出リンパ管と血管が出入りするリンパ節門です。リンパ節門は構造が入り組んで複雑ですから，超音波の反射が増えます。その結果，リンパ節門全体が高エコーに見えます。このくびれが確認できたらリンパ節と断定できます。この症例もマンモグラムは撮っていません。

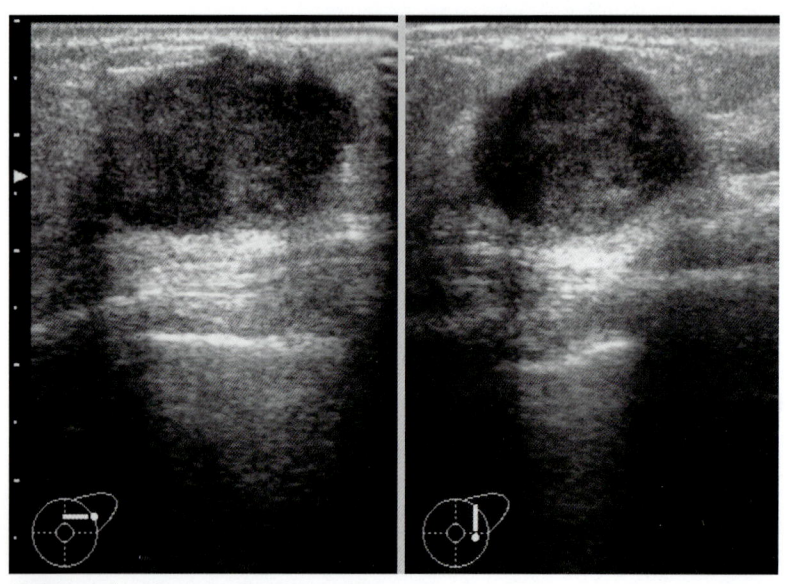

腫瘍サイズ：22 左右 × 18 上下 × 15 厚み (mm)

辺縁の一部には不整な部分もありますが，全体的には平滑で，良性腫瘍（線維腺腫）も考えたくなります。
内部エコーは白く見える部分と黒く見える部分が混在していて不均一です。後方エコーが増強しているのが硬癌とは正反対です。

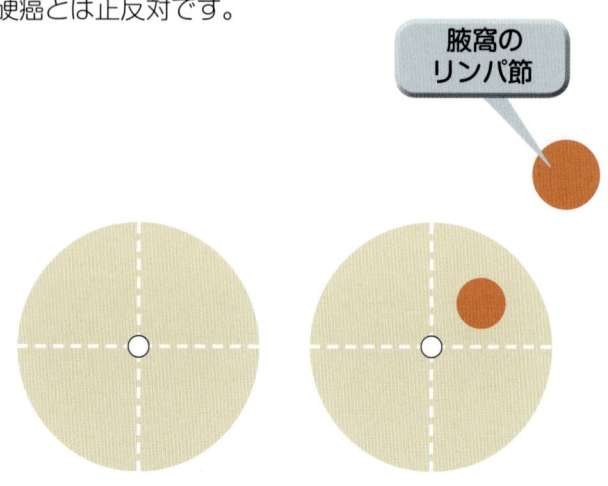

腋窩のリンパ節

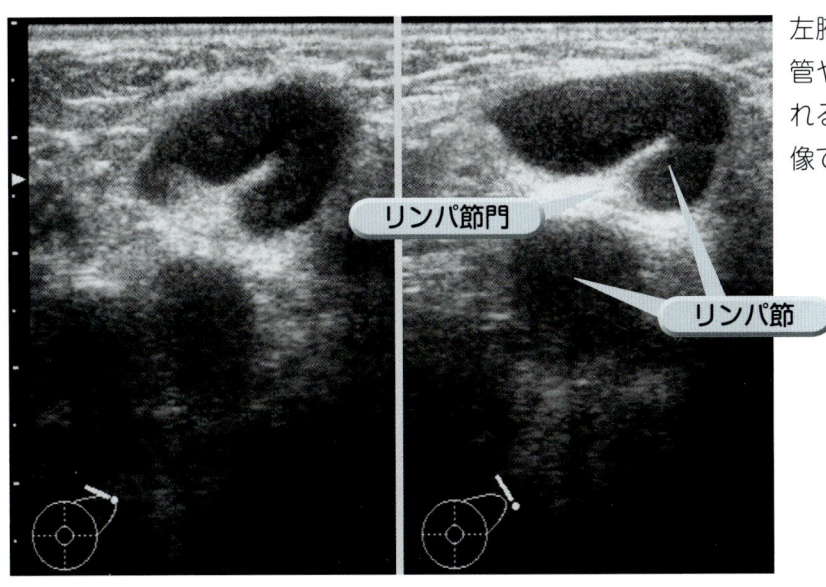

左腋窩のリンパ節転移です。リンパ節には血管やリンパ管が出入りするリンパ節門といわれる部分がありますが，その部分は超音波画像では高エコーに白く見えます。

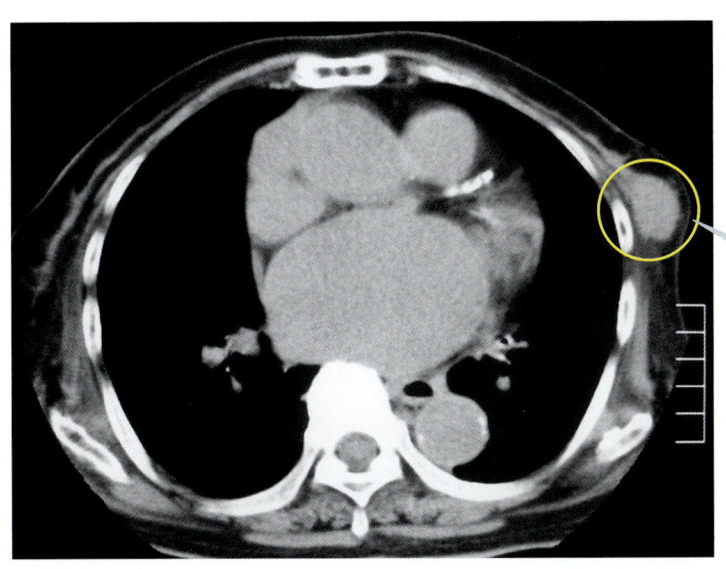

リンパ節門

リンパ節

このCT画像は左乳癌を通るスライスです。85歳ですから乳腺組織は退縮しています。

C領域の乳癌

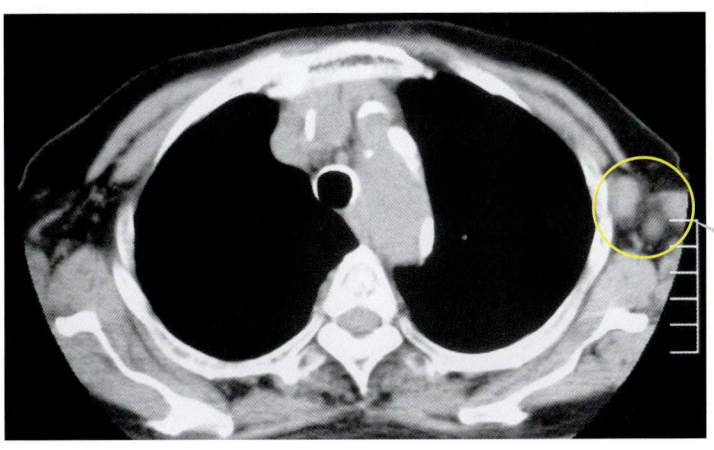

左腋窩の腫大したリンパ節が見えています。このスライスでは大小3個が確認できます。

リンパ節が3個腫大

2個ある乳癌(1)　浸潤性乳管癌(硬癌)　44歳　右A・右C領域

初回の検査時に同側の乳房に癌が2個あることがあります。両側の乳房に癌があることもあります。ここに示す症例は右乳房に大小2個の癌があります。C領域の大きな腫瘤には石灰化が散在していますが，A領域の小さな腫瘤にはマンモグラフィーでは石灰化を指摘できません。病理学的にはほぼ同様の所見だそうです。ということは，石灰化は腫瘍がある程度の大きさにならないと出現しないのでしょうか？

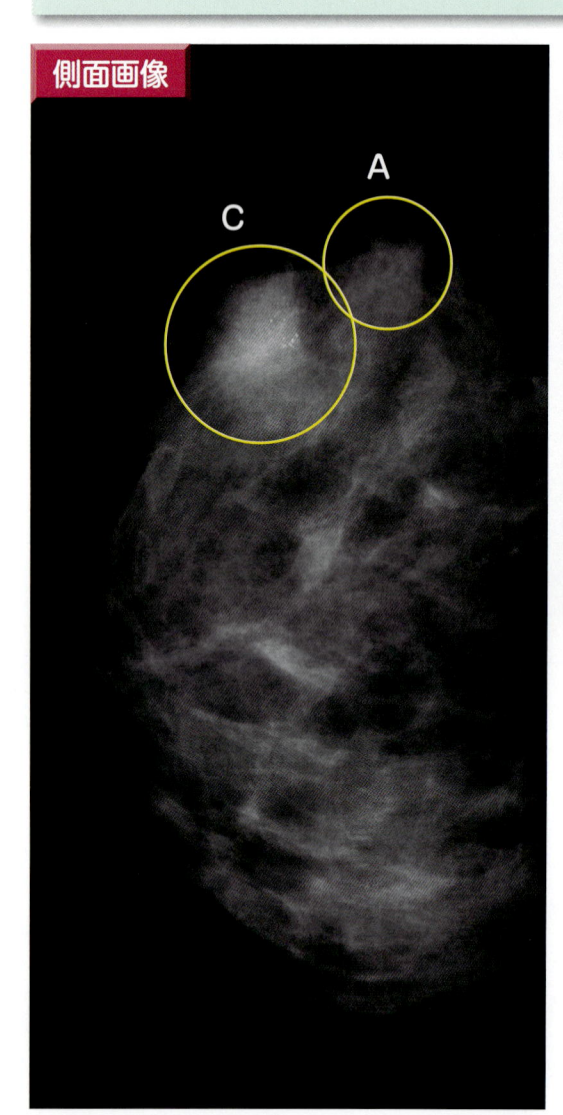

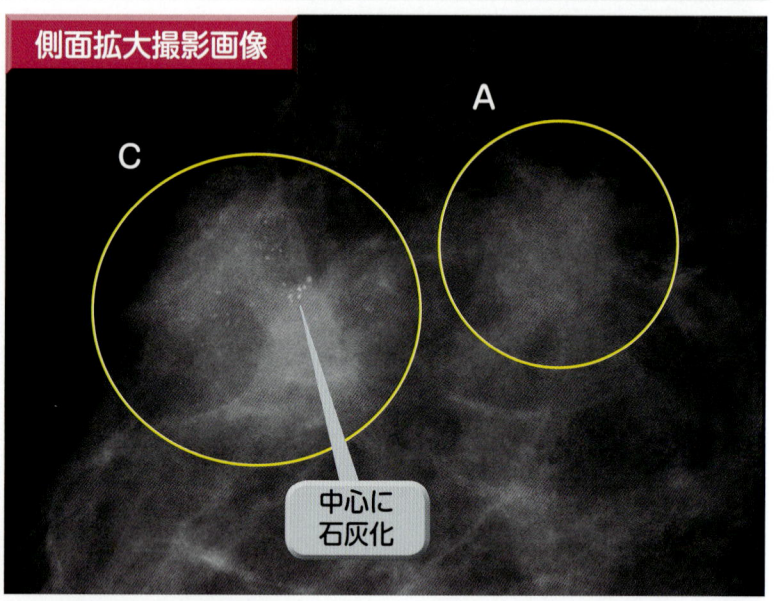

側面画像

側面拡大撮影画像

中心に石灰化

側面画像では2個の結節が部分的に重なって写っています。側面拡大撮影画像では角度を工夫して2個が重ならないようにしています。平面撮影であるマンモグラフィーでは，このような工夫が必要です。

大きな腫瘤(C領域にある)には微細な石灰化が散在していますが，小さな腫瘤(A領域にある)には石灰化は見えません。

大きな腫瘤はその前後にある脂肪組織が重なって斑状に黒く見えています。この影響もあって，腫瘤の輪郭がはっきりしないようです。

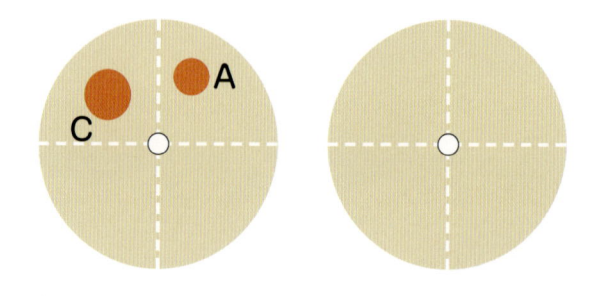

●—マンモカテゴリー分類：4　腫瘤，石灰化

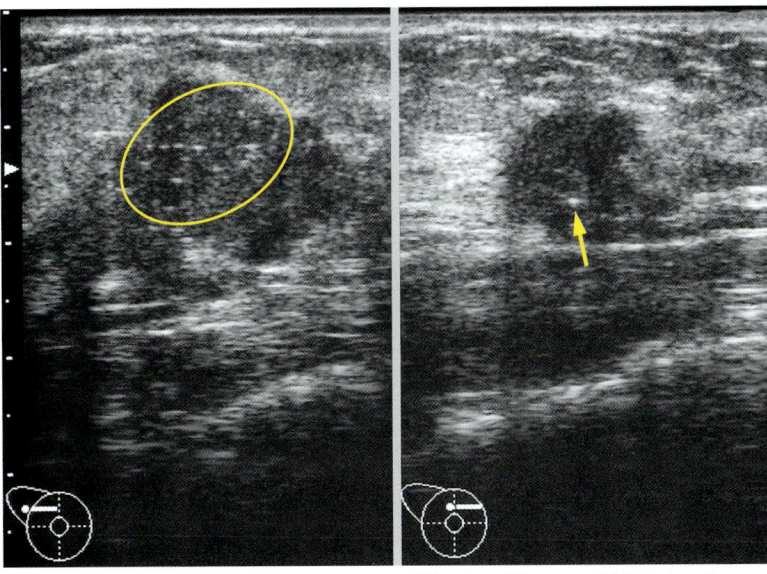

右はA領域にある小さな癌の横断像です。マンモグラムではわからない微細石灰化が1個（黄色の矢印）見えています。

左はC領域にある大きな癌です。内部に微細な石灰化が10個近く見えています。

一般的に硬癌では内部エコーがかなり低いので，石灰化が明瞭に見えます。

両方の腫瘍とも辺縁は凹凸不整です。シャドーは少ししかありません。

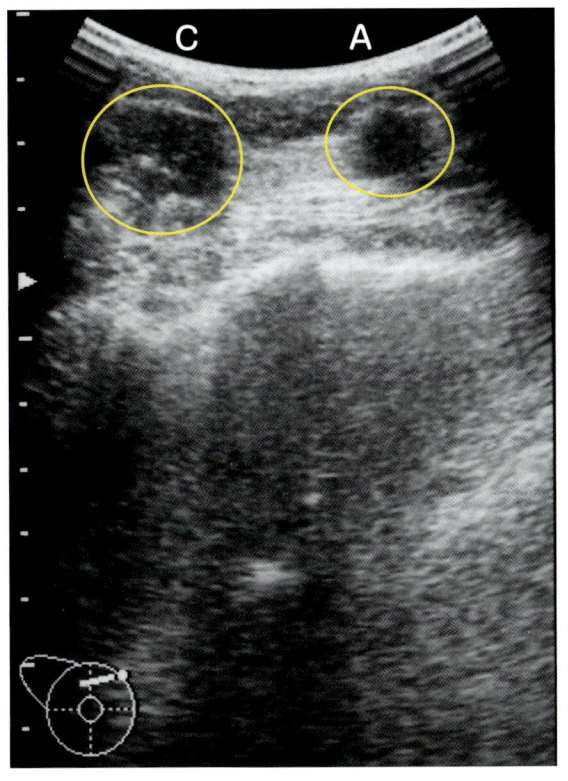

27 左右 × 24 上下 × 17 厚み (mm)　　　15 左右 × 13 上下 × 11 厚み (mm)

表在性臓器用のプローブは検査野が狭いので，2個の腫瘍を同時に1枚の画像に記録できません。そこで，画質は劣りますが，腹部臓器用のコンベックス型のプローブで検査してみました。2個の腫瘍の中心間の距離は34 mmです。

最近はPanorama ViewとかExtended F Viewと呼ばれる方式で，プローブ幅を超える広い範囲の画像をソフトウエア上で作成する技術があるようですが，私は使ったことはありません。検査に携わらなかった人に病気の広がりを説明するのにはいい方法ですが，リアルタイムに検査しているものにとっては，必要性を感じない方法です。

2個ある乳癌（2）　浸潤性乳管癌（硬癌）　47歳　左C・左D領域

左乳房のC領域とD領域に癌があります。サイズはほぼ同じで，病理学的にもほぼ同じ所見だそうですが，C領域の癌には微細〜粗大まで多くの石灰化があるのに対して，D領域の癌には一部に石灰化があるだけです。しかも，その石灰化はマンモグラフィーでははっきりしません。
前ページ症例の冒頭で「石灰化は腫瘍がある程度の大きさにならないと出現しないのか」と書きましたが，この症例で腫瘍のサイズは関係ないことがわかります。

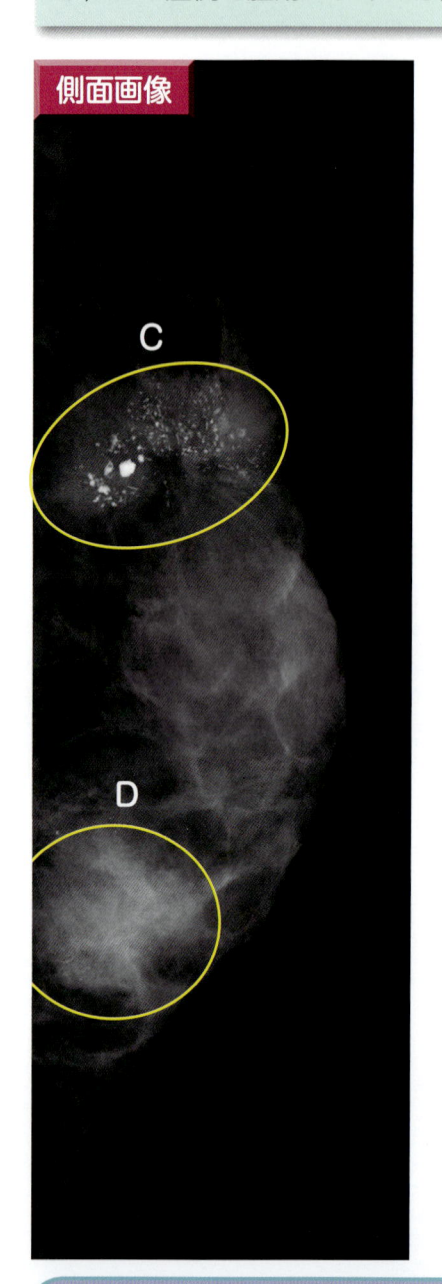

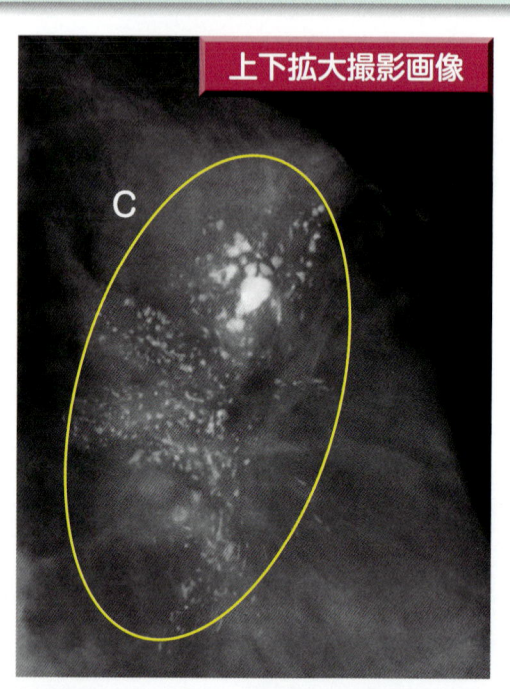

側面画像

上下拡大撮影画像

側面画像で見ると2個の癌の濃度が大きく異なります。単にサイズの差だけなのでしょうか？　上下拡大撮影画像には，C領域の癌のほかにD領域の癌も重なって写っている可能性があります。側面の拡大撮影画像を提示しないのは，腫瘤の一部が画面をはみ出て全体像がわからないからです。マンモグラフィーには，このような検査時のテクニカルエラーで腫瘤の全体像が捉えられないことがあります。

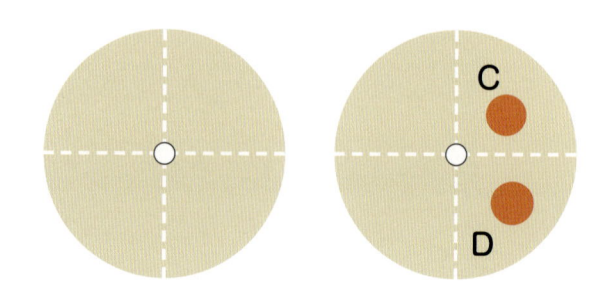

● ─マンモカテゴリー分類：5　腫瘤，石灰化

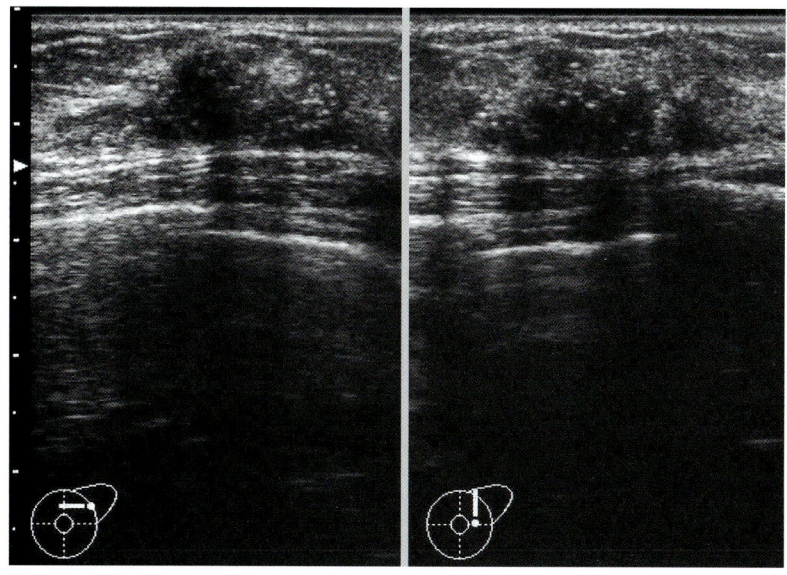

腫瘍サイズ：24 左右 × 17 上下 × 8 厚み (mm)

C領域の癌です。上下方向にも左右方向にも細長い腫瘍です。したがって，縦横比は0.5以下で良性の範疇です。41ページに紹介した「乳癌の超音波所見」のなかで，信頼性が低いと思われるのが縦横比です。

腫瘍の辺縁は凹凸不整で，かつ不鮮明でボケて見えます。これは腫瘍の辺縁に細かい凹凸がある時にみられます（61ページ参照）。

部分的に後方エコーが減少しており，内部には微細な石灰化が散在しています。

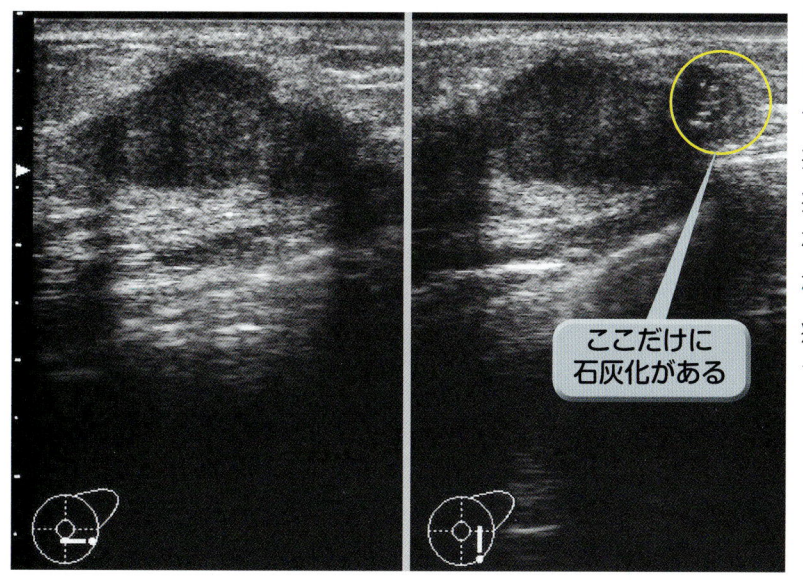

ここだけに石灰化がある

腫瘍サイズ：25 左右 × 23 上下 × 10 厚み (mm)

D領域の癌です。サイズはC領域の癌とほぼ同じですが，こちらの癌の石灰化は右の縦断像で，下端に限局してみられるだけです。
病理学的にはほぼ同じ所見だそうですから，病理分類ではわからない差があるようです。
硬癌ですが，後方エコーは変化していません。硬癌には後方がシャドーで真っ黒になって，癌の後の境界がどこにあるかわからないタイプもあります。

マンモでわからない乳癌（1）　浸潤性乳管癌（硬癌）　36歳　左C領域

左乳頭から漿液性の分泌物があって，近くの病院で乳癌検診を受けました。そこで受けたマンモグラフィーは分類1（異常なし），超音波検査では低エコーの腫瘤を3個認めて，良悪性の鑑別が必要と診断されました。その検診結果を持って受診されました。触診では腫瘤を触れません。マンモグラフィーでも腫瘤を指摘できません。乳腺エコーで左乳房のC領域に腫瘤が描出されました。なお，初診時に採取した分泌液の細胞診はパパニコローⅢでした。

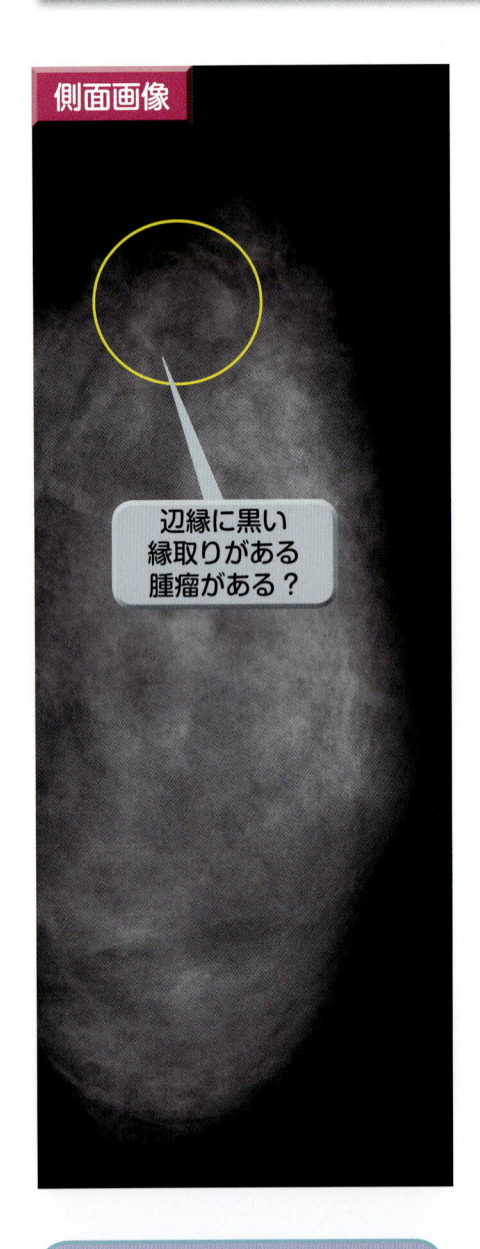

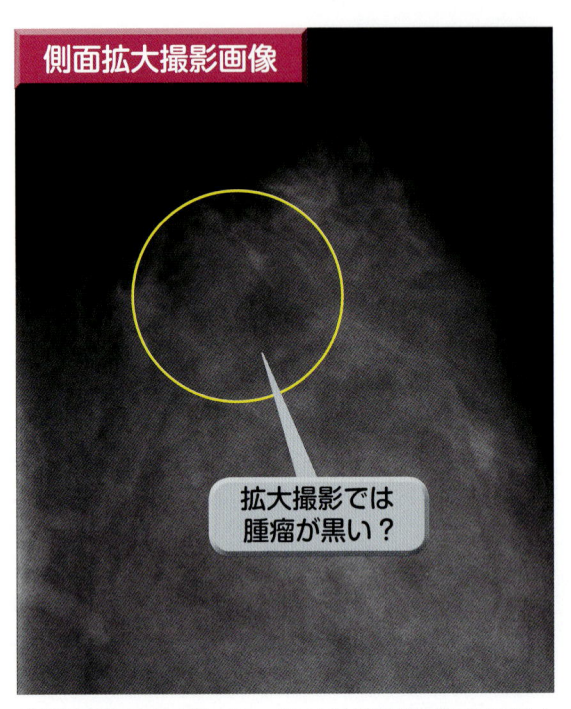

側面画像

辺縁に黒い縁取りがある腫瘤がある？

側面拡大撮影画像

拡大撮影では腫瘤が黒い？

癌があることがわかってから側面画像を見ると，黄色い円で囲んだ中に腫瘤の輪郭が見えてきますが，側面拡大撮影画像では濃度が低く見えます。先入観なしで読影して，この腫瘤を指摘する人は，正常構造をも腫瘤と間違えて指摘してしまうでしょう。

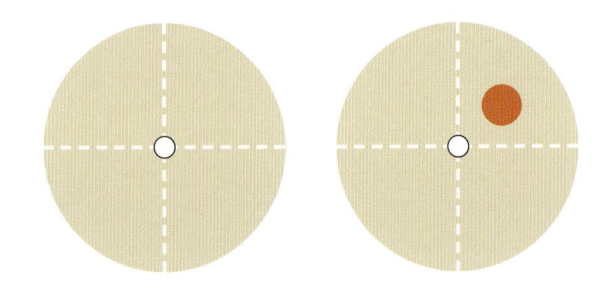

マンモカテゴリー分類：1

後方エコー
は軽く増強

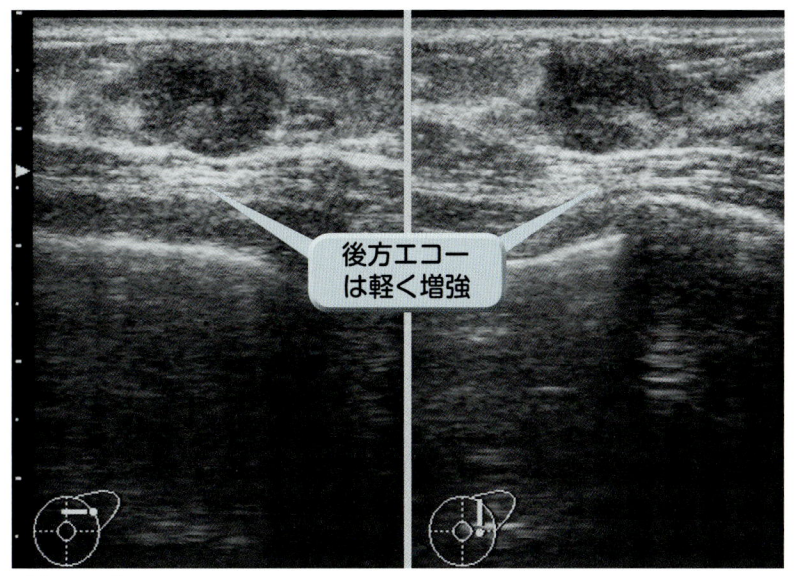

腫瘍サイズ：14 左右 × 15 上下 × 9 厚み (mm)

辺縁が凹凸不整で，輪郭がボケた腫瘍です。内部エコーは全体的に低く，強弱不ぞろいです。微細石灰化はありません。後方エコーは軽く増強しています。

MEMO　40代までは乳腺エコーを

若い女性の乳房をマンモグラフィーで検査すると，乳腺組織が発達していて乳房全体が白っぽく写るために，腫瘍（白っぽくみえる）が存在するかどうかの判断にしばしば悩みます。まさに雪の中にいる白ウサギを探すようなものです。

50歳未満の女性はマンモグラフィーで腫瘍がなくても超音波検査を勧める理由がここにあります。乳腺エコーでは乳腺組織はマンモグラフィーと同じように白っぽく見えますが，腫瘍は黒っぽく見えます。雪の中では黒ウサギを探すほうが楽で確実です（139ページ「MEMO」参照）。

2005年から公共広告機構という組織が「乳がんの早期発見・早期治療」というテーマで，日本対がん協会の支援を得てテレビ／ラジオ／新聞／雑誌／ポスターでマンモグラフィー検診を呼びかけていたのはご存じと思います。

このキャンペーンでは「40代半ばは乳癌のピークなのでマンモグラフィー検診を受けましょう」と呼びかけていました。乳癌検診といわずに「マンモグラフィー検診」と検査法を特定しているのに違和感を覚えたので印象深く覚えています。マンモグラフィーだけでは若い女性の乳癌は見落されます。触診ではっきり触れる癌がマンモグラフィーで描出できないことも珍しくありません。ですから，50歳未満の方は乳腺エコーも受けるべきなのです。

超音波検査は熟練した者が行わないと見落とすという理由から，検診の手法としては認定されていないのでしょうか？　それなら，熟練者をきちんと育成し，乳癌検診に乳腺エコーを活用してほしいものです。

マンモでわからない乳癌 (2) 　浸潤性乳管癌（硬癌）　53歳　左E領域

乳頭の直下（E領域）に最大径が10mmの癌があります。乳頭直下の小さな病変は超音波検査の場合は盲点になります。乳頭の上からスキャンすると，乳頭が微妙なシャドーを作ります。また，乳頭のサイズには個人差があり，大きくて盛り上がっている人もいます。乳頭の近くでプローブを傾けて乳頭の下を斜めからのぞき見るようにするのがいいと思います。

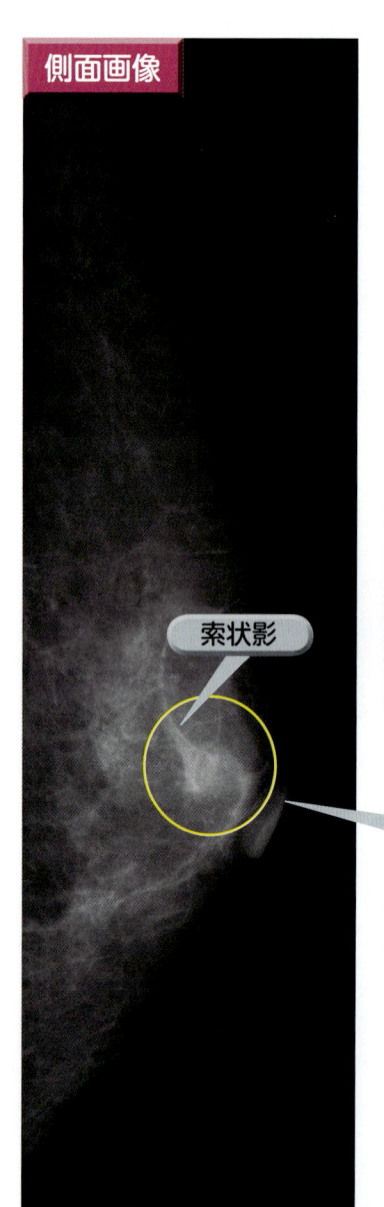

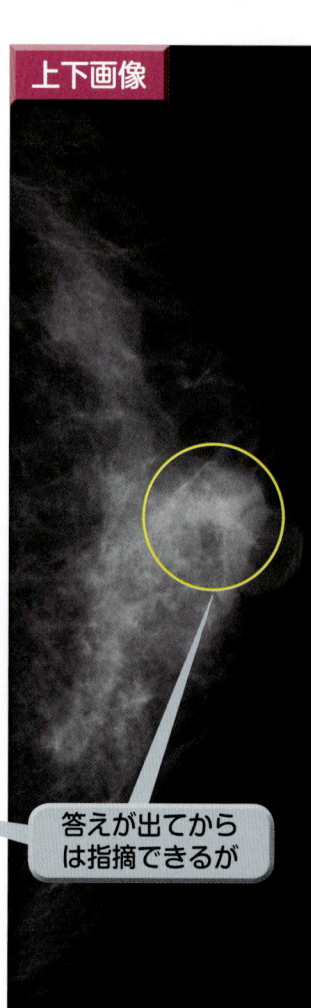

側面画像

上下画像

索状影

答えが出てからは指摘できるが

このマンモグラムを読影した医師は癌を指摘していません。

上下画像を見ると，乳頭に一部が重なるようにして高濃度（白い）の陰影がみられます。おそらくこれが癌による陰影でしょう。しかし，周囲の乳腺が作る白い陰影にスムーズに移行して輪郭がたどれないので，腫瘤と認識しにくい画像です。

側面画像でも癌は描出されています。超音波画像でみられる腫瘍の位置と一致しています。でも，円い陰影ではなくて乳頭から遠ざかる長い索状影もあるので，癌とは考えにくく，乳腺組織の一部が濃く見えているだけと解釈してしまいます。

癌があるとわかってからの後講釈では何とでもいえますが，この癌をマンモグラフィー画像だけで的確に指摘できる人は多くないと思います。

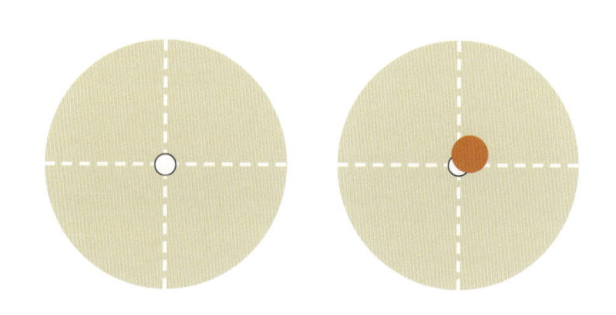

●—マンモカテゴリー分類：1

乳頭の
シャドー

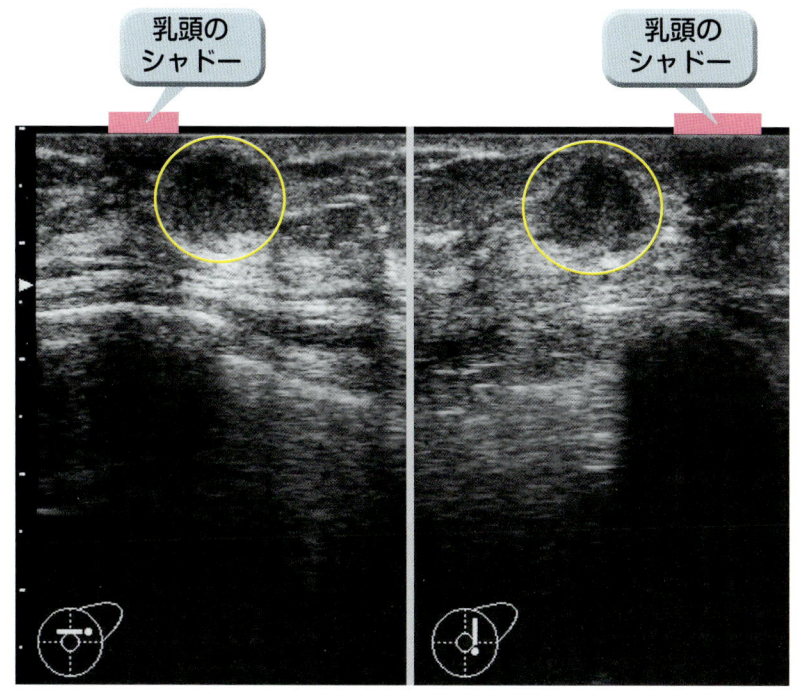

乳頭の
シャドー

腫瘍サイズ：9左右× 10 上下× 7 厚み (mm)

円で囲んだ皮膚直下の浅い部分に，最大径が 10 mm の円形の腫瘤が見えます。腫瘤が小さいので辺縁の凹凸不整はわかりにくいですが，線維腺腫でないのは明らかです。乳頭が作るシャドーが画面の一部に見えています。

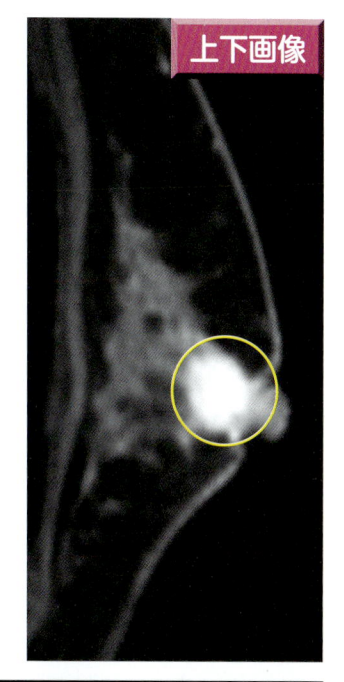

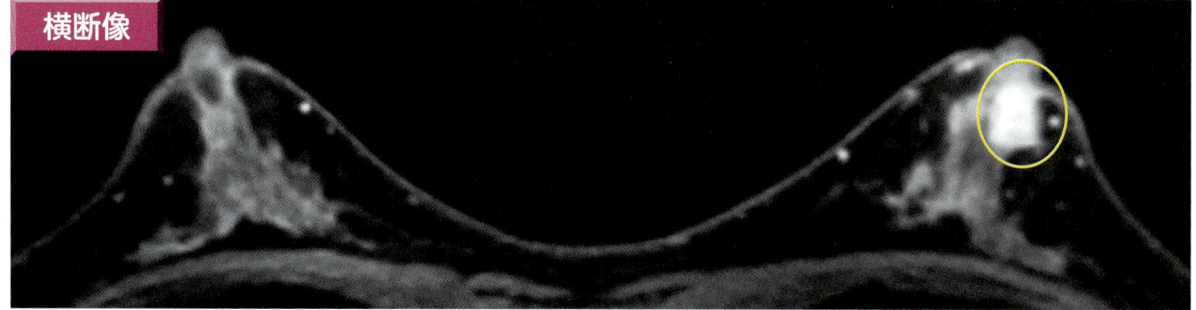

上下画像

横断像

確認のために MR 検査を依頼しました。癌は造影剤を取り込んで高信号に見えています。癌の位置は左乳頭の直下で，マンモグラフィー画像や超音波画像とよく一致しています。

MR 検査は腹臥位（うつ伏せ）で乳房が自然に垂れた状態で検査するので乳房が大きく見えます。超音波画像では癌の後方に胸壁が迫って見えますが，MR 画像では癌と胸壁とは十分に距離が保たれていることがわかります。

炎症性乳癌　　浸潤性乳管癌（硬癌）　　62歳　右CD領域

炎症性乳癌というのは臨床診断名であって，乳腺腫瘍の組織学的分類で取り上げられる疾患名ではありません。ほとんどの場合は硬癌があって炎症を伴っているものをいいます。皮膚面には発赤があり，皮膚は肥厚し，皮下組織には浮腫がみられます。炎症ですから痛みを伴います。化学療法で炎症が落ち着いてから手術します。

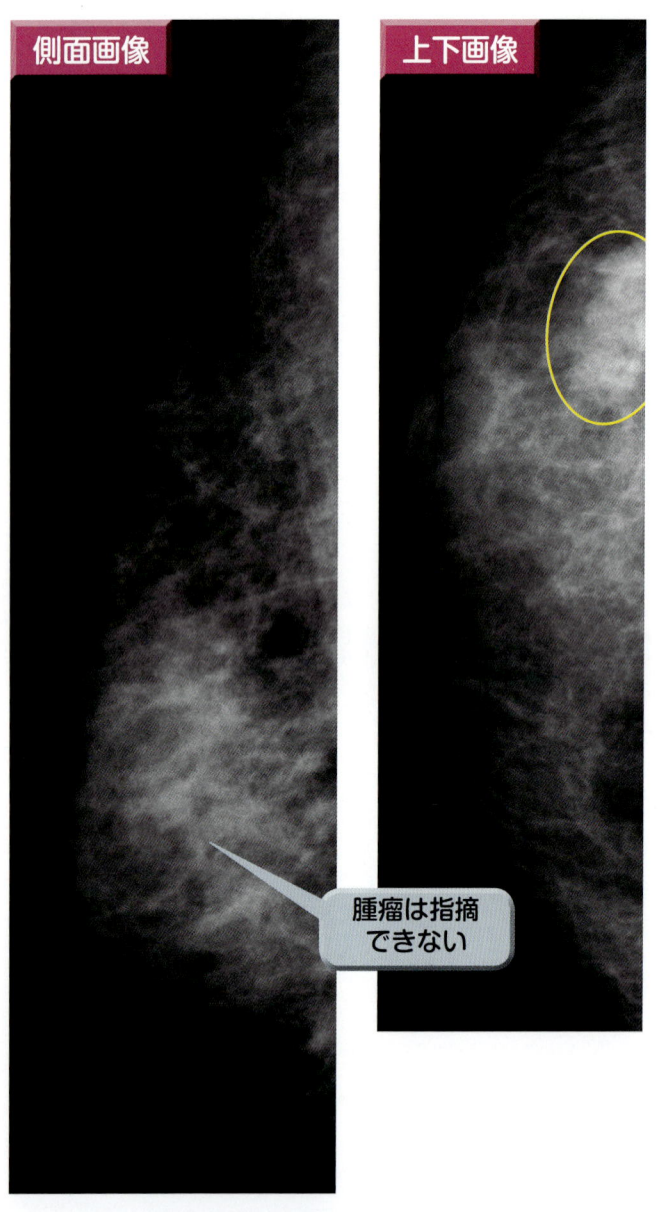

側面画像

上下画像

腫瘤は指摘できない

上下画像では黄色い楕円の中に高濃度領域があり気になります。ではこの部分は，側面画像ではどこに写っているのでしょうか。側面画像では乳頭直下が広範に高濃度になっており，上下画像の高濃度領域に相当する所見はわかりません。このマンモグラフィー画像を読影した医師も迷ったのでしょう。マンモグラフィーのカテゴリー分類は3と判定されていますが，病変部位は記載していません。

●マンモカテゴリー分類：3

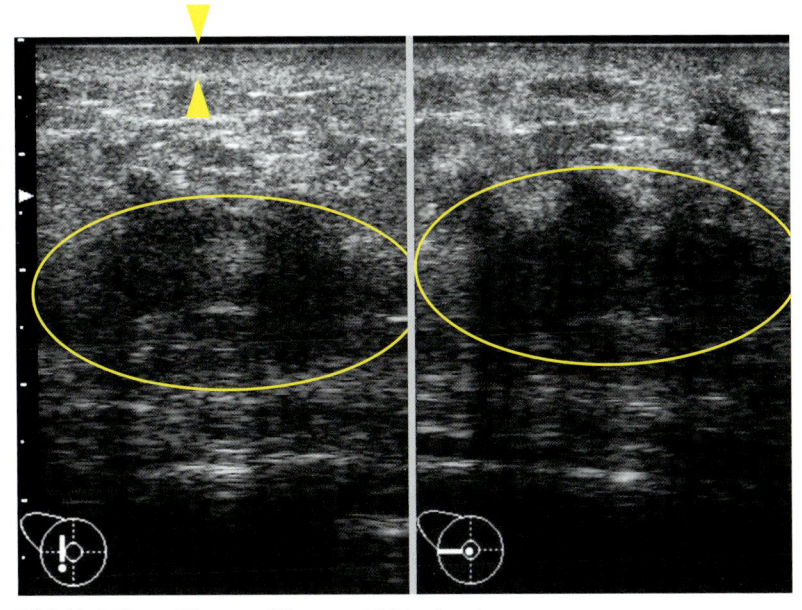

CD領域の深部に低エコーの腫瘤があります
が，輪郭が不明瞭で腫瘤のサイズが計測でき
ません。ところどころでシャドーをひいてい
ます。
炎症性乳癌では皮膚が厚くなると書かれた本
がありますが，この症例では指摘できません。
黄色い矢頭で示した範囲が皮膚です。下に5
年前に検査した左乳房の画像を示していま
す。皮膚の厚みは今回と同じです。

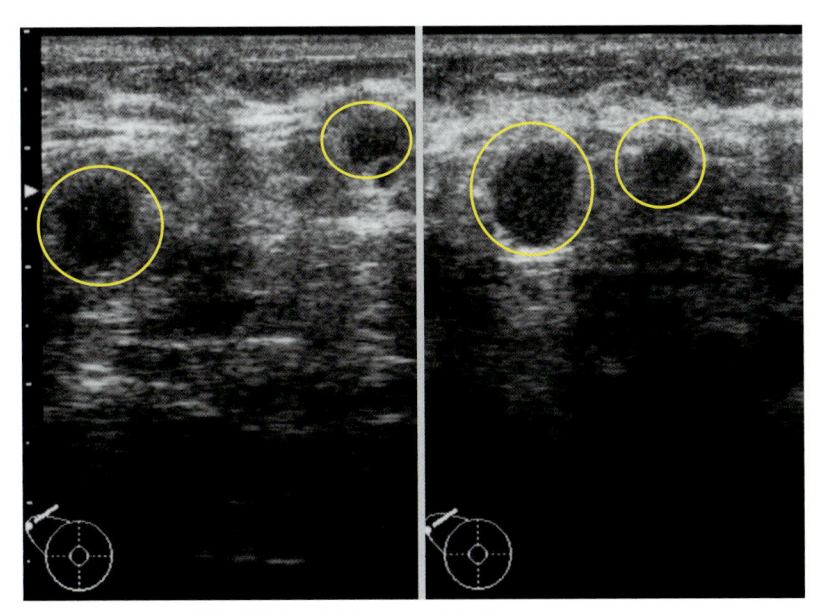

腫瘍サイズ：約 20 左右 × 25 上下 × 15 厚み (mm)

右腋窩のリンパ節が数個腫大していました。

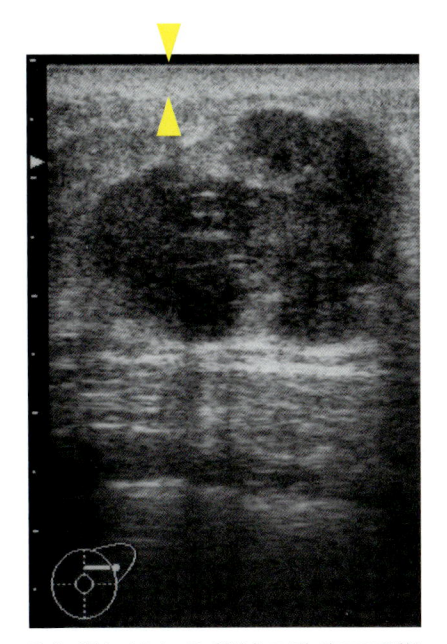

5年前には左C領域の乳癌で手術
を受けています。浸潤性乳管癌で
した。

MR検査は線維腺腫疑い　浸潤性乳管癌（硬癌）　69歳　左D領域

乳癌の可能性が高い症例はMR検査を他院に依頼しています。この症例も「左乳癌疑い」として検査を依頼しました。造影剤を用いたダイナミック検査で「早期から濃染し，遅延層でも強い増強がみられます。線維腺腫を第一に疑います。癌の可能性も否定はできません」とのレポートを受け取りました。MR検査が格段に正確と考えている人もいるようですが，多くある検査法の1つにすぎません。

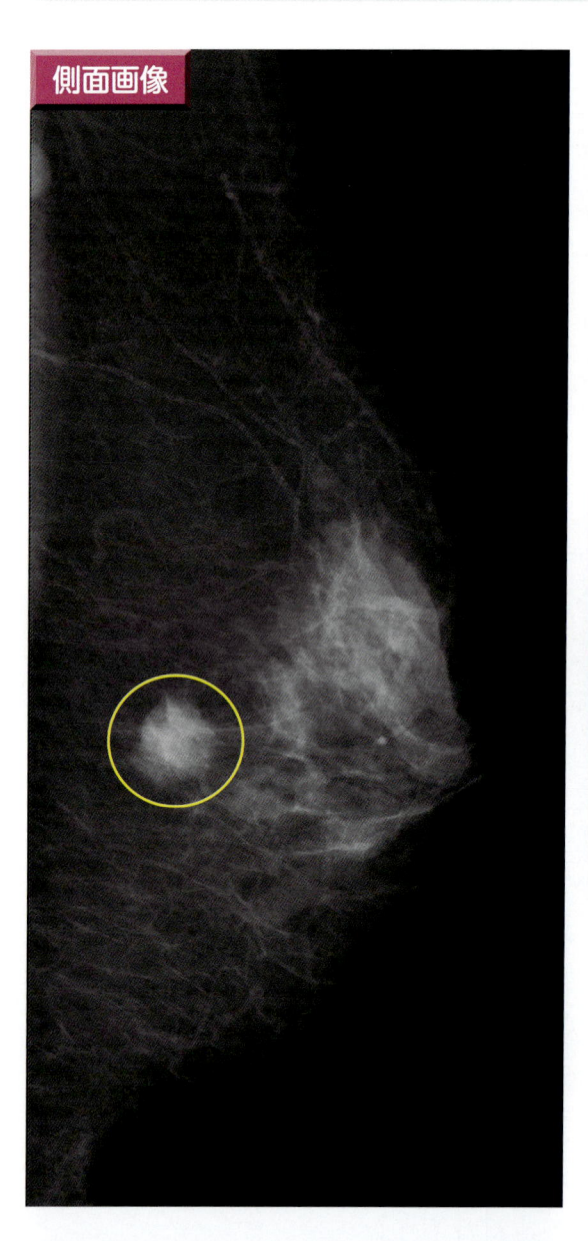

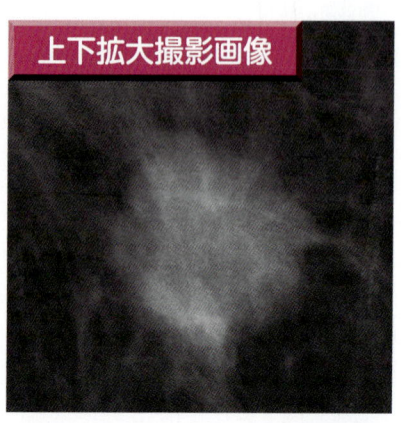

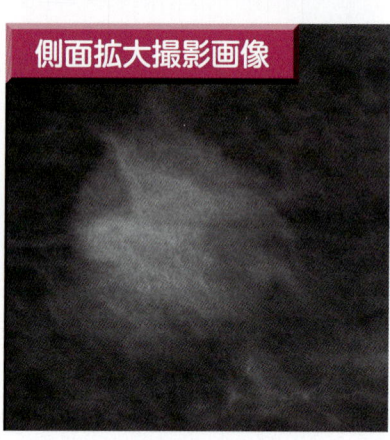

側面画像

上下拡大撮影画像

側面拡大撮影画像

69歳なので乳腺組織が退縮して脂肪組織が発達しています。上下拡大撮影画像では，脂肪を背景にして辺縁が凹凸不整な腫瘤が明瞭に描出されています。いわゆるスピキュラを伴った腫瘤です。微細石灰化は指摘できません。マンモカテゴリー分類は，4と5をまたいで○がつけてありました。石灰化がないので，5だけに○をつけるのがためらわれたのでしょうか。
側面画像では腫瘤は乳頭と同じ高さ（CD領域）に写っています（黄色い円）。実際は超音波検査でわかるようにD領域です。マンモグラフィーの側面画像は20〜30度斜めに撮るのでズレが生じます（33ページ参照）。

●―マンモカテゴリー分類：4〜5　腫瘤

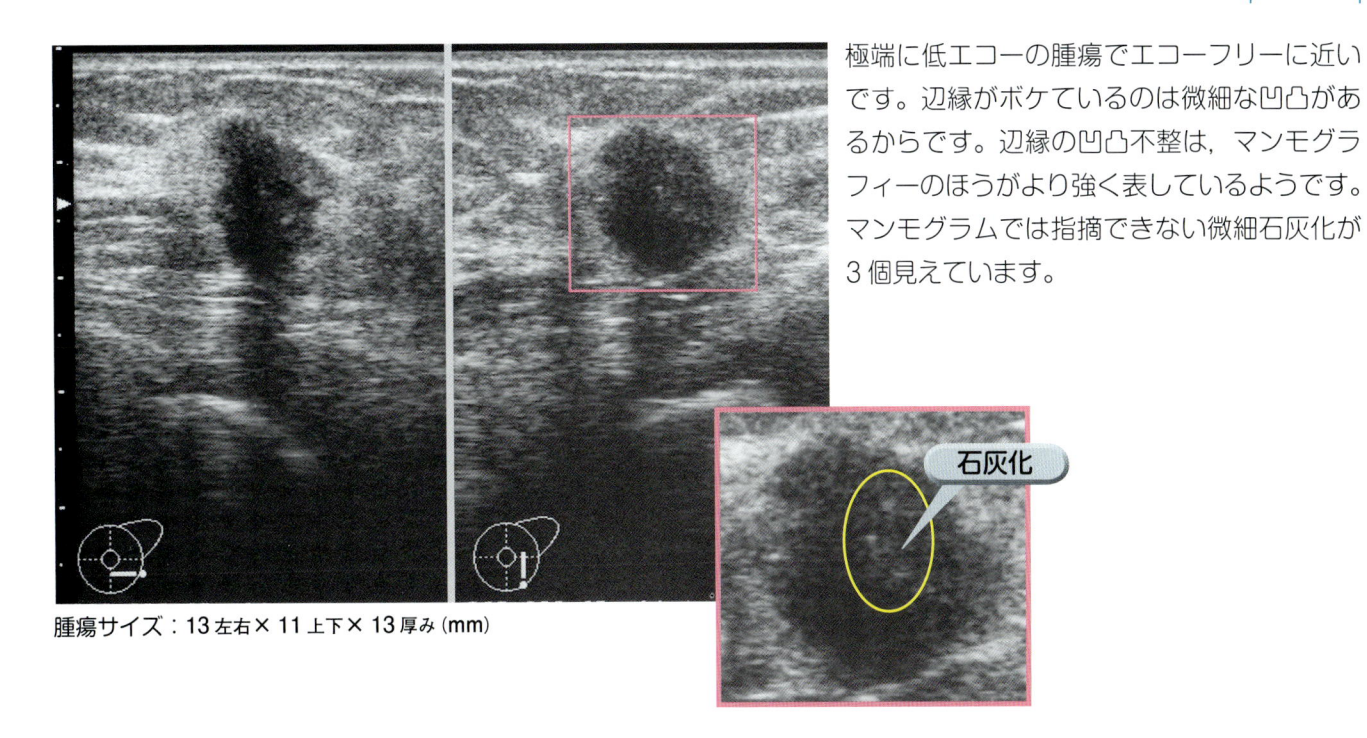

極端に低エコーの腫瘍でエコーフリーに近いです。辺縁がボケているのは微細な凹凸があるからです。辺縁の凹凸不整は，マンモグラフィーのほうがより強く表しているようです。マンモグラムでは指摘できない微細石灰化が3個見えています。

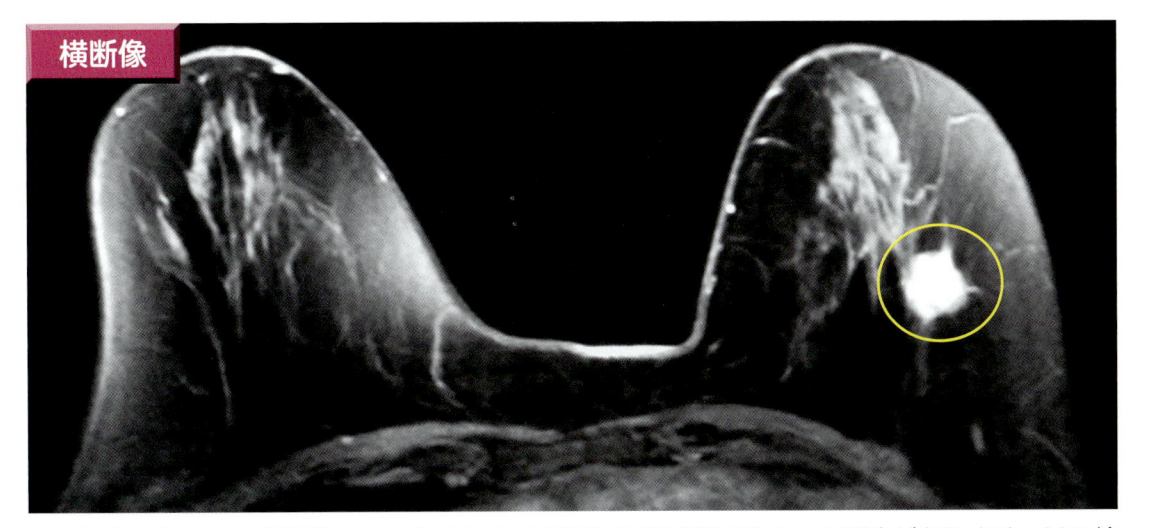

腫瘍サイズ：13左右×11上下×13厚み (mm)

石灰化

横断像

MR検査で得られた横断像です。左乳房の外側寄りに造影剤で染まった腫瘤があります。MR検査は造影剤 (Gd-DTPA) を投与して，腫瘤への集積がピークに達するまでの時間や腫瘤にとどまっている時間などの動態をみて，良悪性の判断をします。この症例では造影剤が長い時間とどまったので，線維腺腫を第一に疑ったとのことです。

乳癌と線維腺腫が併発　　浸潤性乳管癌（不明）　58歳　右C領域

癌が多発するのは稀なので，似たような腫瘍が数個あると通常は良性と考えます。ところで複数の充実性腫瘍があっても明らかに形態が異なれば，癌と良性腫瘍とが併発している可能性があります。
この症例の乳癌はサブタイプは不明で，硬癌・充実腺管癌・乳頭腺管癌の成分が混在しているそうです。浸潤性小葉癌も完全には否定できないとのことです。

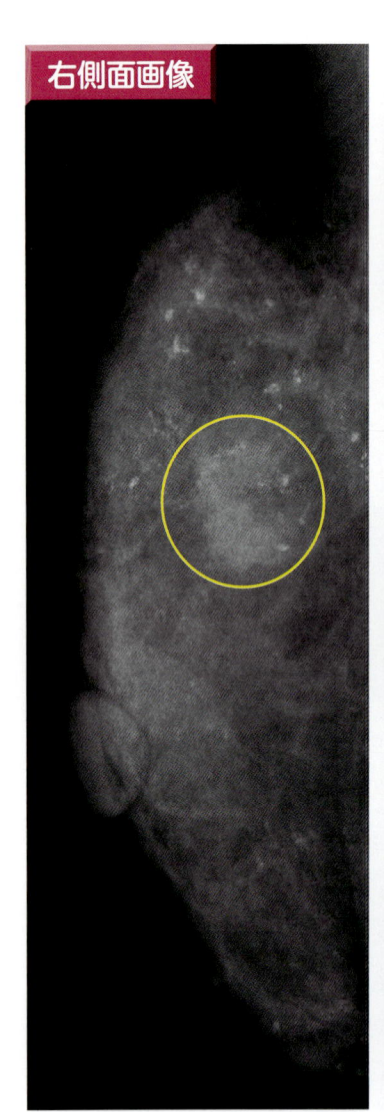

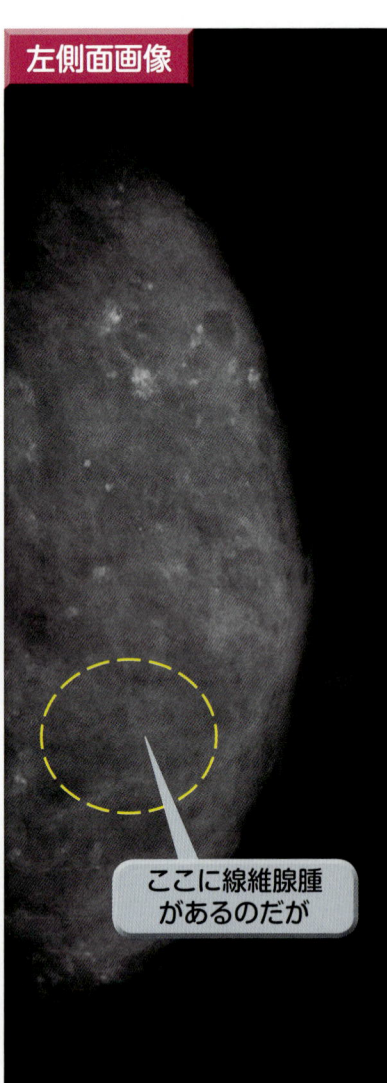

右側面画像

左側面画像

ここに線維腺腫があるのだが

右側面画像では黄色い円で囲んだ部分に周囲より少しだけ濃度が高い（白い）部分があります。この患者さんは58歳にしては乳腺組織の退縮が少ないほうです。そのために乳癌が覆い隠されそうになっています。

頭側に少し片よってはいますが，1〜2mmの石灰化が散在しています。これは癌とは関係がない石灰化です。石灰化は左側面画像にも多くあります。

乳腺エコーを見ると腫瘍内に微細な石灰化が散在していますが，このマンモグラムでは腫瘍の外に散在している石灰化と区別できません。マンモグラムを読影した医師も，腫瘍内の石灰化は指摘していません。

左乳房には線維腺腫があるのですが，このマンモグラムでは指摘できません。

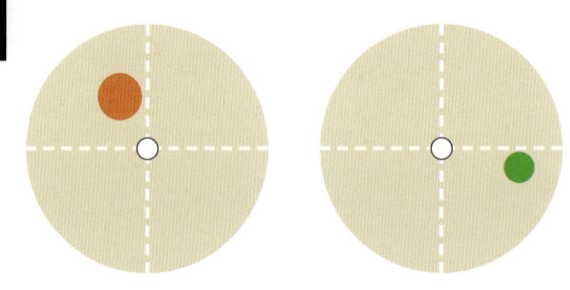

―マンモカテゴリー分類：右 3〜4 腫瘤，左 1

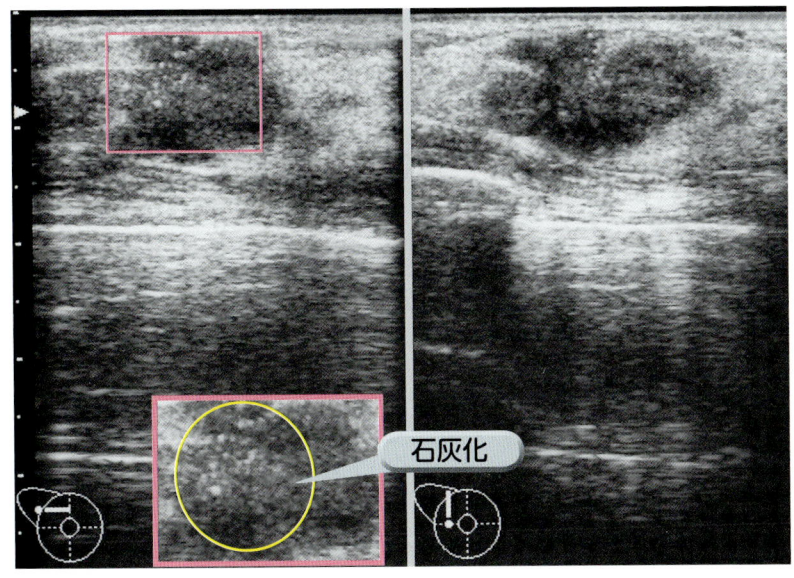

腫瘍の形状は不整形です。右の縦断像はトランプのスペードを逆さにしたような形です。内部エコーは低く周囲から明瞭に区別されます。

腫瘍の後方にシャドーはなく，むしろ後方エコーは軽く増強しています。

内部には微細な石灰化が散在しています。左の横断像の腫瘍の一部を拡大して下に示しています。

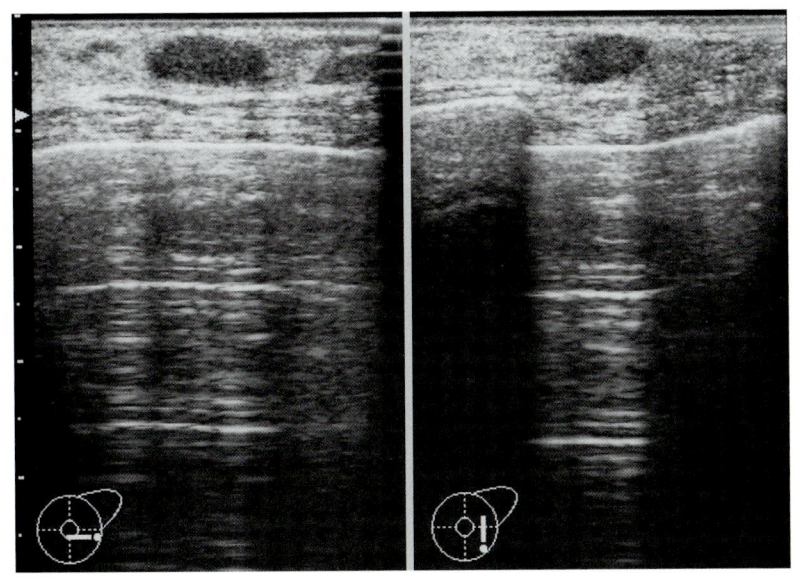

石灰化

腫瘍サイズ：14 左右 × 19 上下 × 10 厚み（mm）

左乳房のD領域にある線維腺腫です。形は皮膚に平行な楕円形で辺縁は平滑です。内部エコーは均一です。微細石灰化はありません。上の癌とは全く形状が異なります。癌と線維腺腫とは形態にかなりの差があります。

腫瘍の大きさが7～8mmと小さく，円い形状をしている時は良悪性を決めがたく，経過観察を勧めますが，10mm以上の腫瘍は，超音波検査で高い確率で良悪性の判断ができると思います。

腫瘍サイズ：11 左右 × 7 上下 × 4 厚み（mm）

壊死を伴う乳癌　　浸潤性乳管癌（乳頭腺管癌）　63歳　右C領域

腹部腫瘍では腫瘍が大きくなると中心部が壊死に陥って，その部分が囊胞のようにエコーフリーになるものが多くあります。甲状腺の濾胞腺腫は囊胞変性を起こしやすい腫瘍です。
乳癌では壊死を起こした腫瘍はほとんど見かけませんが，この例は2〜5mmの壊死が散在しています。

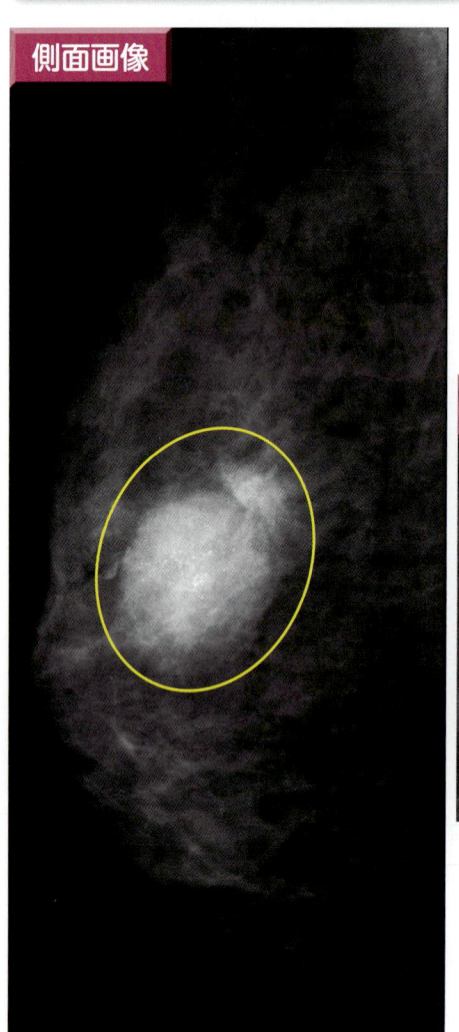

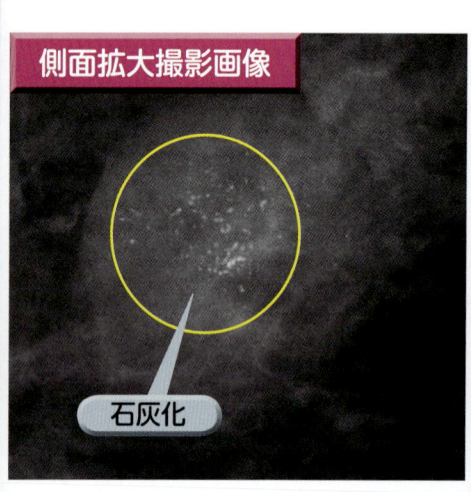

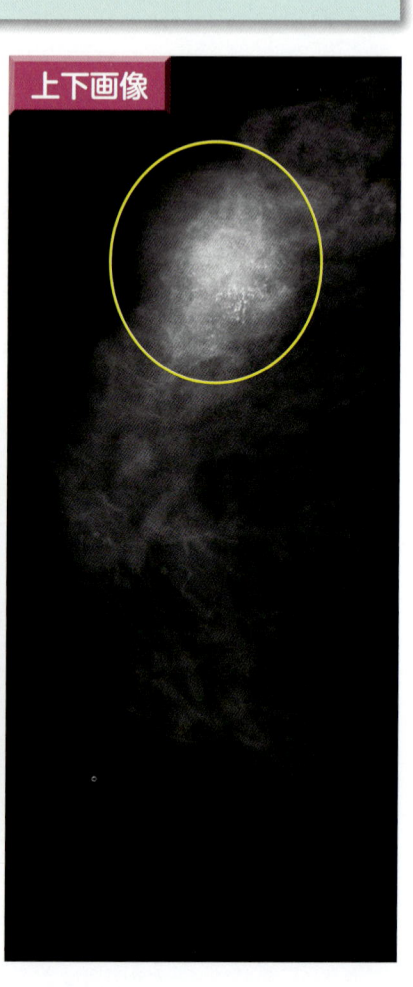

側面画像

側面拡大撮影画像

石灰化

上下画像

高濃度の腫瘤なので病変の存在は明瞭です。辺縁は一部に不整な部分があるので癌を疑います。微細石灰化の存在が癌を決定づけています。
側面拡大撮影画像ではコントラストが弱くなって腫瘤の濃度が下がり，石灰化の存在が明瞭になっています。

●―マンモカテゴリー分類：5　腫瘤，石灰化

辺縁は比較的平滑な腫瘍です。辺縁の状態だけをみると線維腺腫と紛らわしい症例ですが、内部に微細な石灰化が散在しているので線維腺腫ではないとわかります。
内部に小さな囊胞成分が散在しています。乳癌内部の壊死と考えます。
57ページの「乳頭腺管癌」のエコー所見とかなり類似しています。

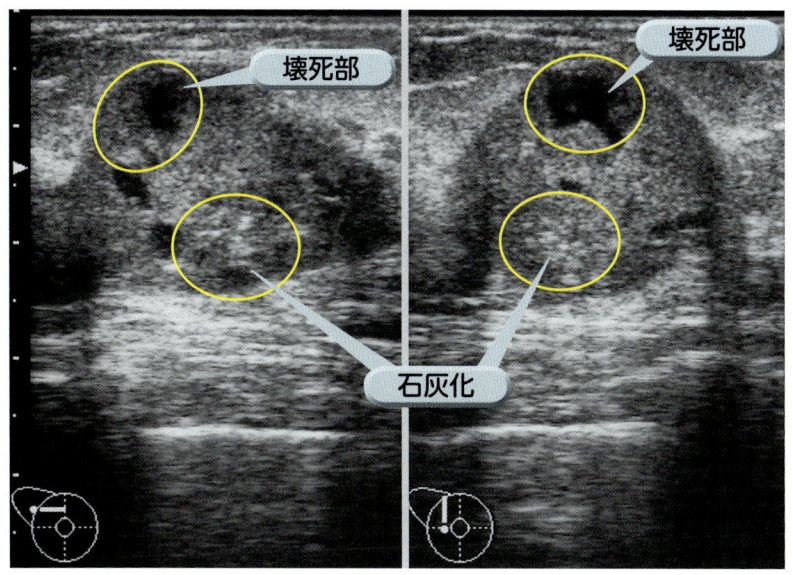

腫瘍サイズ：25 左右 × 24 上下 × 20 厚み（mm）

MEMO　マンモの拡大撮影について

この本ではマンモグラフィー画像で「側面拡大撮影画像」というのが出てきます。ここで用いている装置では、通常の撮影方法のほかにフィルム（厳密にはイメージングプレートですが）を乳房から離して置き、同時にX線管球は通常よりも乳房に近づけて撮影することで、通常よりも1.5倍拡大した画像を撮ることができます。

単にフイルムを離して撮影すると乳房は大きく見えても画像はボケるので、管球の焦点は通常より小さなものを使います。

乳房全体を拡大するのは無理なので、通常撮影で病変が写った時に、そこをより詳しく見たい時とか、あらかじめ病変の存在部位がわかっている時に、その場所を狙って撮影する時などに使います。63ページにも説明しているので参照して下さい。拡大撮影をすると解像度はあがりますが、コントラストは低下します。

また、この本では「側面拡大撮影画像」のほかに「側面画像の拡大」というのがありますが（次ページ参照）、これはマンモグラフィー画像を見やすいように、単に写真的に大きく伸ばしているだけです。ですから、見かけのサイズが大きいだけで情報的には全く同じ画像です。

超音波画像でも、石灰化の部分だけを写真的に伸ばして添付している症例があります。

不均一な乳癌（1）　浸潤性乳管癌（乳頭腺管癌）　62歳　右C領域

乳癌の内部エコーは少し不均一なのが普通です。均一な腫瘍だと線維腺腫を考えます。ここに紹介するのはエコー上で不均一の程度が強い症例です。腫瘍の内部には4mm前後の円い低エコーが数個あります。マンモグラフィーでは微細石灰化が写っていますが，乳腺エコーでは微細石灰化を指摘できませんでした。内部エコーが強弱入り乱れているので，石灰化の強エコーに気づきませんでした。

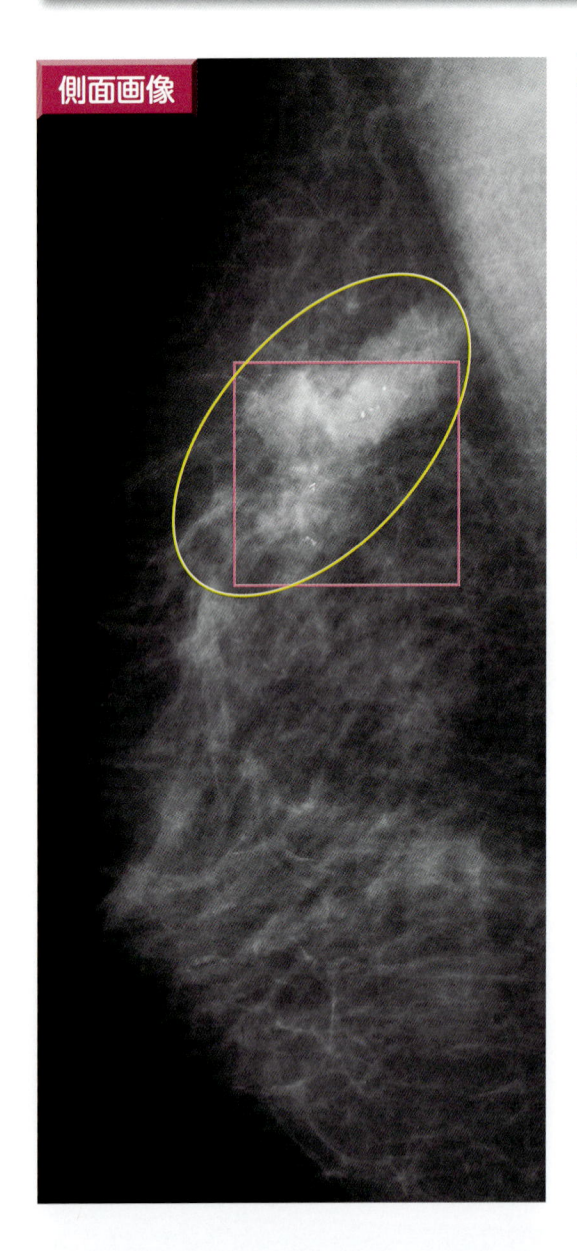

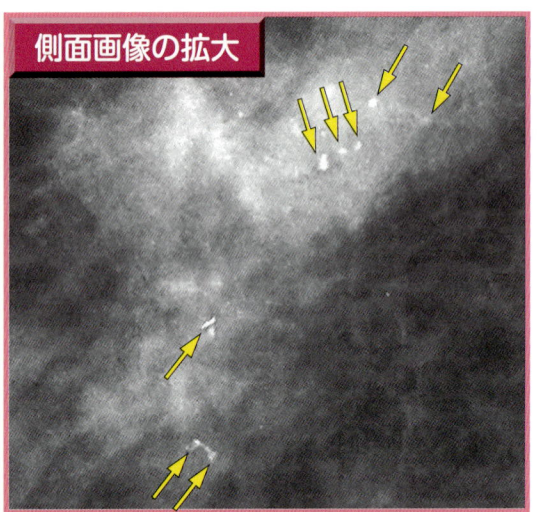

側面画像

側面画像の拡大

腫瘤は側面画像で見ると円形ではなくて，「く」の字型をしています。
上に側面画像の拡大を示しますが，石灰化が明瞭です。
次のページに切除標本の軟線撮影像を示しています。これと比較すると，石灰化はマンモグラフィー画像にかなり正確に描出されていることがわかります。

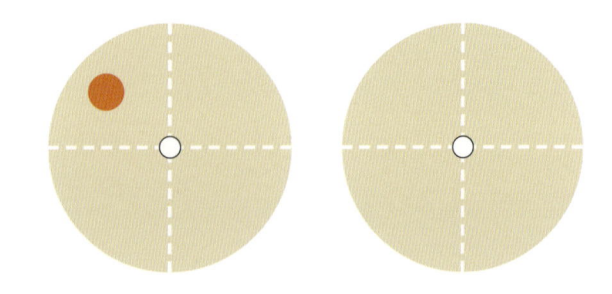

●―マンモカテゴリー分類：4　腫瘤，石灰化

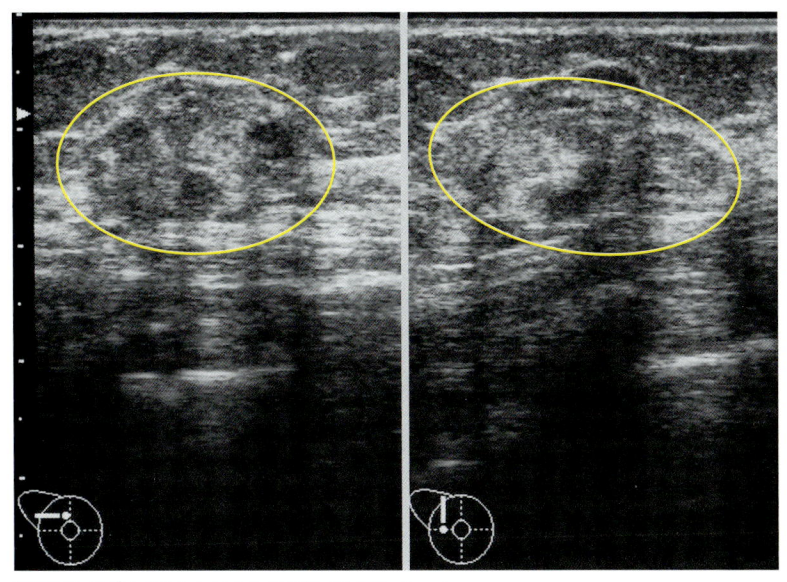

腫瘍のエコーレベルがあまり低くなくて，高エコーの部分と円形の低エコーの部分が混在しています。乳腺組織の中に小さな脂肪組織が混在しているだけとも受け取れます。病理学的には乳頭腺管癌でした。

文献には乳頭腺管癌は乳腺症と紛らわしいと書かれたものがあるので，この見え方は乳頭腺管癌の特徴のようです。

マンモグラフィーでは微細石灰化が描出されていますが，乳腺エコーの最中には気づきませんでした。

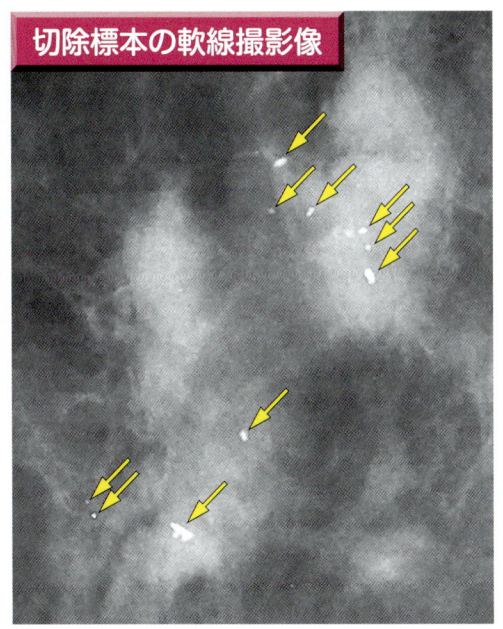

腫瘍サイズ：17 左右 × 16 上下 × 13 厚み (mm)

切除標本の軟線撮影像

切除標本をマンモグラフィーの装置で撮影したものです。

腫瘍内に微細な石灰化が散在しています。粒の大きさは大小さまざまです。

不均一な乳癌 (2) 　浸潤性乳管癌（硬癌） 　67歳　右A領域

超音波画像は内部エコーに高低があり，通常の浸潤性乳管癌（硬癌）とはパターンが異なります。前ページの症例の浸潤性乳管癌（乳頭腺管癌）に類似しています。硬癌は内部エコーが極端に低いものが多いのですが，なかにはこのようなタイプもあるようです。マンモグラフィー画像では高濃度領域があることは言えても，硬癌がどうかは言及できないと思います。

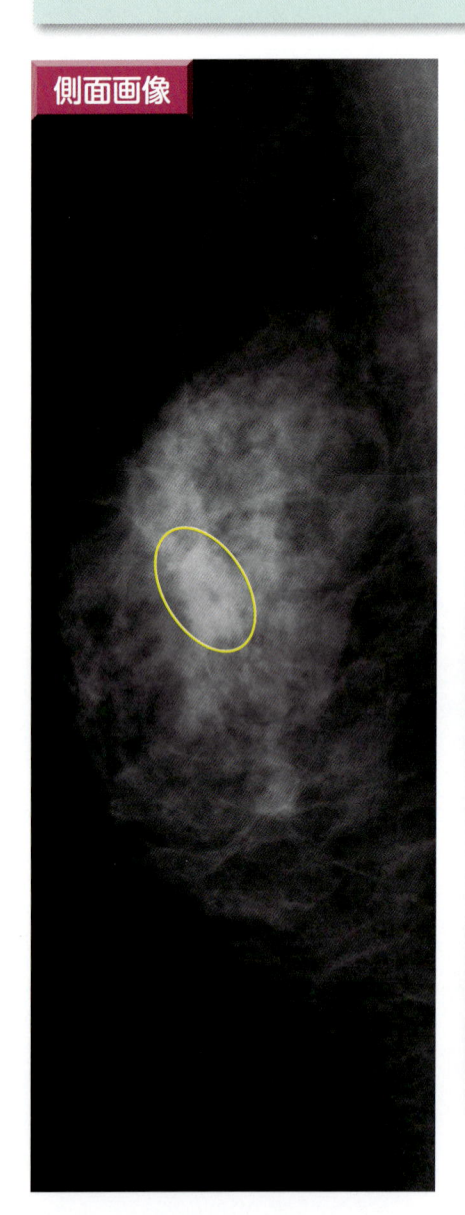

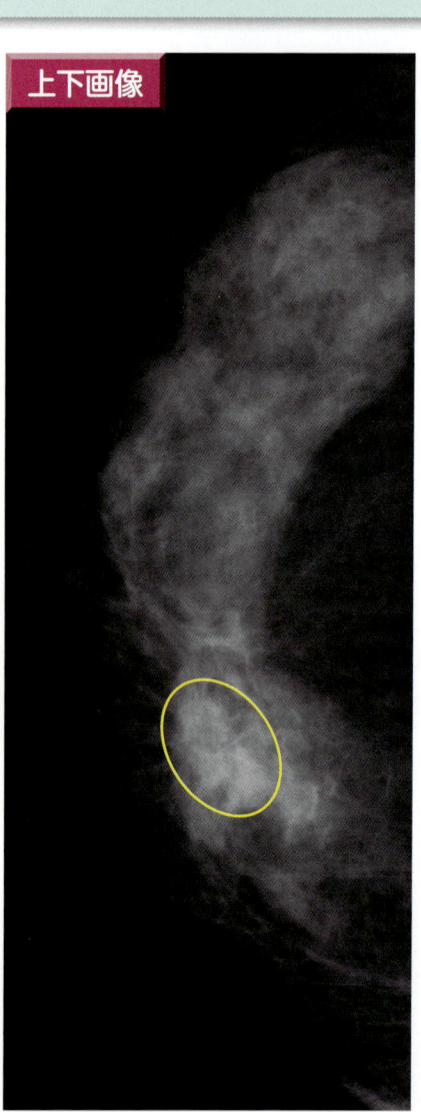

側面画像

上下画像

67歳にもかかわらず乳腺組織は広い範囲に濃く存在しています。
腫瘤は高濃度の中に低濃度の部分が混在しています。
腫瘤内が不均一に見えるのはエコーでも同様ですが，マンモグラフィーの場合は腫瘤の内部が不均一というよりも，前後に重なっている乳腺組織の模様が投影されている可能性があります。
微細石灰化はありません。

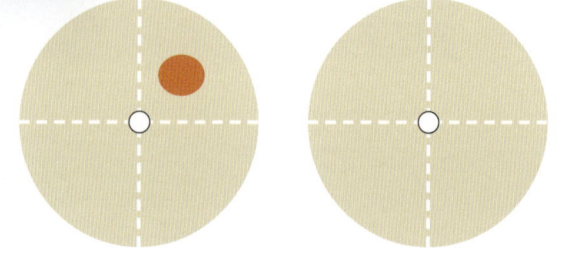

●—マンモカテゴリー分類：4　腫瘤

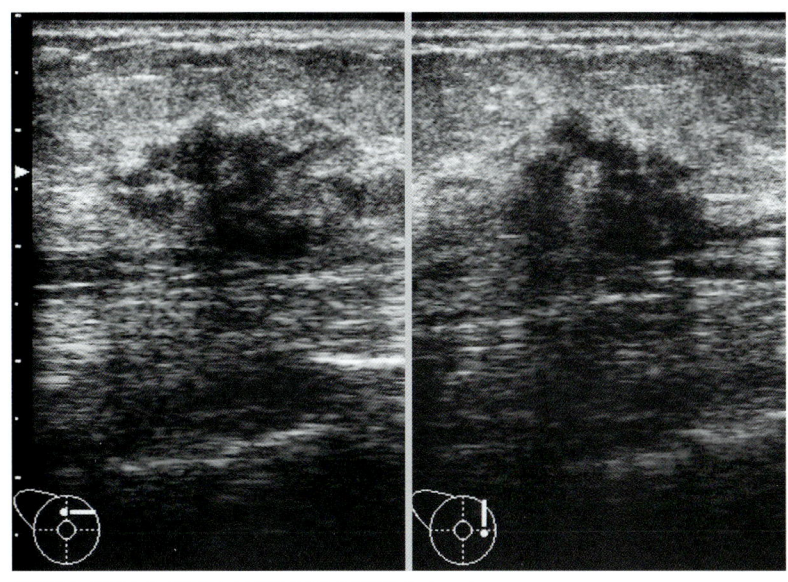

不思議な形をしています。内部に高エコーの部分が混在しているので，全体が1つの腫瘤なのか確信がもてません。いくつかの小腫瘤の集簇像のようにも見えます。ただ，エコーレベルがかなり低いので，乳腺内に混入した脂肪ではないのは確かです。
94ページに紹介した乳頭腺管癌に少し似ていますが，こちらは硬癌です。右の縦断像では一部に後方エコーの減弱がみられます。

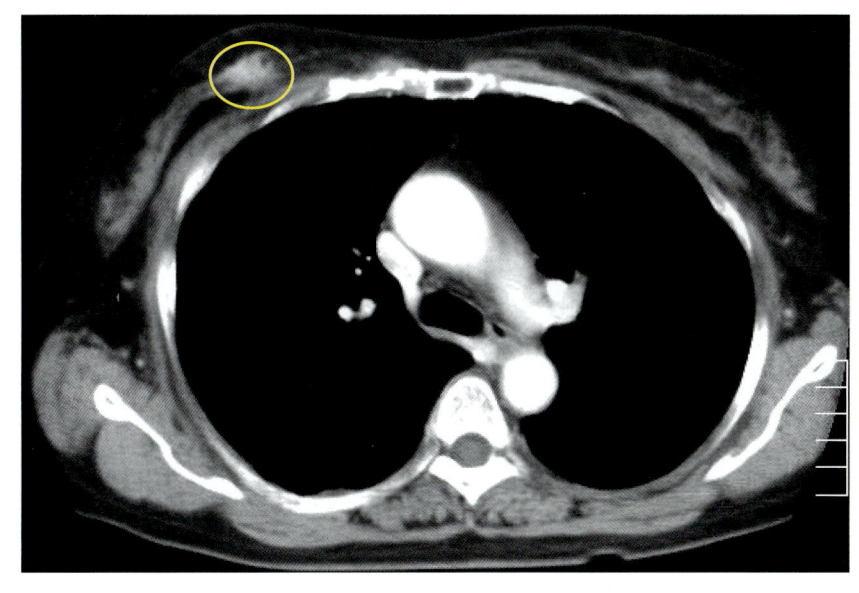

腫瘍サイズ：約 37 左右 × 38 上下 × 12 厚み（mm）

造影 CT です。右乳房の内側寄りに造影剤で増強される腫瘤があります。乳頭より 3cm 頭側の画像です。

浸潤癌の特殊型（1） 粘液癌　　52歳　左E領域

左乳房の乳頭直下（E領域）に発生した粘液癌です。超音波検査ではE領域に腫瘤があると、乳頭で生じるシャドーが腫瘤に重なるので、腫瘤の一部が観察しづらくなります。
マンモグラフィーでは2個の腫瘤を指摘しています。実際の癌は1個です。また、癌は超音波検査では乳頭直下にありますが、マンモグラフィーでは乳頭から少し離れて見えます。はたしてマンモグラフィーで指摘している腫瘤は癌なのでしょうか？

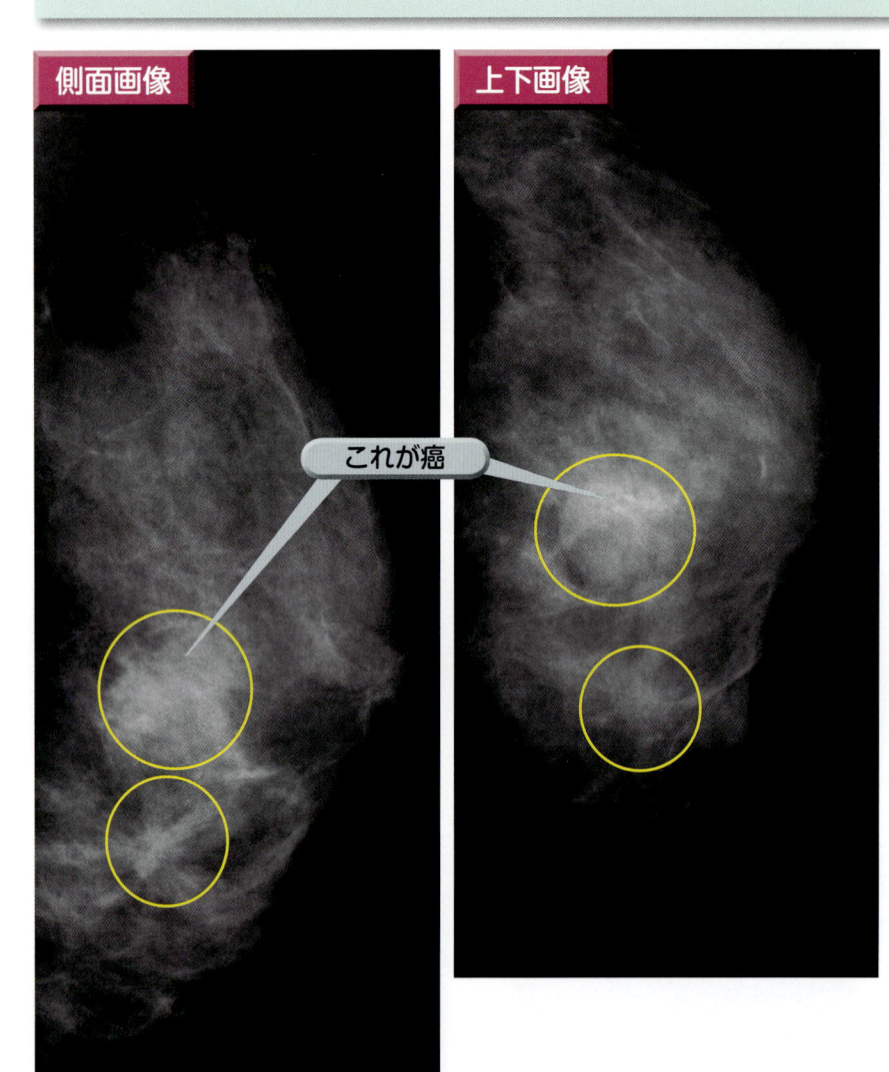

側面画像　　上下画像

これが癌

マンモグラフィーを読影した医師は、黄色の円で示すように大小2個の腫瘤を指摘しています。小さな腫瘤には「スピキュラがある」と記載しているので2個とも癌と診断したようですが、実際は1個です。
超音波画像やMR画像で癌は乳頭直下（E領域）にあるので、マンモグラフィーで見えている大小2個の腫瘤のうち、大きいほうが癌ということになります。微細石灰化はありません。
側面画像と上下画像に小さい円で示している腫瘤（？）は同一のものを示しているのか疑問です。おそらく、小さい円で示しているものは正常構造であって、腫瘤性病変ではないと思います。そして、別々のものでしょう。

●─マンモカテゴリー分類：5 腫瘤

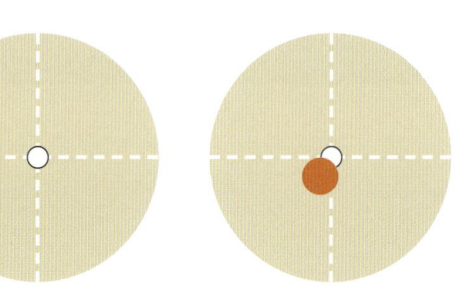

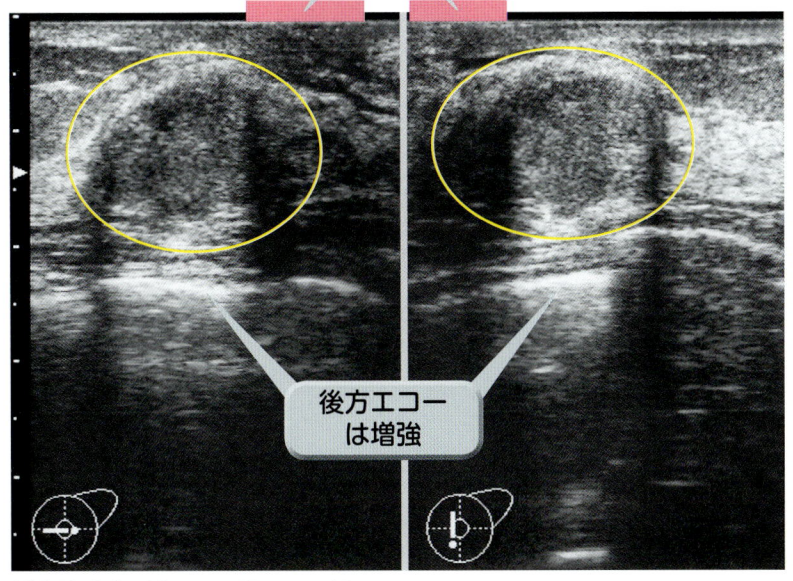

腫瘍が乳頭のすぐ下にあるので、腫瘍の一部は乳頭が作るシャドーに覆われています。

粘液癌は癌細胞が産生した粘液が集まって粘液湖を作ります。粘液だけが貯まるのなら嚢胞と同じで内部は無エコーになりますが、粘液湖に無数の隔壁があるので不均一な低エコーに見えます。超音波の減衰は少ないので後方エコーは増強します。

この画像を見ると、癌は乳頭に近接しているうえに背側の胸筋にも接しているので、手術する時に乳頭や胸筋から分離して切除できるだろうかと心配しますが、下のMR画像を見ると、乳頭とは離れています。

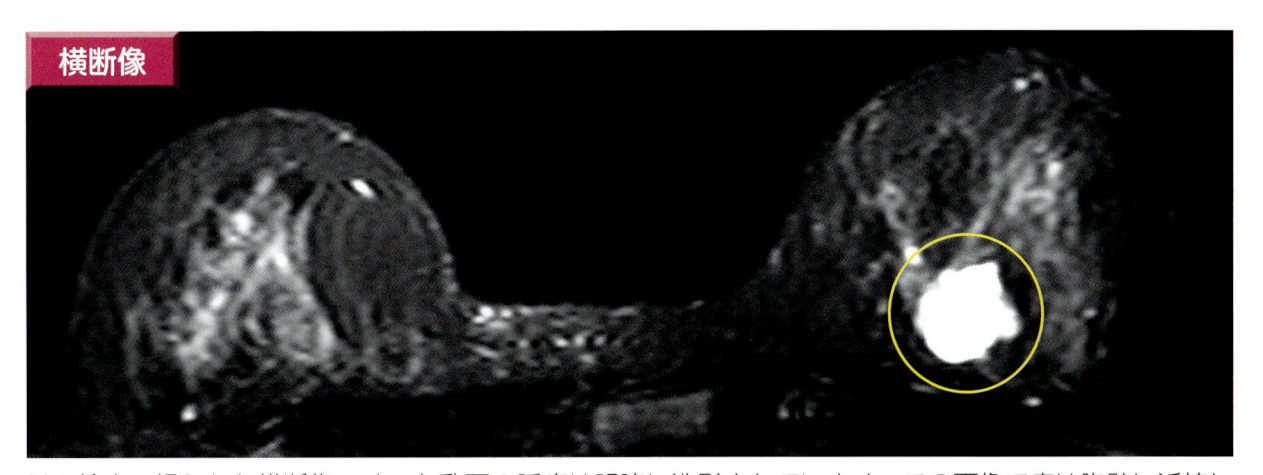

腫瘍サイズ：20 左右 × 17 上下 × 12 厚み（mm）

MR検査で撮られた横断像です。左乳房の腫瘤は明瞭に造影されています。この画像で癌は胸壁に近接していますが、乳頭とは十分に離れていることがわかります。マンモグラムと同じ位置関係です。

MR検査は腹臥位で乳房がぶら下がった状態で検査するので、乳房は最も大きく描出されます。マンモグラフィーは立位で撮影しています。超音波検査は仰臥位で検査し、さらにプローブで上から軽く押すので乳房は最も小さく見えます。そのためにこの症例では癌は乳頭に近接しているように見えるのです。

浸潤癌の特殊型 (2)　アポクリン癌　　69歳　左C領域

浸潤癌の特殊型の1つにアポクリン癌があります。ここに示す症例はそのアポクリン癌です。古い症例なのでマンモグラフィー画像は見つかりませんでした。

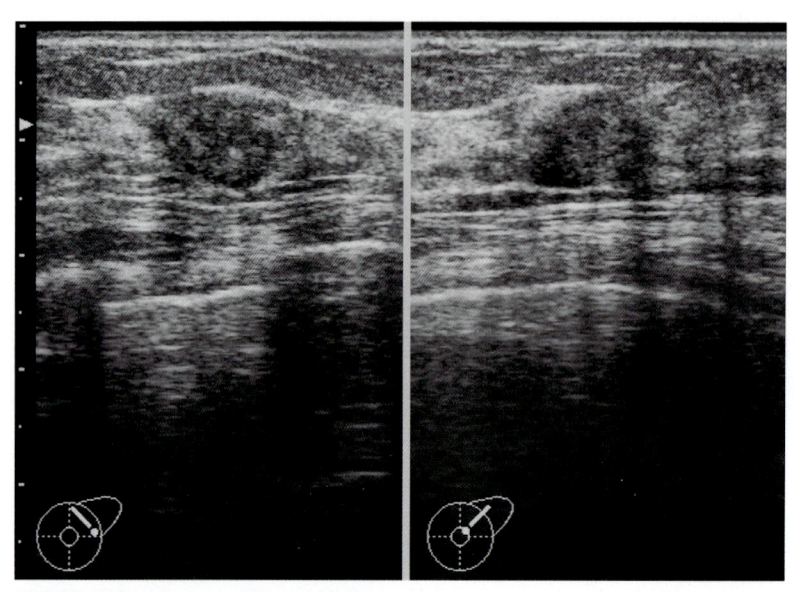

腫瘤サイズ：12左右×12上下×8厚み (mm)

腫瘤のエコーレベルがあまり低くないので，検査中は脂肪組織を見ているのかと迷いそうな症例です。辺縁の一部が凹凸不整ですし，前方に見えている脂肪組織の内部エコーと比べると，内部が不均一で低エコーの部分が混在しています。後方エコーは不変です。
レポートには内部に微細石灰化を認めたと書いています。
アポクリン癌はこの1例しか経験していませんので，これがアポクリン癌の特徴なのかはわかりません。

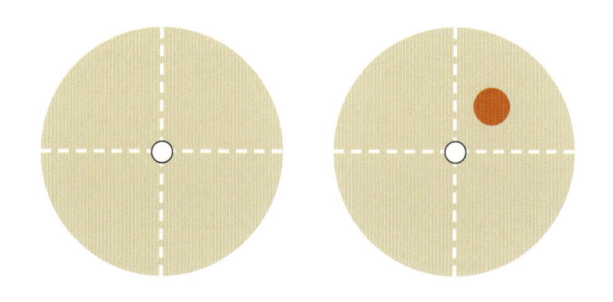

乳癌の胸壁への転移　浸潤性乳管癌（硬癌）　72歳　左胸壁

1年9か月前に左乳房に浸潤性乳管癌ができて乳房切除術を受けています。今回，左前胸部に腫瘍ができました。胸壁への転移です。この腫瘍の組織型は浸潤性乳管癌の転移と合致する所見でした。

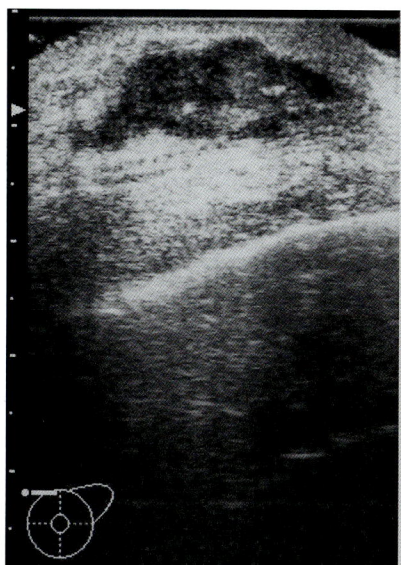

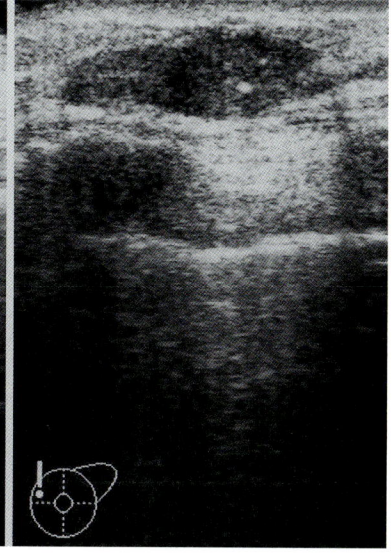

左乳房は乳房切除術を受けています。
左前胸壁にある転移癌です。小さな腫瘍が乳房内にあると，周囲にある豊富な乳腺組織や脂肪組織に埋没するので皮膚を持ち上げることはありませんが，この腫瘍は乳房から離れたところにあるので皮膚は盛り上がっています。
プローブで押しつけても腫瘍の周囲には隙間ができるので，超音波ゼリーを多く使って隙間を埋めて検査しました。
辺縁が不整な低エコーの腫瘍の中に，微細な石灰化が散在していました。

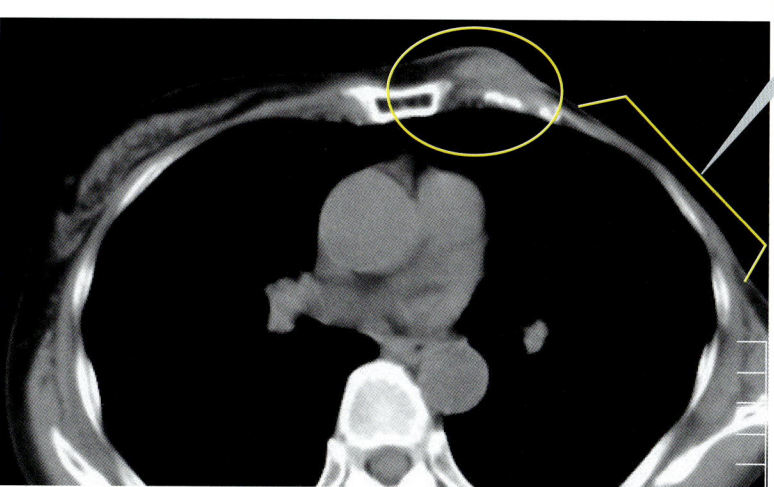

腫瘍サイズ：22左右×23上下×8厚み（mm）

手術で切除後

CT像では胸骨の近くの左前胸壁に腫瘍があり，皮膚が盛り上がっています。左乳房は前回の手術で切除されています。

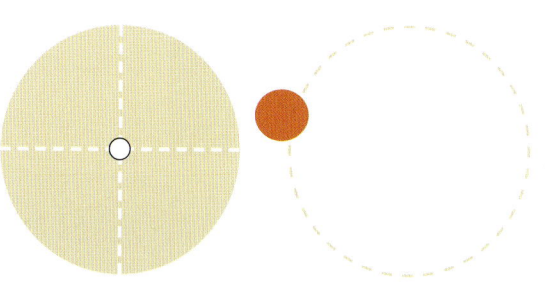

腫瘤像がない乳癌　非浸潤性乳管癌　45歳　左E領域

非浸潤性乳管癌は，乳管から発生した癌が周囲の間質に浸潤しないで乳管壁にとどまっている状態をいいます。英語でDCIS(ductal carcinoma in situ)といいます。つまり，「しこり」を形成していないので画像診断は困難です。唯一頼りになるのは微細石灰化です。マンモグラフィーは石灰化に強いので診断可能ですが，超音波では苦手とする疾患です。

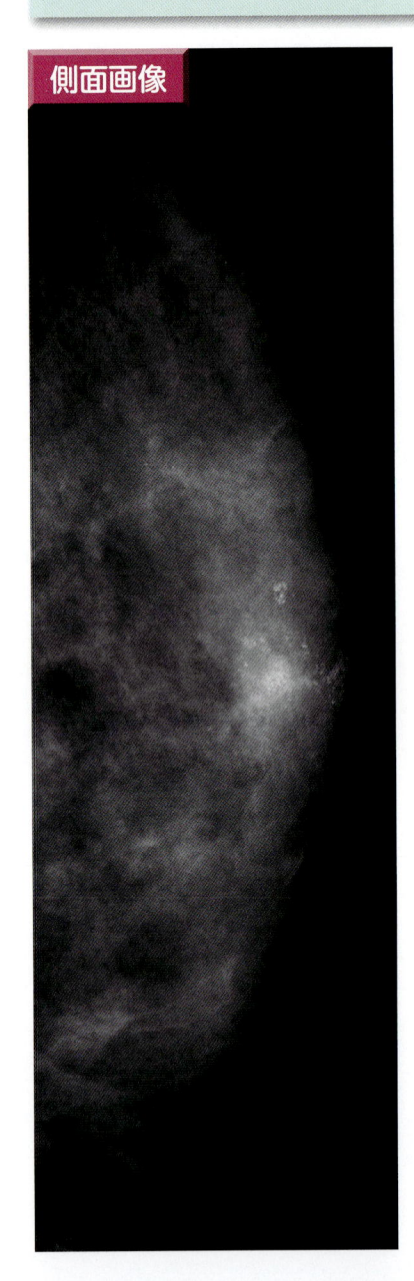

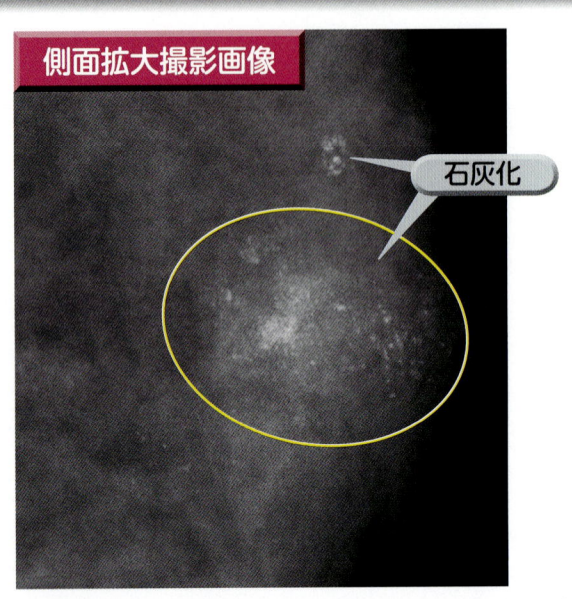

側面画像

側面拡大撮影画像　石灰化

乳頭の直下に微細石灰化が密集しています。腫瘤内に存在する石灰化なら腫瘤を示唆する高濃度域（白く見える領域）の中にありますが，このマンモグラフィー画像には腫瘤は認めません。
非浸潤性乳管癌は腫瘤を形成しないタイプの癌ですが，乳管内病変が密集すると腫瘤を形成することがあります。

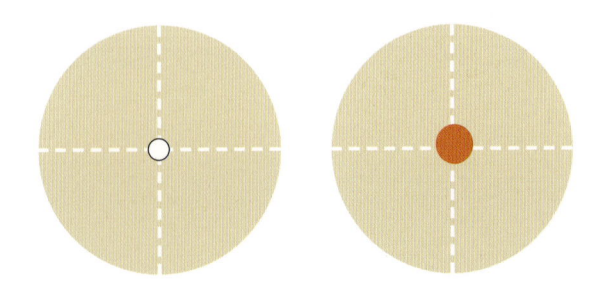

●─マンモカテゴリー分類：4　石灰化

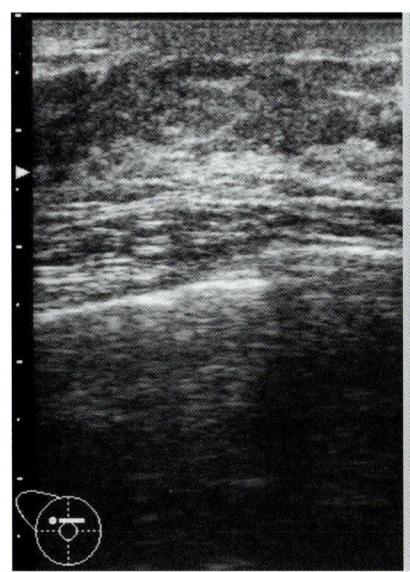

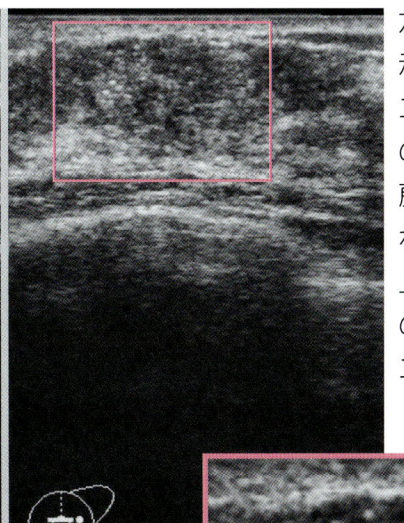

左右の乳房を比較するために両側の横断像を示しています。右が左乳房の横断像です。低エコーに見える腫瘍はありません。ただ，下の部分拡大像で乳頭直下をよく見ると，左乳房だけに微細な強エコーが散在しているのがわかります。その周囲はややエコーレベルが上昇しています。普通の癌とは反対です。この高エコー域の外にも石灰化はあるので，高エコー域が癌というのではないようです。

MEMO　エコーはお手上げのDCIS

非浸潤性乳管癌は原則的に「しこり」(腫瘤) を作らないので，触診では癌を発見できません。低エコーの腫瘤を目標にして癌を探す超音波検査にとってもお手上げです。

ここに紹介した症例は，マンモグラフィー画像に怪しい微細石灰化の集簇がみられたので，精力的にこの部位をスキャンして，超音波でも微細石灰化を見つけることができたラッキーな症例です。

このような症例がなければ，ほとんどの乳癌は超音波検査だけでも発見できると思いますが，このDCISだけは超音波検査がマンモグラフィーにかないません。でもDCISも石灰化がなければマンモグラフィーでも見つかりません。DCISの何パーセントに微細石灰化の集簇があるのでしょうか。マンモグラフィーで微細石灰化の集簇が見つかった時に，その部位を切除して全割標本を作製して詳細に検索すると，砂粒みたいな癌が見つかることがあるようですが，マンモグラフィーで見つかる微細石灰化の集簇がすべて癌であるわけではないので，読み過ぎ例も当然あるわけです。微細石灰化だけで微細乳癌を発見した発表では，その裏に何例のfalse positiveがあったのか，知りたいものです。

2回目の生検で乳癌　　浸潤性乳管癌（硬癌）　　59歳　左E領域

陥没乳頭です。乳頭直下に癌ができると乳頭が陥没することがあります。マンモグラフィーでも超音波検査でも，乳頭直下に辺縁が不整な腫瘤らしきものがあります。マンモグラフィー画像では一部に微細な石灰化がみられます。両検査とも乳癌と診断して生検を行いました。
1回目の生検の結果は良性でした。2回目の生検で乳癌とわかり手術が行われました。

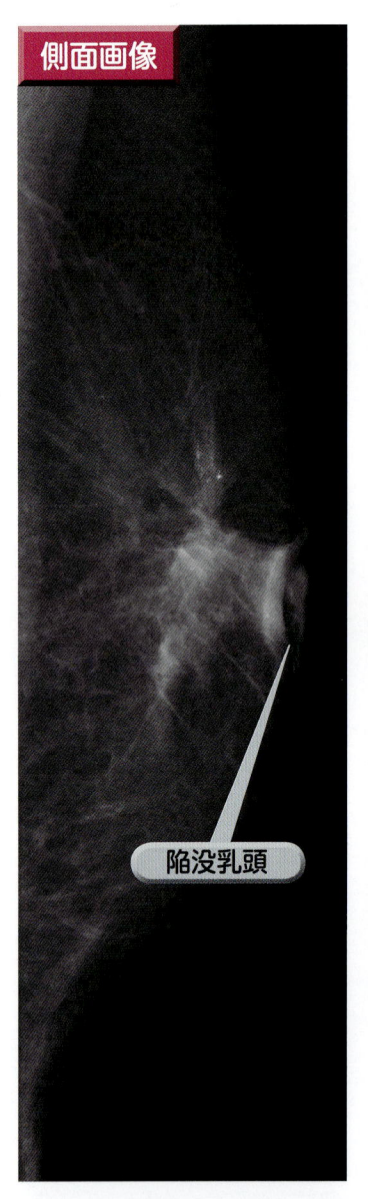

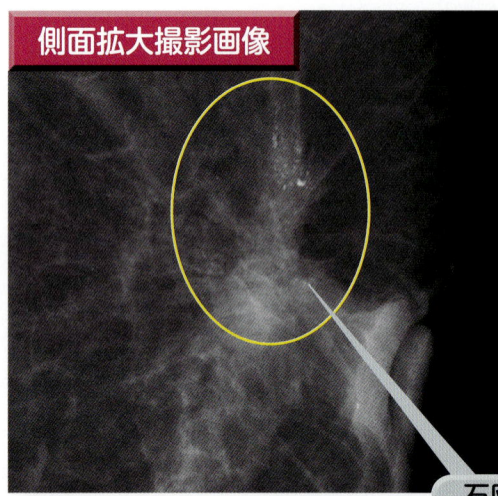

側面画像

側面拡大撮影画像

上下拡大撮影画像

陥没乳頭

石灰化があるので癌と判断した

前ページの症例はE領域に石灰化だけがある乳癌でしたが，この症例は微細石灰化を伴う腫瘤があるので，迷わず乳癌と判断できる症例です。
おそらくマンモグラムを読影した医師も同じように考えたと思います。

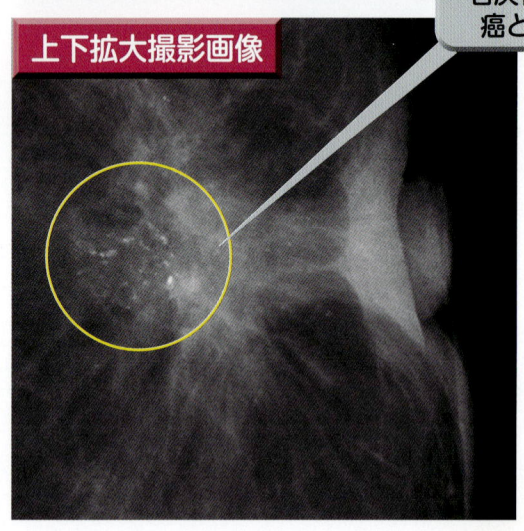

●─マンモカテゴリー分類：5 腫瘤，石灰化

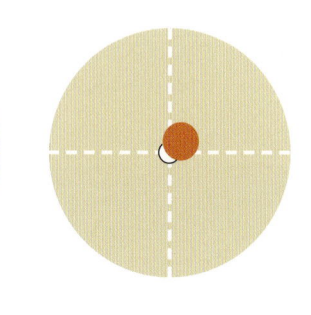

超音波画像では微細石灰化は描出されませんでしたが、辺縁が凹凸不整で極端に低エコーの腫瘤であること、さらに縦横比が1.7と縦に長い腫瘤なので迷わずに乳癌と診断しました。

生検の病理レポートは1回目は「微小石灰化を伴った萎縮した乳腺組織がみられます。悪性所見を認めません」でした。画像診断では癌の可能性が高かったため再度生検を行い、2回目は浸潤性乳管癌が証明されました。

腫瘍が小さいので、1回目は試料の採取が正確にできなかったのでしょう。

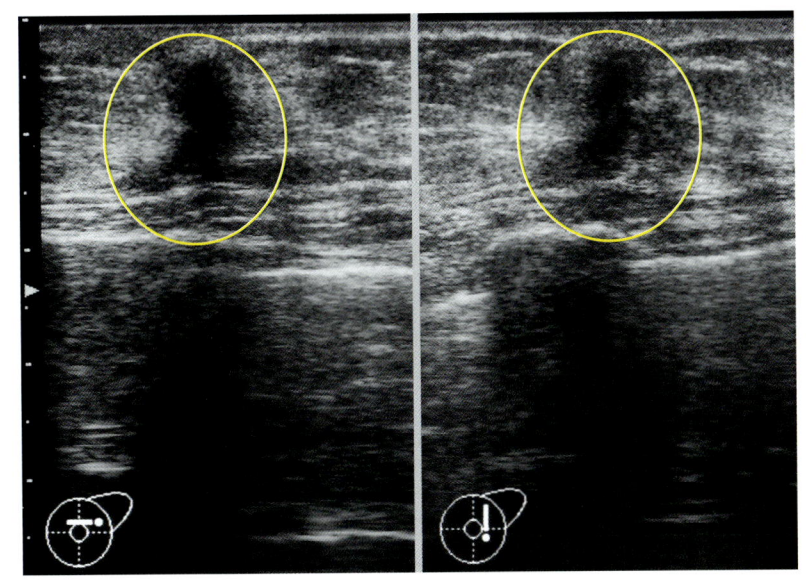

腫瘤サイズ：7左右×6上下×10厚み（mm）

MEMO　False Positive

病変はないのに誤って病変があると診断してしまうことを false positive といいます。日本語では「読み過ぎ」といいます。反対に、病変があるのに気づかずに指摘しないことを false negative といいます。日本語では「見落とし」といいます。

「読み過ぎ」も「見落とし」も誤診ですから避けたいことです。一般的には「見落とし」は強く非難されますが、「読み過ぎ」は「疑わしきは罰する」という考えから許容される傾向がありました。でも、患者さんの立場に立てば「癌の可能性があるから精密検査をしましょう」と言われるのは精神的にも経済的にも苦痛です。特に検診で「要精密」と判定されると、専門病院を受診して結果が出るまで10日前後は待たされるので不安でたまりません。余計な心配を与えないためにも安易な「読み過ぎ」をしないように心がけたいものです。

マンモグラフィー検査と同時に超音波検査も行えば両検査の短所を補えるので「読み過ぎ」、「見落とし」ともに少なくできると思います。

本書の執筆時点（2010年2月）で、厚生労働科学研究として「乳がん検診における超音波検査の有効性を検証するための比較試験」が行われています。マンモグラフィーに乳腺エコーを加えたらどうなるのかを、検査対象者を募って試験しようということです。

今さらお金と時間をかけて検証をしなくても、乳腺エコーが十分に有用であるということは、この本を読まれた方にはおわかりいただけると思います。

乳癌を疑ったが良性

52歳　右A領域

職場の検診で右乳房に腫瘤を指摘されて精査のために来院されました。検診で指摘された部位には腫瘤はなくて，右乳房のA領域に腫瘤がありました。マンモグラフィー，超音波検査，MRで腫瘤が明瞭に描出されています。辺縁に軽い凹凸がみられるので癌を疑いました。生検で悪性が証明されなかったので経過をみたところ，少し縮小しました。

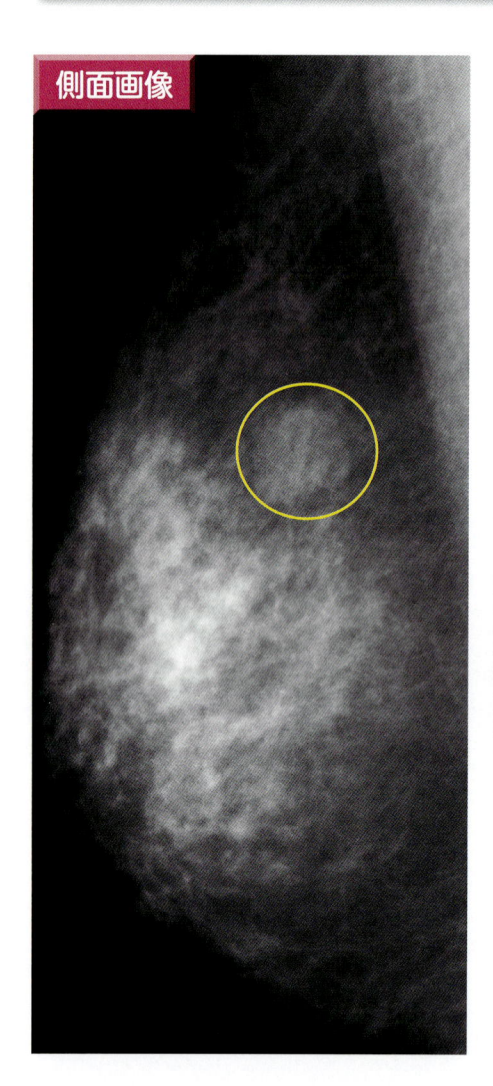

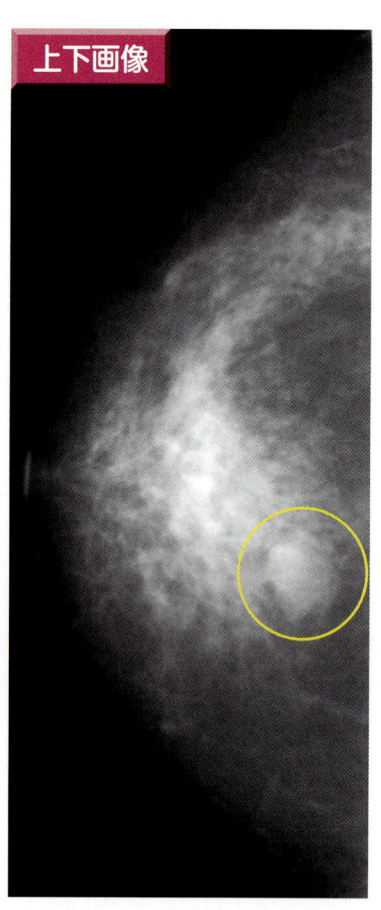

側面画像

上下画像

上下画像でみると，腫瘤の辺縁に棘が数本あるように見えます。側面画像でも辺縁に細かいギザギザ（スピキュラ）があるように見えます。

2003年の症例です。マンモグラフィーの装置は古いタイプで撮影しているので画像が少し不鮮明です。

乳腺組織がぼたん雪の積もったようにぼってりとしていますが，最近の装置で見える乳腺組織は粉雪のようです。

この画像を見ると，最近のマンモグラフィーの装置は進歩しているのが理解できます。

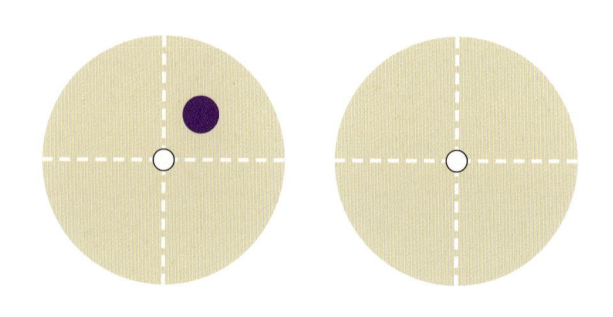

●—マンモカテゴリー分類：4　腫瘤

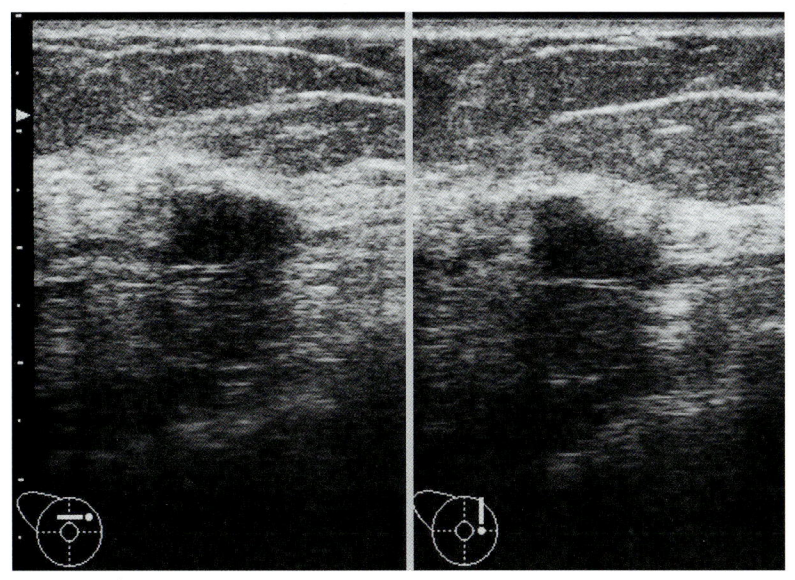

腫瘍サイズ：11 左右 × 11 上下 × 7 厚み（mm）

石灰化はありませんが，形がいびつ（多角形）なので癌を疑いました。後方エコーは減弱しています。内部エコーがかなり弱い（暗い）ことも癌を考えた根拠です。縦横比の基準では横長なので良性です。

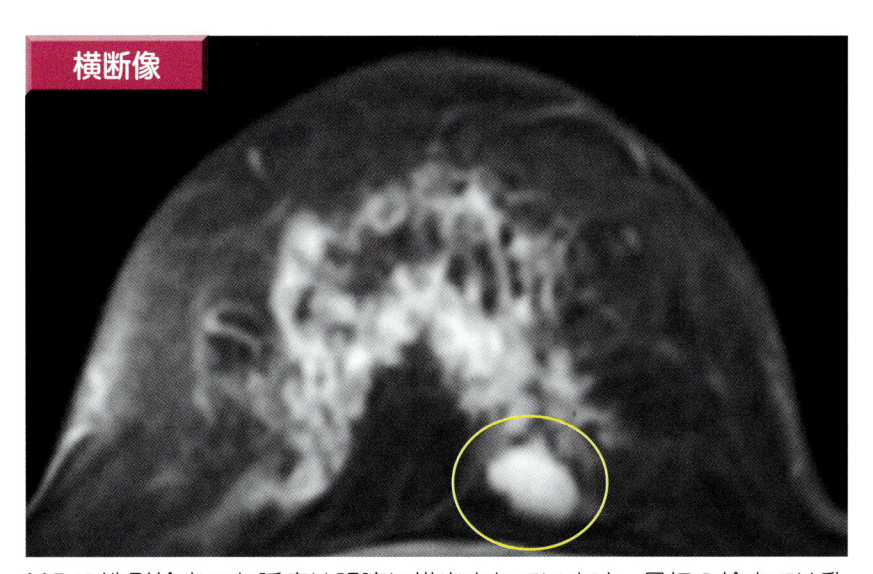

横断像

MRの造影検査でも腫瘍は明瞭に描出されています。最初の検査では乳癌というレポートでしたが，経過観察では良性と変更されています。これは以前，MR検査を依頼していた別の施設で検査したもので，現在検査を依頼している施設の画像と比較すると解像度が落ちます。MRも年々画質が向上しています。

MEMO　「砂粒のようながん」

2010年2月18日の朝日新聞に「乳癌検診　日本どうする」という記事が載っていました。米政府の予防医学作業部会が「40代女性にマンモ推奨しない」という発表をふまえての記事です。以下の3行は記事からの抜粋です。

『40代に検診を勧めない理由として，検診で「癌の疑いがある」とされたが，その後の精密検査でがんでないとわかる偽陽性の割合が高いことを挙げた。不必要な検査による精神的な苦痛は「不利益」で，検診で死亡を防げる「利益」を上回るという考え方だ。』

この記事の最後のほうに乳癌検診受診率の向上に向け活動しているNPO法人の事務局長の話として「……砂粒のようながんを見つけるのにマンモグラフィーが最適なのは間違いなく……」という話が紹介されています。

私は，この「砂粒のようながん」という表現にひっかかります。確かに砂粒サイズの癌（2 mm前後の非浸潤癌のことでしょう）はマンモグラフィーで石灰化を頼りに見つけるしかありません。乳腺エコーでは不可能です。しかし，石灰化があって砂粒サイズの癌と診断した場合に，細胞診をしないまま手術する外科医はいないはずです。砂粒サイズの腫瘤をマンモグラフィーだけで癌と診断する医師もいません。「癌の可能性があるので生検して確認しましょう」というのが実際と思います。

2 mmの腫瘍を穿刺細胞診して正確に癌細胞を採取する技術をもった人がどれくらいいるのでしょう。マンモトームという穿刺装置はかなり精度が高いと聞いていますが，2 mmの癌でも正確に穿刺できるのでしょうか。

マンモで見つかった微細石灰化を片っ端から穿刺していけば，そのうちに砂粒のような癌は見つかるでしょうが，それこそ「不必要な検査による精神的な苦痛」を味わう人が数多く出てくるのは明らかです。

「砂粒のようながん」を見つけたというチャンピオンデータの裏には，多くの偽陽性があると思います。まさにこの米国発の記事が伝えている不利益です。

第3章 線維腺腫

線維腺腫は線維性結合組織と上皮の両成分で構成される良性腫瘍です。薄い被膜で覆われた球状あるいは分葉状の腫瘍で周囲を圧排しながら増大します。20歳代から30歳代の若い女性の乳房にある充実性腫瘤のほとんどは線維腺腫です。
ただし，若い時期にできた線維腺腫をそのままもっている年配の方もいるので，年配の方にも線維腺腫はあります。
辺縁は平滑です。これが浸潤性に増大する癌とは異なる点です。辺縁に部分的に凹凸がみられて癌との鑑別が困難な時は，経過観察をして増大傾向の有無を注意深くみます。
穿刺細胞診も選択肢の1つですが，結婚前の若い方も多いのでためらわれます。そうした場合には厳重な経過観察を優先させています。組織学的には腫瘍でなくて過形成の一種だそうですが，画像診断上はまさに腫瘍です。

典型的な線維腺腫(1)　26歳　右BD領域

右乳房に「しこり」があるのに気づいて来院した26歳の女性です。この腫瘍は乳房の下縁近くにあって、乳腺組織との重なりが少ないためにマンモグラフィーで明瞭に描出されています。
超音波検査では辺縁が平滑で、内部エコーは均等に見える典型的な線維腺腫です。ほとんどの線維腺腫は皮膚に平行に細長く、縦横比は0.7未満です。

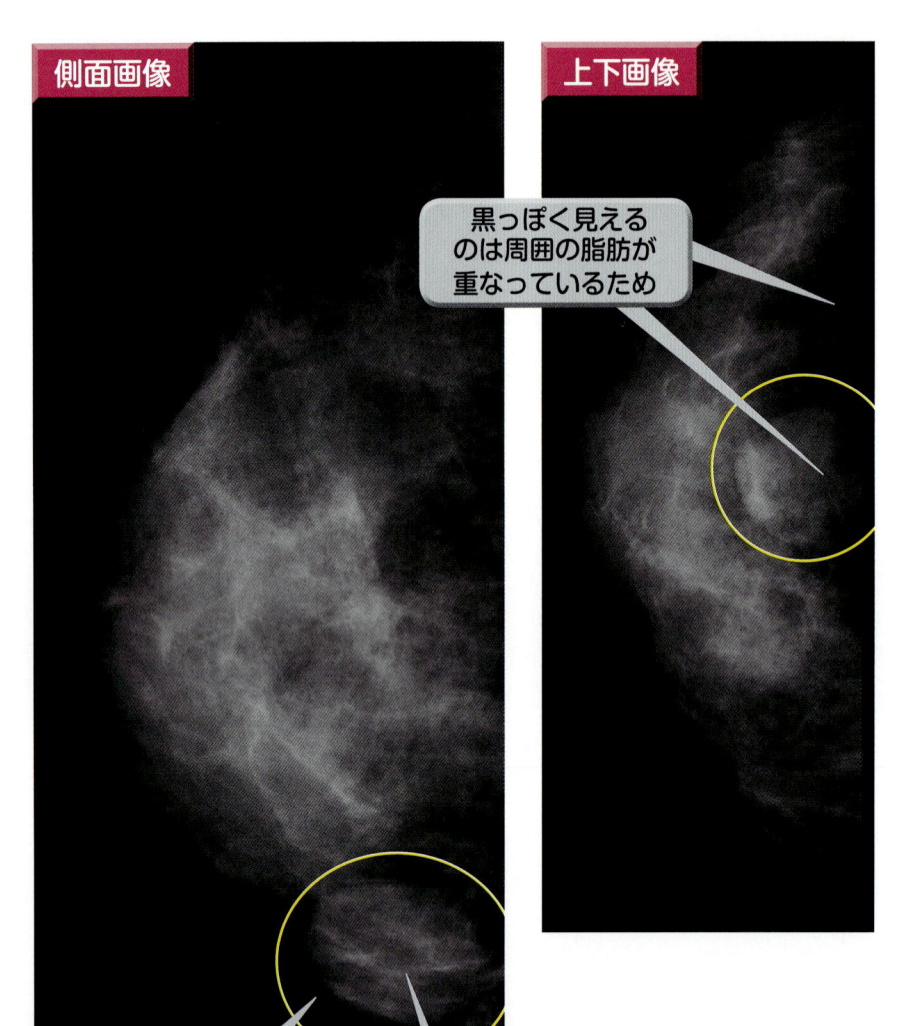

側面画像

上下画像

黒っぽく見えるのは周囲の脂肪が重なっているため

辺縁は平滑

網目は周囲の脂肪組織の模様

線維腺腫の最大の特徴は辺縁が平滑なことです。この腫瘍は表面に被膜をもっているからです。
上下画像で腫瘍の内外を黒っぽい部分が覆っています。これは腫瘍の周囲にある脂肪(黒く見える)が重なっているからです。
側面画像で腫瘍内に見える網目は、腫瘍内にあるのではありません。乳房全体に見られる脂肪が作る模様です。脂肪はクーパー靱帯に取り囲まれて房状になっているので、このような模様を作るのでしょう。

●—マンモカテゴリー分類:3　腫瘤

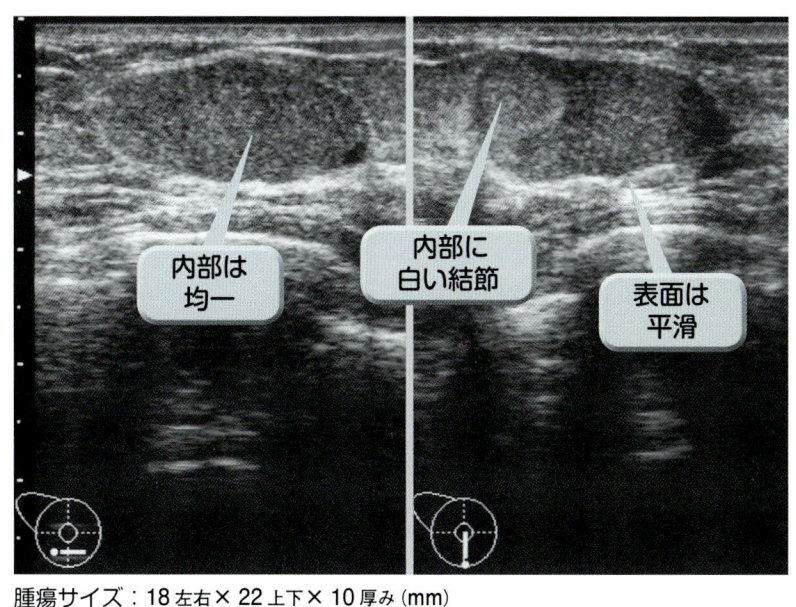

線維腺腫は表面が滑らかで，癌にみられる棘のような凹凸はありません。内部のエコーは粒が細かくそろっていて均一に見えます。この症例では内部にもう1個の結節があります。周囲よりも少しエコーレベルが高いので白っぽく見えています。このように成分が少し異なる結節が混在することは稀ではありません。

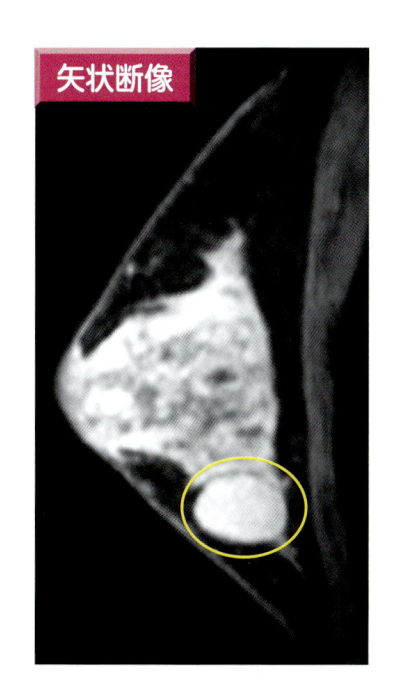

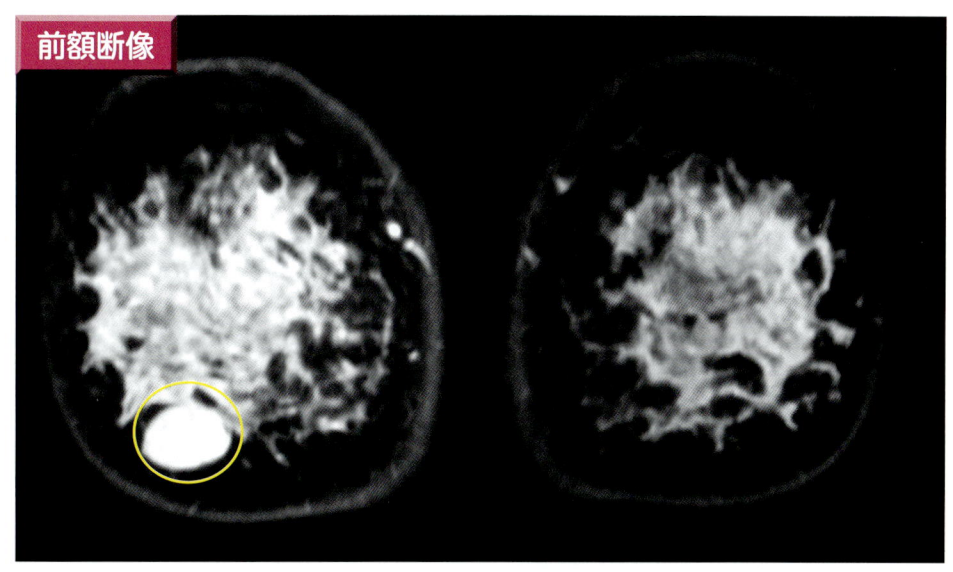

腫瘍サイズ：18 左右 × 22 上下 × 10 厚み (mm)

MR画像です。この本では腫瘍の存在部位を確認するために提示しています。超音波検査では癌はBD領域にあると思いましたが，MR画像の前額断像で見ると少し外側に見えます。これはMRで両側の乳房を同時に撮る前額断は，両乳房を少し斜めから見るからです。これで実際はBD領域にあるのです。

典型的な線維腺腫 (2)　54歳　右C領域

直径が2cm位で丸餅の形をした線維腺腫です。超音波検査では辺縁平滑で，内部エコーは周囲よりも低エコーですが，一部の硬癌にみられるような極端な低エコーではありません。
後方エコー（腫瘍の背後のエコー）は横断像では増強しているように見えますが，縦断像では不変です。
マンモグラフィーでは腫瘍は乳頭の近くに描出されるはずですが，指摘できません。

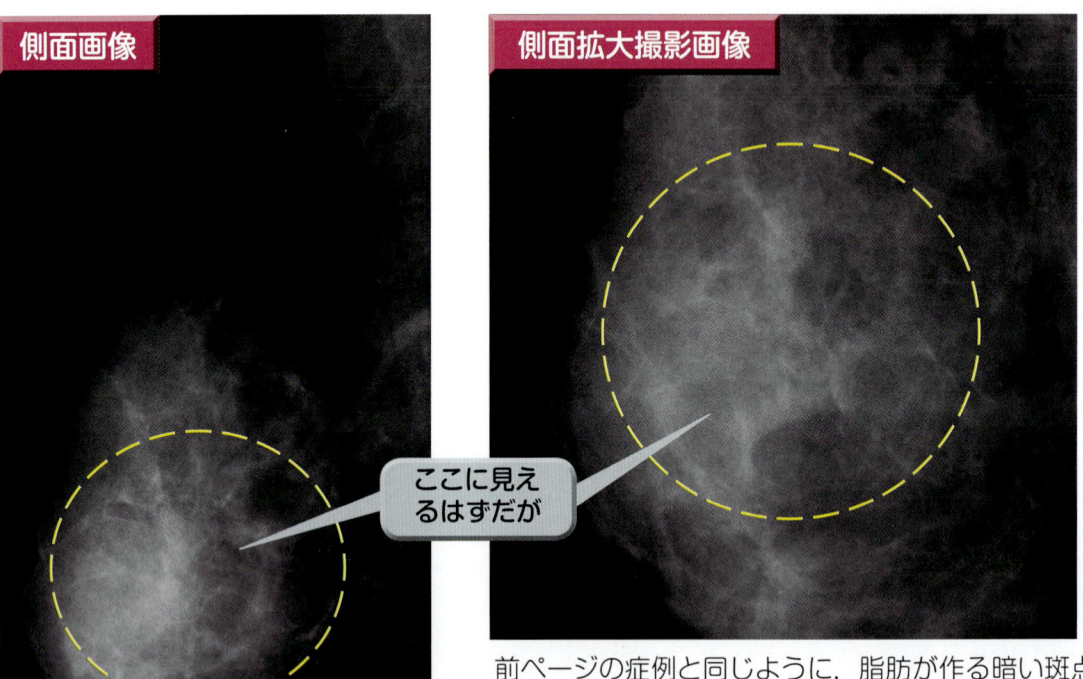

側面画像

側面拡大撮影画像

ここに見えるはずだが

前ページの症例と同じように，脂肪が作る暗い斑点が碁石みたいに並んで腫瘍の描出を妨げています。前の症例では，線維腺腫は乳房の辺縁にあったので乳腺組織との重なりが少なくて，マンモグラフィーで存在を指摘できましたが，この線維腺腫は乳房の中央部にあるので，乳腺組織に邪魔されて指摘できません。

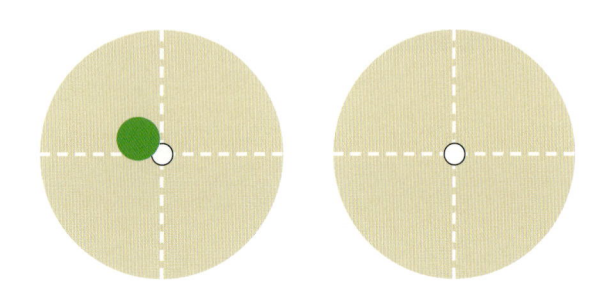

●―マンモカテゴリー分類：1

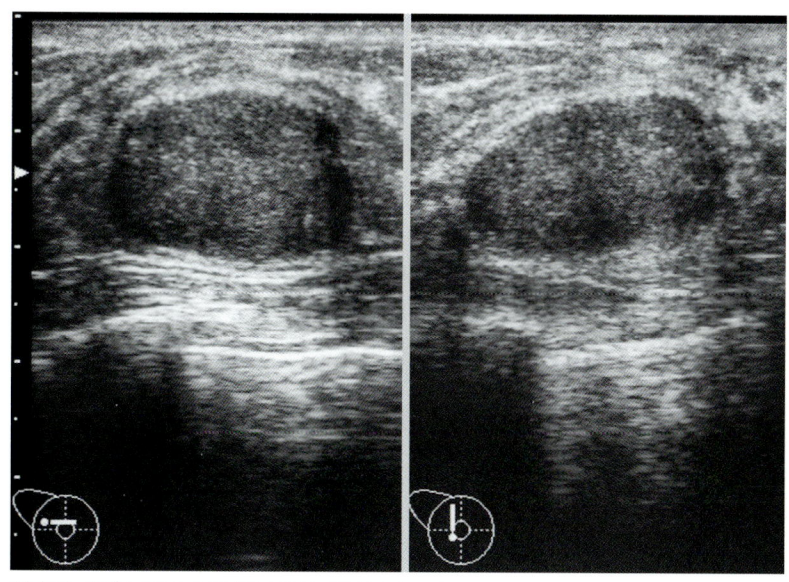

辺縁は平滑ですが，内部エコーは部分的に弱いところがあります。
横断像だけで後方エコーが増強しています。同じ腫瘍でも見る方向によって後方エコーが違って見えるのは不思議です。縦断像は乳輪の影響で超音波が十分に入射されていないのかもしれません。

腫瘍サイズ：20 左右× 22 上下× 15 厚み (mm)

参考症例　線維腺腫　　38歳　左D領域

この線維腺腫は上の症例よりも内部は均一に見えます。横断像では腫瘍内にもう1個結節が見えます。小さい結節の後方だけ後方エコーが増強しています。内部エコーはほぼ同じでも成分が違うのでしょう。
豊胸術を受けている方です。

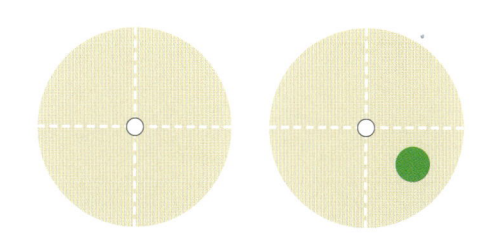

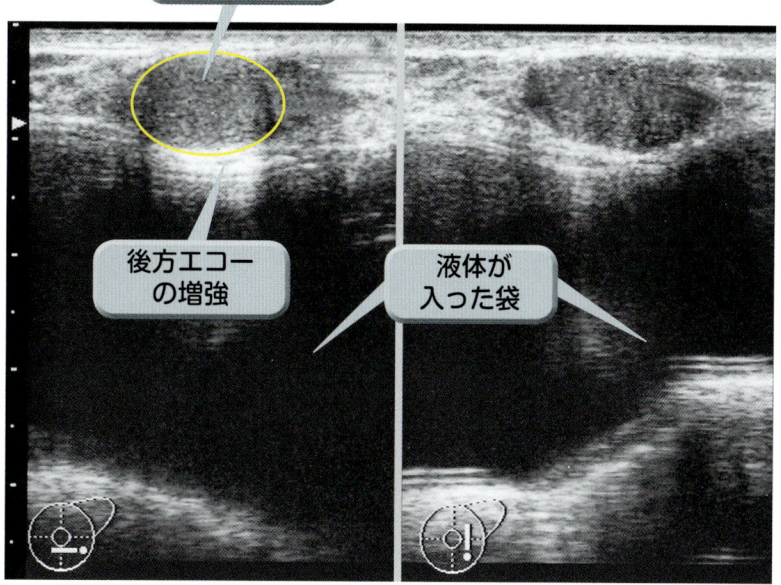

内部に結節
後方エコーの増強
液体が入った袋

腫瘍サイズ：20 左右× 13 上下× 8 厚み (mm)

小さな線維腺腫 (1)

48歳　右A領域

乳房の超音波検査をしていると小さな線維腺腫がしばしば見つかります。癌との相違は辺縁が平滑で明瞭なことです。皮膚に平行な横方向に平べったいものがほとんどですが，なかには円い形をしたものもあります。場合によっては脂肪組織と区別できないものもあります。

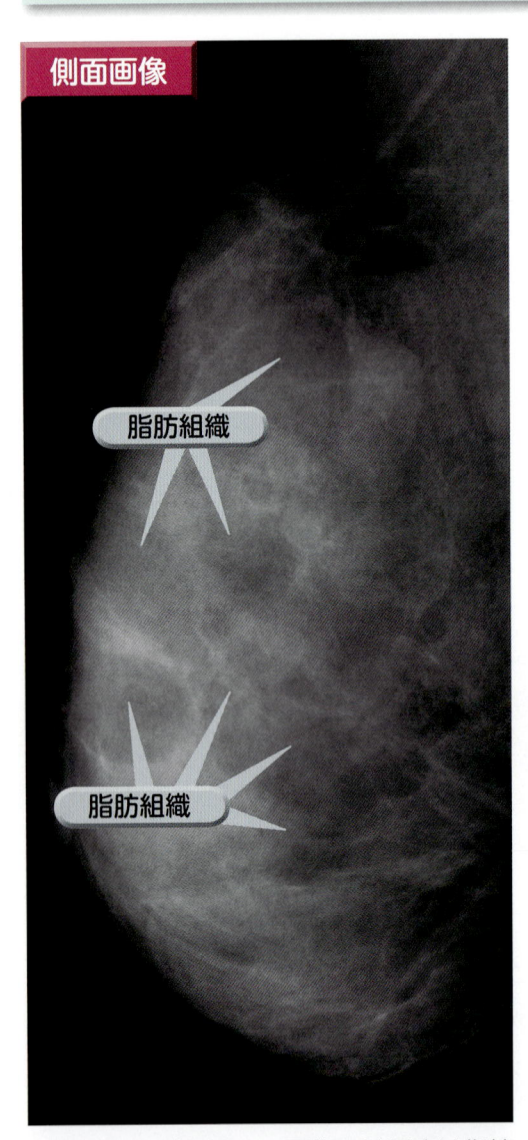

側面画像

脂肪組織

脂肪組織

上下画像

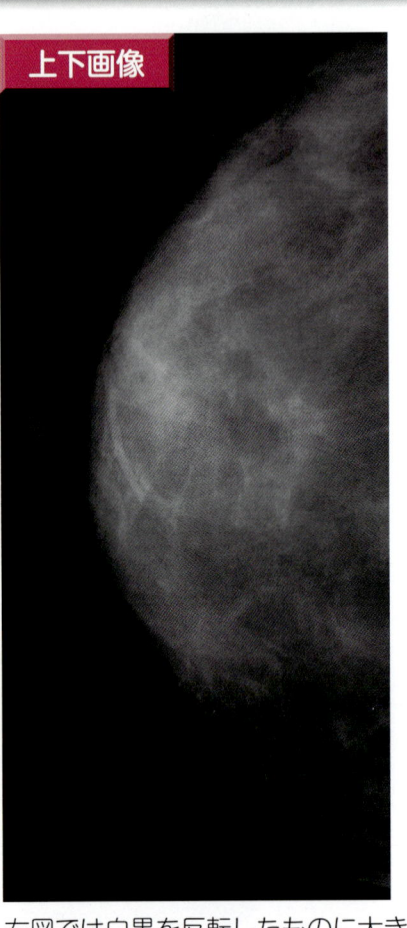

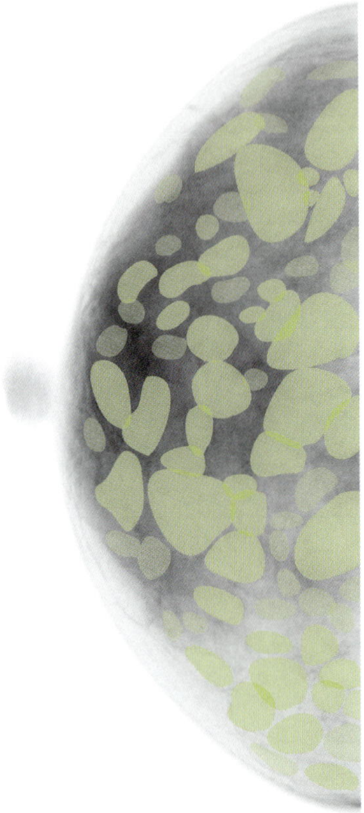

右図では白黒を反転したものに大きめの脂肪組織だけ黄色く色をつけてみました。この脂肪組織がマンモグラフィー画像を不均一にして読影しづらくしています。

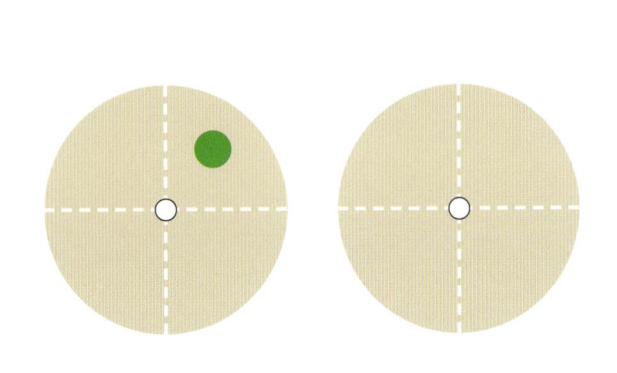

このマンモグラフィー画像では腫瘤は指摘できません。低濃度の円い構造が多くみられますが，これは大きめの脂肪組織です。

●─マンモカテゴリー分類：1

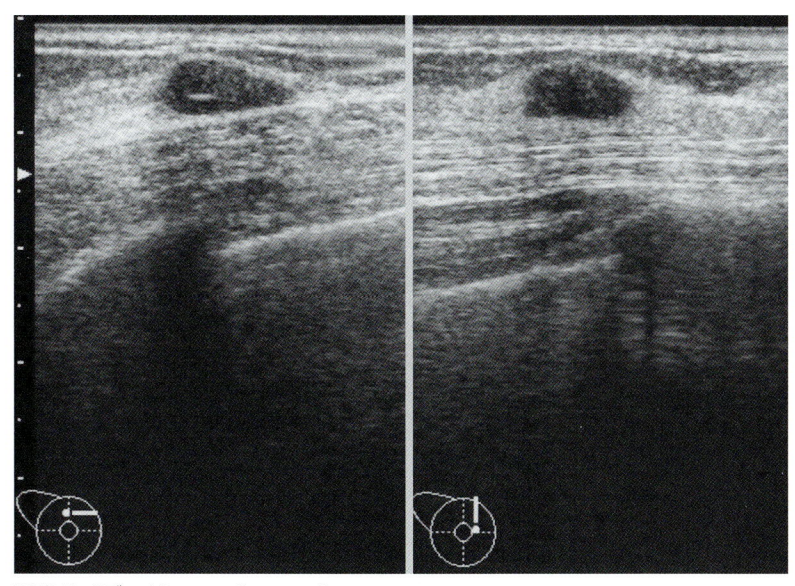

表面が滑らかで癌にみられる棘のような凹凸不整はありません。内部のエコーは粒が細かくそろっていて，均一に見えています。
この方は念のために6か月後に再エコーをさせていただきましたが，サイズやパターンに変化はありませんでした。

腫瘍サイズ：12左右×9上下×5厚み (mm)

参考症例　線維腺腫　　41歳　左C領域

大きさが5mmしかありません。辺縁は平滑ですが，部分的には細かな凹凸があるようにも見えます。弱い後方エコーの減弱があるようです。
患者さんの年齢が41歳と若いので，線維腺腫の可能性が高いと判断して厳重な経過観察をしています。5か月後の再検でもサイズ・形態に変化はありません。今の段階では生検は考えていません。

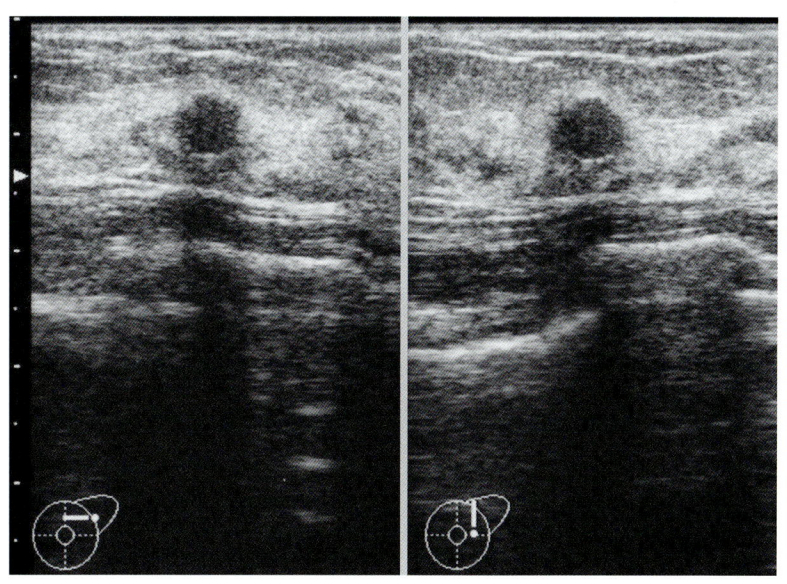

腫瘍サイズ：5左右×6上下×5厚み (mm)

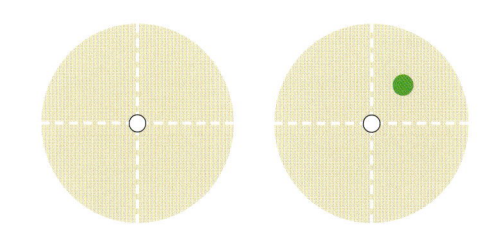

小さな線維腺腫 (2)

41歳　左AC領域

最大径が12 mmの線維腺腫です。辺縁はほぼ平滑です。内部エコーの強さは周囲の脂肪組織と同じ位です。前のページの症例と異なるのは外側陰影 (lateral shadow) がみられることです。これは辺縁が平滑な腫瘤にみられます。

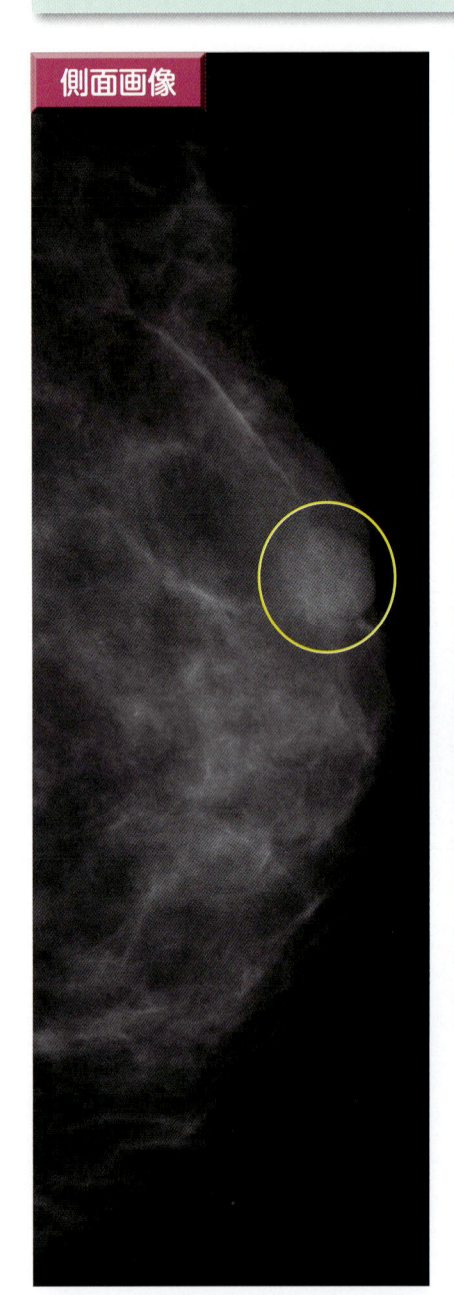

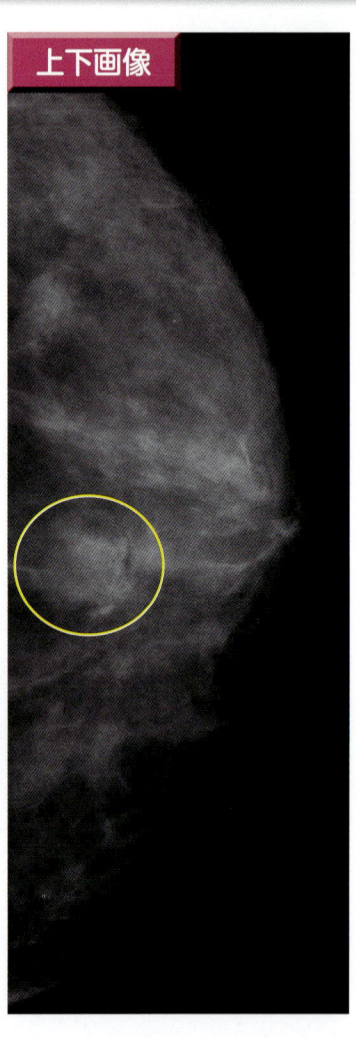

側面画像

上下画像

超音波画像でみると辺縁が平滑な腫瘤ですが、このマンモグラフィーの上下画像をみると辺縁が不整に見えませんか？
側面画像では腫瘤の前面は平滑で明瞭ですが、後面は輪郭がぼんやりしています。前面が平滑・明瞭に見えるので後面も明瞭に写るはずと思いますが、おそらく周囲の乳腺組織が重なるために、このように見えるのでしょう。これが平面撮影であるマンモグラフィーの弱点です。

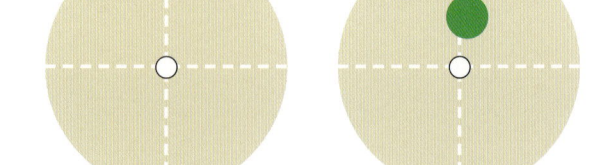

●―マンモカテゴリー分類：3　腫瘤

脂肪との
境が不明

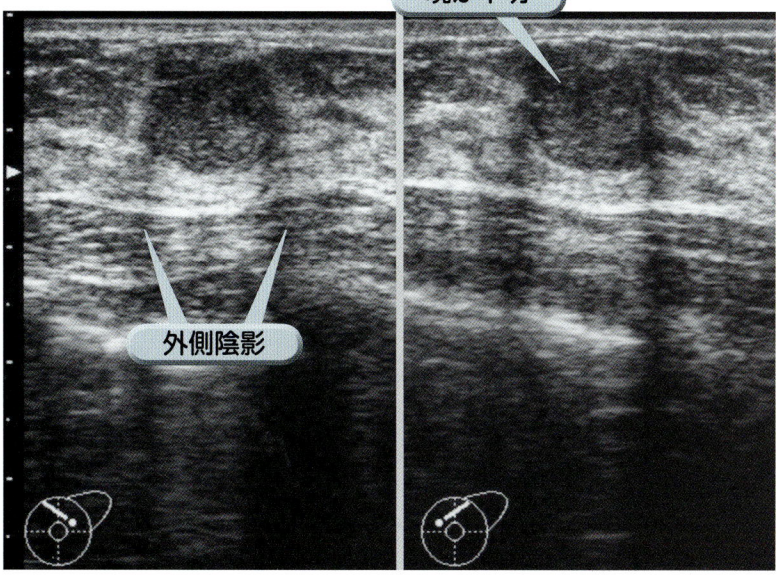

外側陰影

腫瘍サイズ：10 左右 × 10 上下 × 9 厚み (mm)

内部はかなり均一な腫瘍です。辺縁もほぼ平滑です。その結果，腫瘍の両サイドから後方に外側陰影 (lateral shadow) をひいています。

腫瘍のエコー強度と脂肪組織のエコー強度とが等しいので，右図では腫瘍と脂肪との境がはっきりしないところがあります。

MEMO　　　増大する腫瘍は悪性か

経過観察をしていて増大する腫瘍は癌でしょうか。確かに癌は時が経つにつれて増大しますが，増大するものがすべて癌とはいえません。ここに紹介した線維腺腫も発生した時は1個の細胞で，顕微鏡でしか観察できなかったはずです。それが数年を経て超音波検査などの画像診断で描出できるサイズまで増大したのです。初めて診断された段階でほとんどの線維腺腫は増大過程が終了していますが，まだ増大過程にあるものもあるはずです。ですから，経過観察で増大したから癌だと決めつけることはできません。

130ページで紹介する線維腺腫は2年5か月後に増大しています。また，128ページの線維腺腫は妊娠を契機にして急激に増大しています。

反対に，1cm以上の腫瘍が1年後も全く同じサイズ・パターンであれば，良性腫瘍と考えていいと思います。

複数ある線維腺腫　　31歳　左右合計4結節

線維腺腫は多発することが珍しくありません。それも片側だけではなくて両側に多発します。サイズは大小さまざまです。癌が2個あるのは数例経験しましたが、3個以上が同時にできることはまずないので、同じようなパターンの充実性腫瘍が3個以上あれば、線維腺腫と考えて間違いありません。

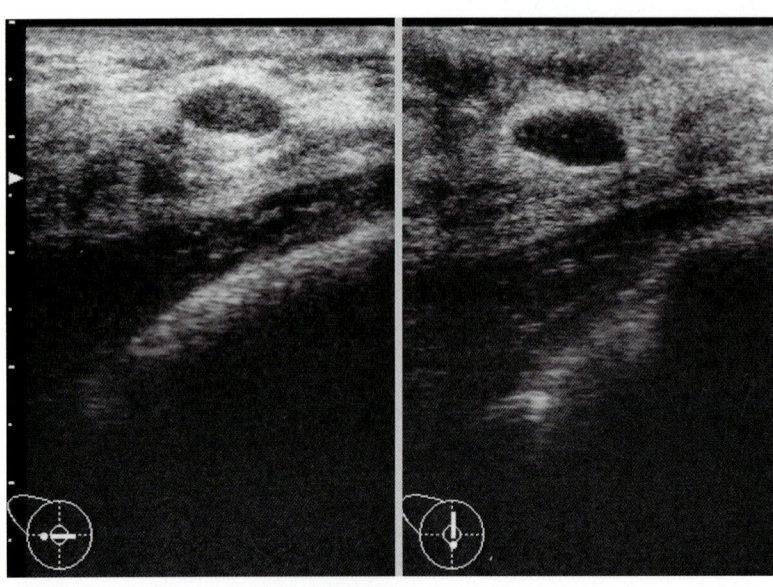

腫瘍サイズ：8左右×10上下×5厚み(mm)

右乳房のE領域にできた線維腺腫です。見る方向によって皮膚からの深さが異なって見えるのは、縦断像は乳頭を避けるためにプローブを大きく傾けたからです。
横断像では後方エコーが増強しています。内部が均一なので超音波の減衰が少ないからです。
典型的な後方エコーの増強は囊胞でみられますが、線維腺腫でもこの程度の増強はみられます。

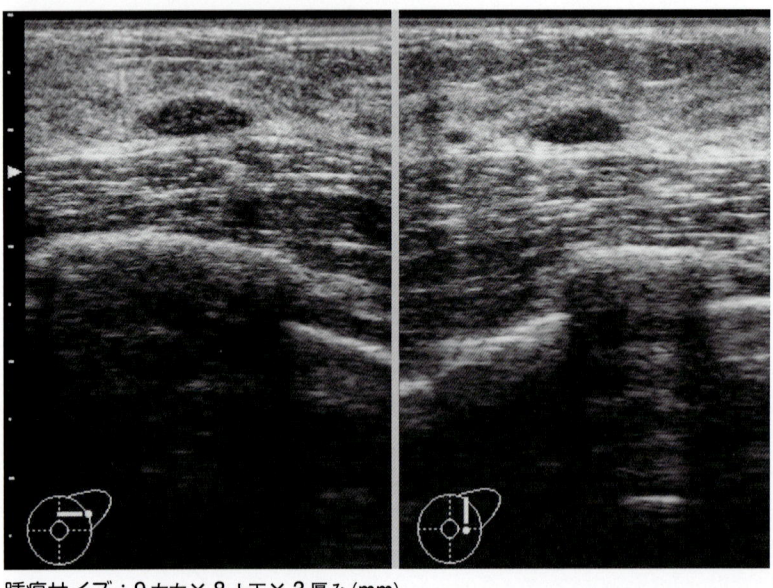

腫瘍サイズ：9左右×8上下×3厚み(mm)

左乳房のC領域の線維腺腫です。
横に細長くて、内部は均一で辺縁は平滑な典型的な線維腺腫です。

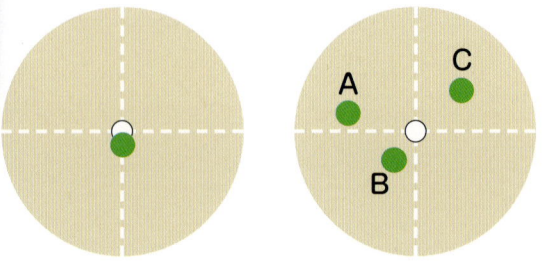

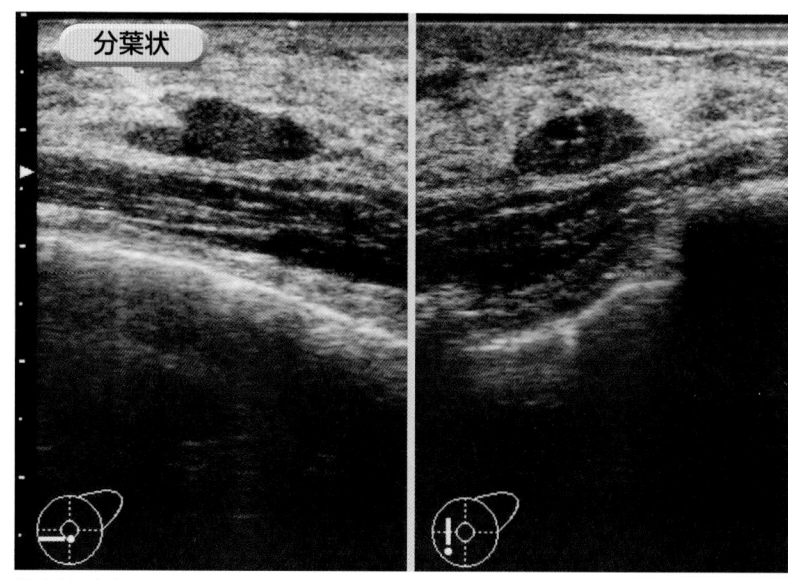

左乳房のB領域の線維腺腫です。一部で分葉状に見えます。右の縦断像で皮膚面の一部が暗いのは，乳頭（乳輪）の影響で超音波が弱くなっているからです。

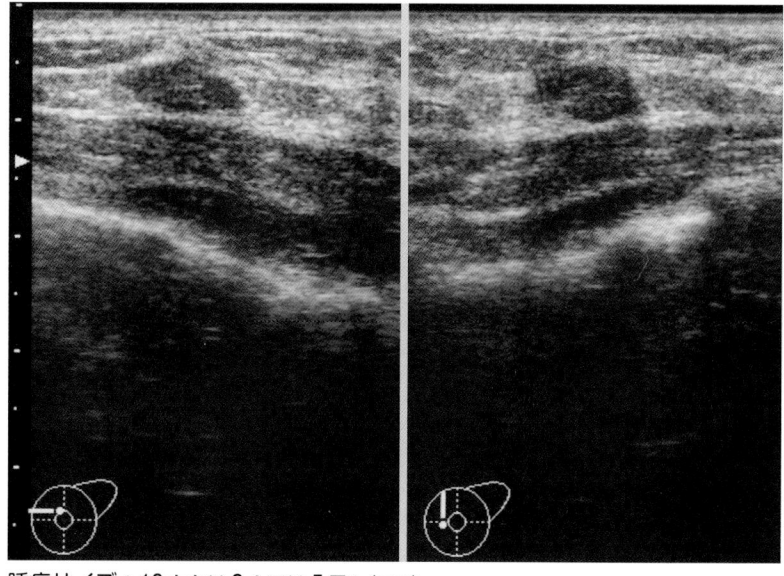

腫瘍サイズ：16左右×11上下×6厚み(mm)

左乳房のA領域の線維腺腫です。この症例にある4個の結節のなかでは辺縁が最も不整に見えます。
後方エコーはわずかに減弱しているようです。線維腺腫の後方だけで胸壁のエコーレベルが低くなっています。

腫瘍サイズ：10左右×9上下×5厚み(mm)

低エコーで分葉した線維腺腫

43歳　左B領域

線維腺腫のエコーレベルは脂肪組織とほぼ同じかやや低く，乳癌で最も多い硬癌よりは高いものが多いのですが，なかにはこの症例のように内部エコーがかなり低いものがあって，癌との鑑別に迷うものがあります。この症例では辺縁の一部が分葉していました。豊胸術を受けている方です。

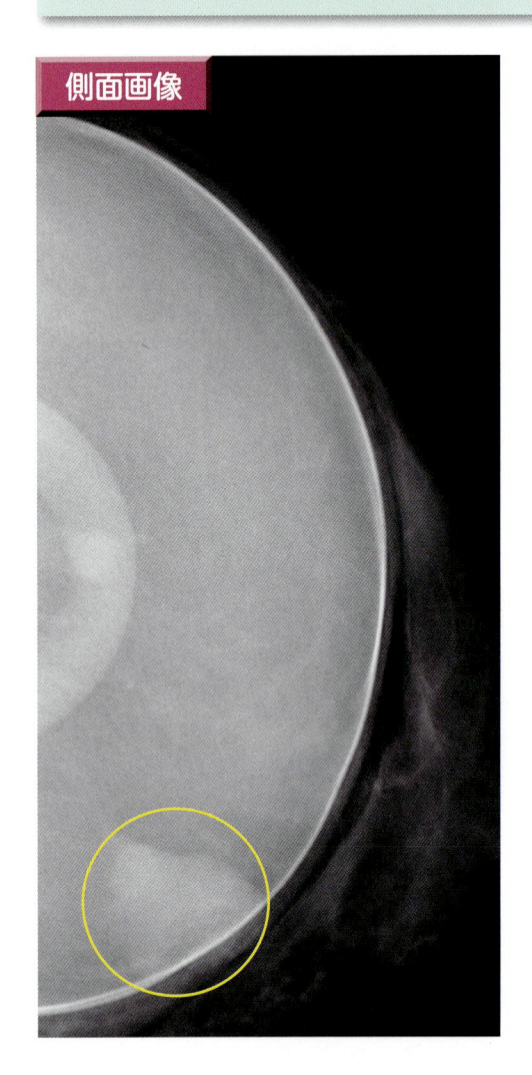

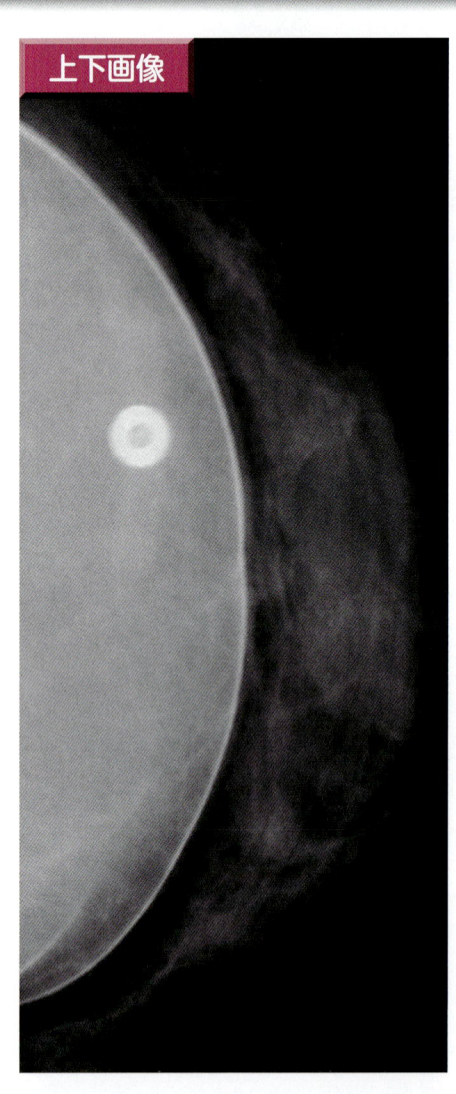

側面画像

上下画像

マンモグラフィーはフォトタイマー（自動露出装置）で撮影するので，乳腺組織よりはるかにX線を通しにくい液体で満たされた袋（乳腺バッグ）があると，露出過剰になってしまいます。そのために乳腺組織と皮下脂肪は黒く潰れてしまって，どこに皮膚があるのかもわかりません。
上下画像では線維腺腫は画面に写し出されていません。

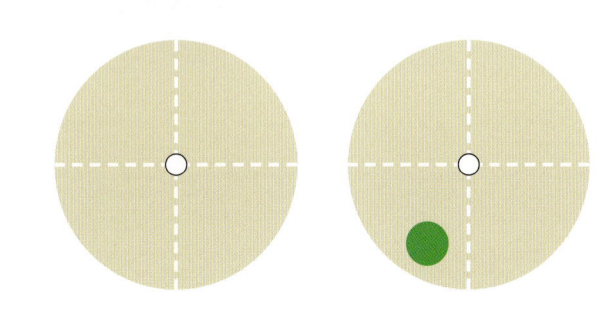

●―マンモカテゴリー分類：3 腫瘤（境界明瞭平滑）

分葉状

豊胸用の乳腺バッグの縁近くに軽く分葉した低エコーの腫瘍があります。辺縁の一部に軽い凹凸も見えたので，癌を否定できずに生検しました。結果は線維腺腫でした。
この症例で最も気になったのは低エコーという点です。無エコーに近い位の低エコーです。私が経験したなかでは最もエコーレベルが低い線維腺腫です。乳癌は辺縁が不整であるのと内部エコーが低いのが特徴です。

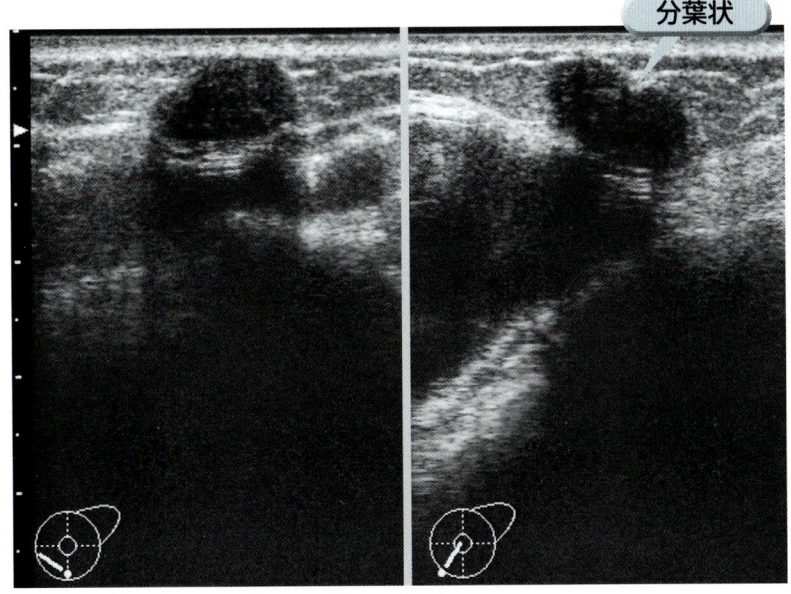

腫瘍サイズ：13 左右 × 16 上下 × 10 厚み（mm）

MEMO　豊胸術

豊胸術を受けている人は，マンモグラフィー検査でも超音波検査でも問題があります。乳腺組織と胸壁の間に挿入してあるバッグの中に液体（シリコン，生理食塩水など）が入っているので，マンモグラフィーでは液体部分でX線が強く減衰します。すると，フォトタイマーが反応して大量のX線を出して濃度不足を補おうとするので，乳腺組織には曝射量が多くなりすぎて，黒く塗り潰れてしまいます。乳腺バッグを破損する恐れがあるので圧迫撮影はできません。
超音波検査はマンモグラフィーほどには影響を受けません。以前は太い注射針で乳腺組織の後方にパラフィンやシリコンを直接注入する方法がとられましたが，その場合は注入した物質が乳腺組織に混入することがありました。その際は乳腺組織が粗糙に見えて，腫瘍があってもわかりません。また，注入した物質が刺激して肉芽腫を作ることもありました。このような問題があるので，現在は直接注入法は用いられていません。
最近は，体の他の部分から採取した脂肪を注射器で乳房に注入する方法（脂肪注入法）や，再生医療の技術を応用した「脂肪幹細胞」を注入する方法まであるようです。当然，エコーでも異常な所見を示すと思いますが，豊胸術を受けている患者はまず自分から告知しないので，検査するほうは試されているようで大変です。乳腺バッグ挿入法の場合は不自然な膨らみをしているので，ゼリーを塗る段階でほとんど見当はつきます。

経過を追った線維腺腫

41歳　左A領域

人間ドックで線維腺腫の経過を3年9か月追跡した症例です。4年弱で大きさを含めてほとんど変化していません。線維腺腫には自然退縮するものが多いと書かれた文献がありますが，私の経験では比較的稀なことで，自然退縮が多いとは思えません。退縮することを証明するためには5年以上にわたって経過をみる必要があると思いますが，ほとんどの患者さんは3～4回検査を受けて変化がみられなければ来院しなくなるので，長期の観察をすることは困難です。

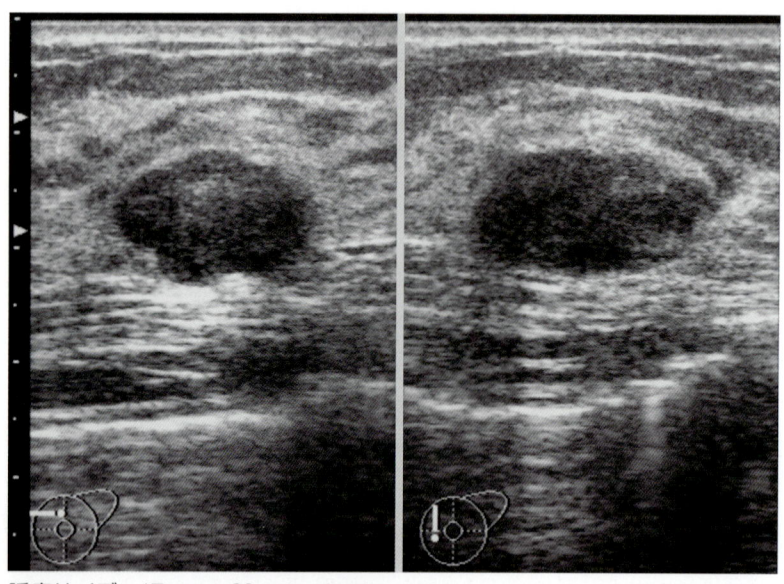

腫瘍サイズ：17左右×20上下×11厚み(mm)

内部エコーはほぼ均一ですが，部分的に高エコーや低エコーもみられます。成分が部位によって異なるのでしょう。

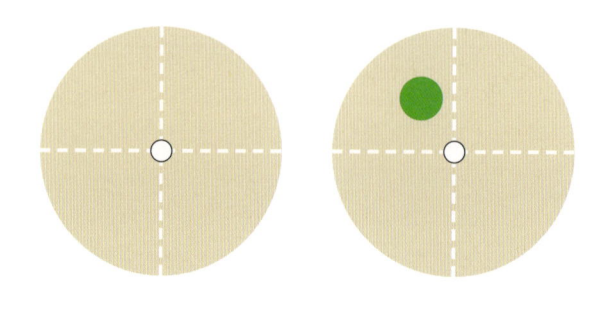

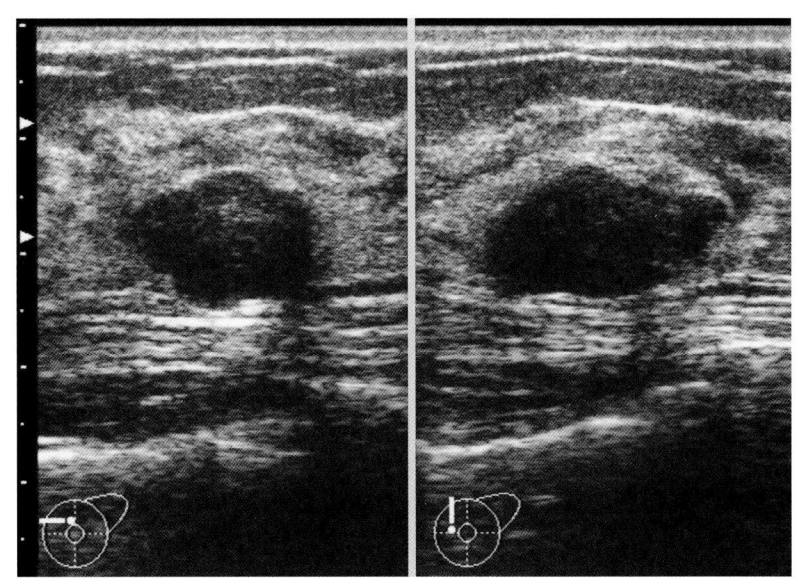

1年後の検査です。全く同じ断面を撮ることはできないので，形態は微妙に異なりますが誤差の範囲内です。明らかな変化はみられません。
この画像だけが，他と比べて左右のサイズが小さく記録されているようですが，テクニカルエラーです。

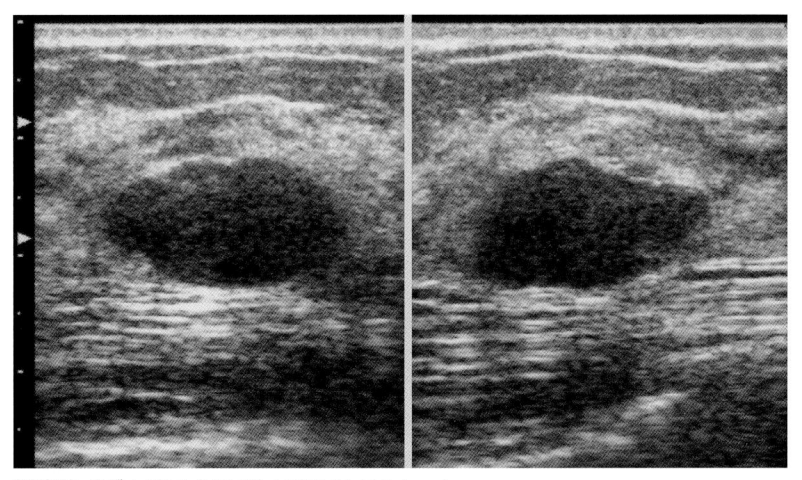

腫瘍サイズ：15 左右 × 20 上下 × 12 厚み (mm)

2年後の検査です。明らかな変化はみられません。

腫瘍サイズ：18 左右 × 19 上下 × 11 厚み (mm)

3年9か月後の検査です。検査装置が更新されて機種が異なるので画像の印象も少し異なりますが，腫瘍の形態・サイズに明らかな変化はみられません。

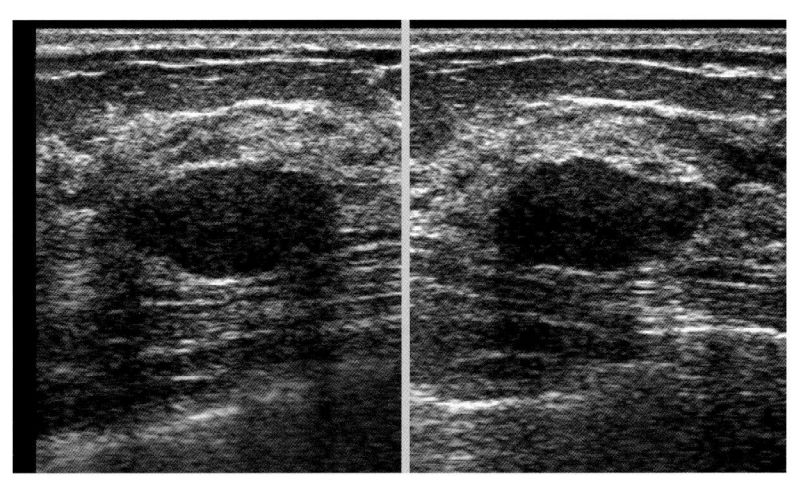

腫瘍サイズ：17 左右 × 17 上下 × 10 厚み (mm)

経過で石灰化した線維腺腫

37歳　左A領域

乳腺関係の医学書に，線維腺腫はしばしば石灰化を起こすと書いてあるものがありますが，しばしばというのはいいすぎではないでしょうか。おそらく以前は，線維腺腫は石灰化でも起こさないとマンモグラフィーではわからなかったので，このような記述になったのだと思います。私の経験では，線維腺腫は稀に石灰化を起こすようです。

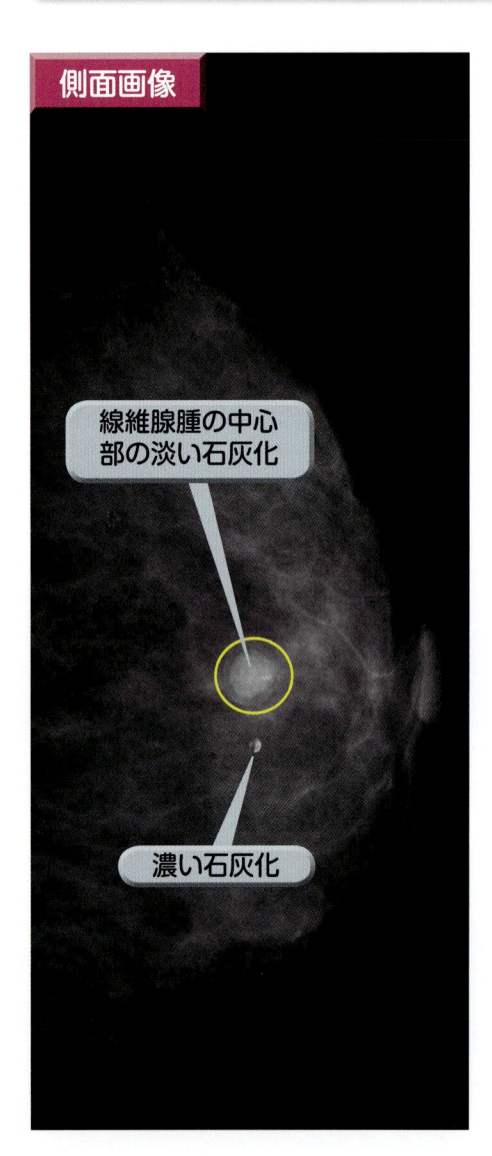

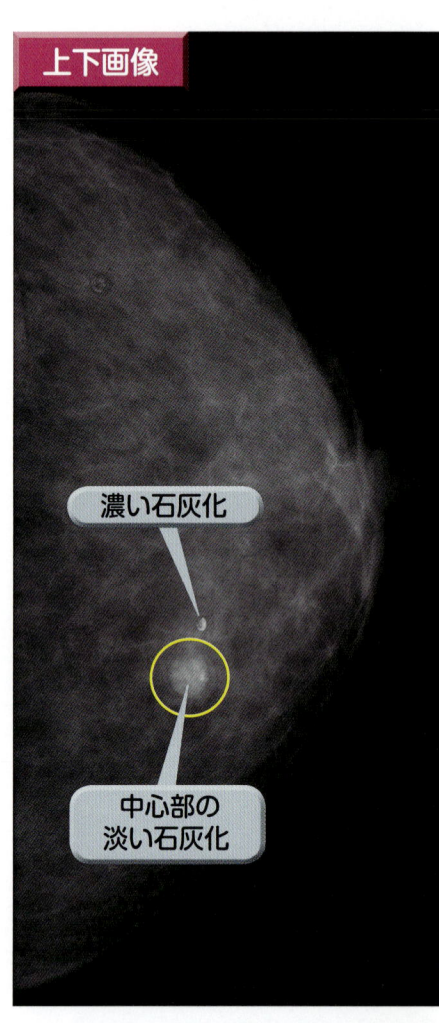

側面画像
- 線維腺腫の中心部の淡い石灰化
- 濃い石灰化

上下画像
- 濃い石灰化
- 中心部の淡い石灰化

乳頭の高さに6mm位の淡い石灰化があります。すぐ近くにある1mm位の石灰化は濃度が高い（真っ白）のに比べて，この6mmの石灰化は大きさのわりにはカルシウムの沈着が少ないのがわかります。

超音波検査では，この線維腺腫はA領域（時計の文字盤表示では10時）にあります。この見え方の差はマンモグラフィーの側面画像（MLO）は少し斜めに撮るからです（33ページ参照）。

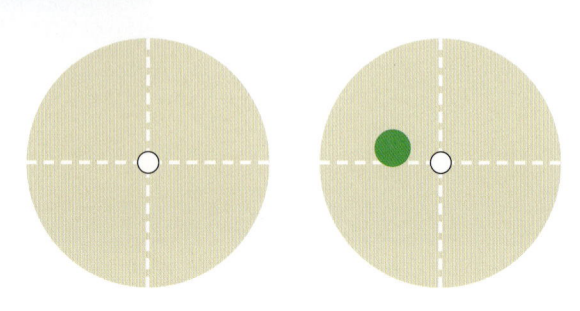

●―マンモカテゴリー分類：2　腫瘤，石灰化

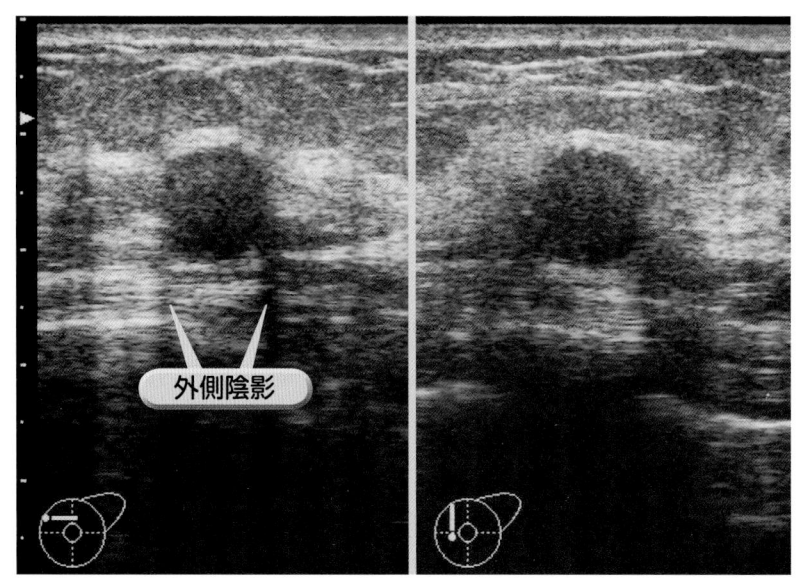

左乳房のA領域に10 mmの球形の腫瘤があります。腫瘤の後半はエコーレベルが低下していますが，腫瘤の後方のエコーは減弱・消失していないのでシャドーではありません。この段階では石灰化しているとはいえません。外側陰影が見えています。

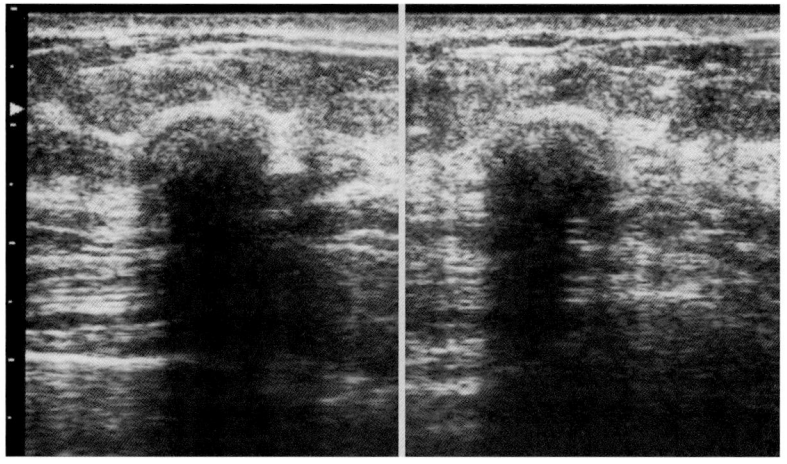

腫瘤サイズ：10左右×10上下×10厚み (mm)

1年8か月後の検査です。腫瘤の後半はさらにエコーレベルが低下し，そのまま腫瘤の背後まで暗くなっています。シャドーです。内部に超音波を強く遮るものがあることを示唆しています。

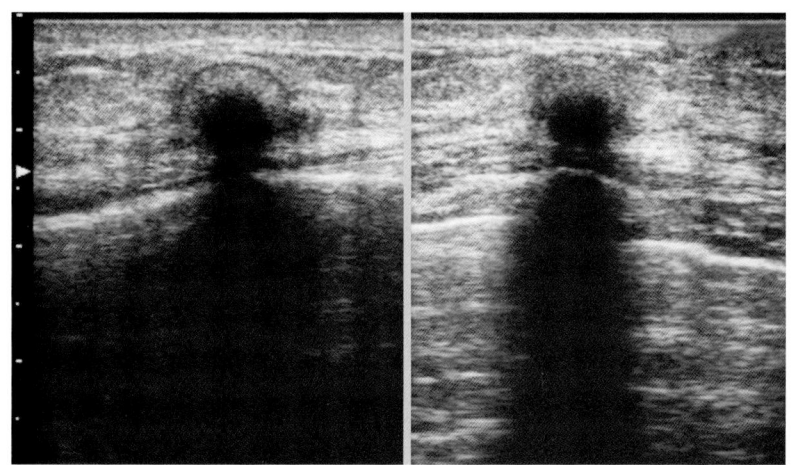

腫瘤サイズ：10左右×10上下×7厚み (mm)

2年8か月後に検査したところ，腫瘤の中心部から明瞭なシャドーをひいていました。辺縁に薄い低エコー帯が明瞭に見えています。被膜によるものでしょう。
この時に撮られたのが左ページのマンモグラフィーです。
この1年間に患者さんはかなり痩せたようで，乳房の脂肪が少なくなっています。

次ページに続く

腫瘤サイズ：10左右×10上下×7厚み (mm)

前ページからの続き　経過で石灰化した線維腺腫　37歳　左A領域

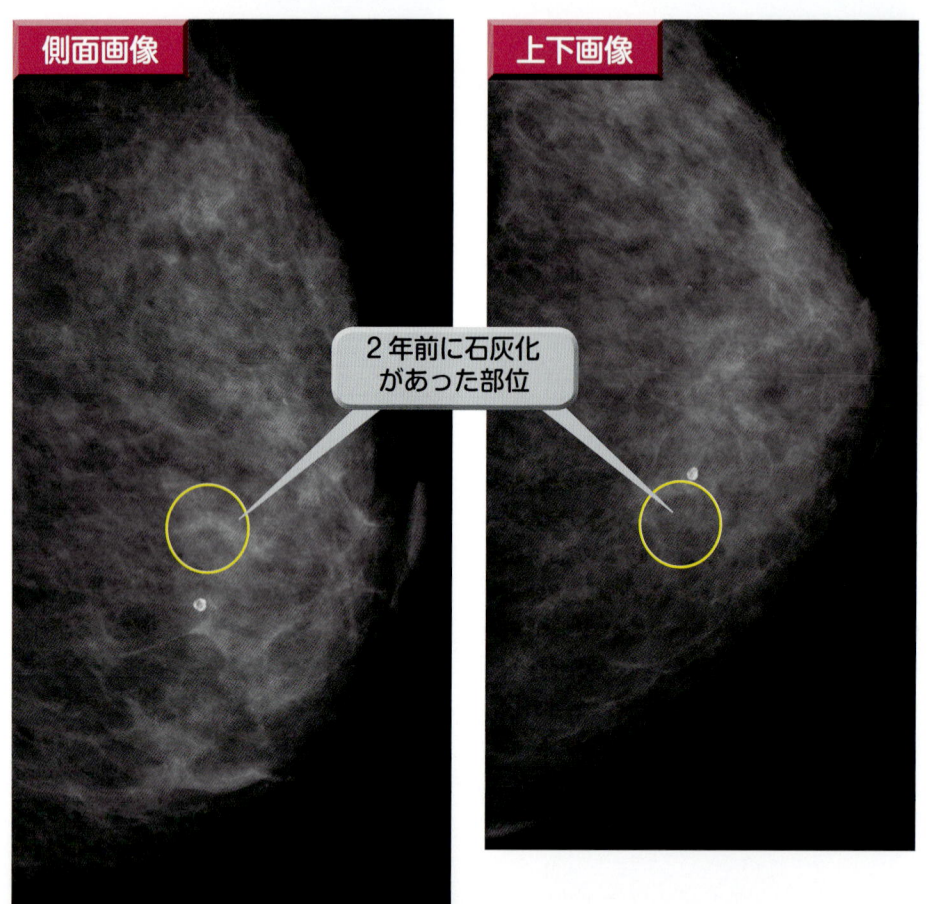

側面画像

上下画像

2年前に石灰化があった部位

4年8か月後に撮ったマンモグラフィーです。
石灰化した腫瘤なので変化するはずはないと思っていましたが，以前からある濃い石灰化だけが見えています。前回のマンモグラフィーで石灰化に見えたのは線維腺腫の壊死に伴った石灰乳だったのでしょうか。カルシウム成分は吸収されています。

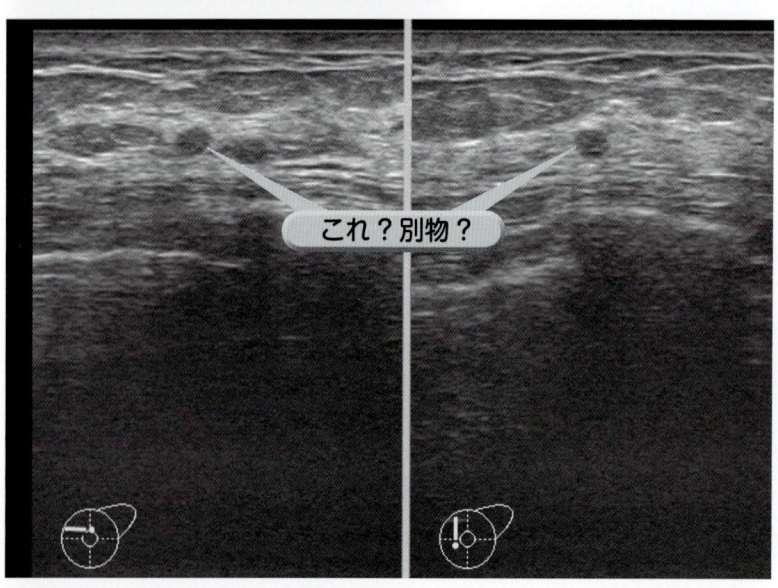

これ？別物？

上のマンモグラフィーと同じ時の乳腺エコーです。直近の超音波像（前ページ下段）を確認して検査に臨みました。中心部にシャドーを伴う特異な腫瘤なので簡単に描出できると思いましたが，腫瘍は消えていました。かろうじてこの画像を撮りましたが，これが収縮した線維腺腫である確証はありません。完全に消えたのかもしれませんし，この腫瘤は近くにある脂肪組織かもしれません。
用いた装置が前3回とは異なるので，脂肪組織の見え方が異なります。

腫瘍サイズ：3左右×3上下×3厚み(mm)

経過で変化した線維腺腫 　38歳　右A領域

線維腺腫は基本的に大きさやパターンは変化しませんが，症例によっては増大したり，パターンが変化することがあります。ここに示す症例は，初回検査の時点ですでに腫瘤の一部が高エコーに見えていましたが，6か月後には高エコーの部分のエコー強度がさらに増していました。

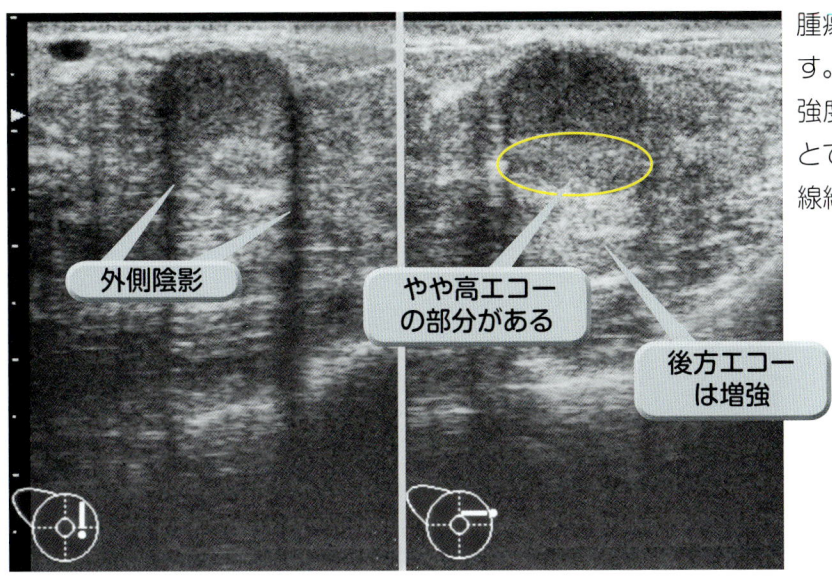

腫瘤の背側1/3はやや高エコーになっています。線維腺腫では，このように腫瘤内にエコー強度が異なる結節が混在するのはよくあることです。
線維腺腫の後方エコーは増強しています。

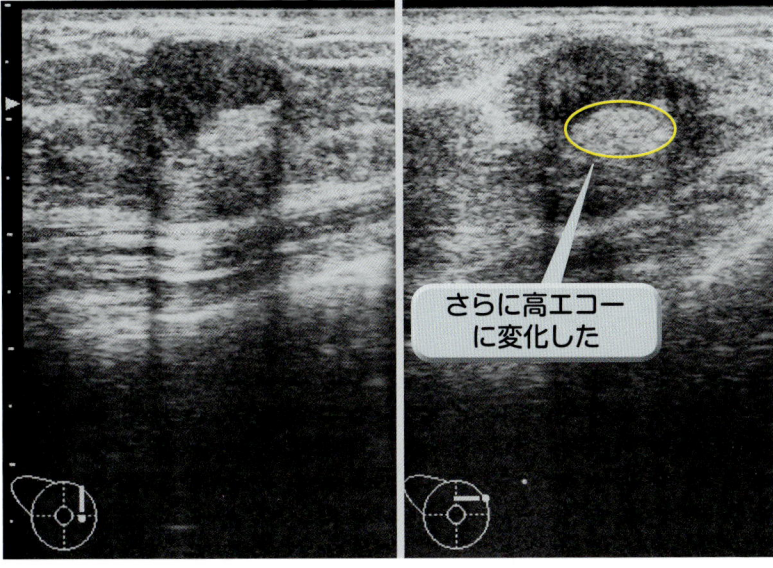

外側陰影
やや高エコーの部分がある
後方エコーは増強

腫瘤サイズ：12左右× 12上下× 13厚み(mm)

6か月後の検査です。腫瘤の背側にある高エコーの結節は，さらにエコーレベルが上昇していました。
この画像では線維腺腫の後方エコーは増強していません。高エコーの部分がさらにエコーレベルが上昇したことと関係があるのでしょうか。

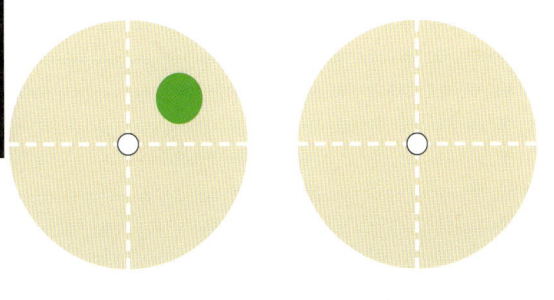

さらに高エコーに変化した

腫瘤サイズ：14左右× 12上下× 15厚み(mm)

葉状腫瘍を疑った線維腺腫　　31歳　右乳房

巨大な線維腺腫です。妊娠を契機に大きくなったようです。検査は出産直後に行いました。CT画像を見れば，この腫瘍がいかに大きいかがわかります。胸郭は重みのために少し変形しています。
若い女性の乳房に大きな充実性腫瘍を見たときは，まっさきに葉状腫瘍を考えます。この方も葉状腫瘍と考えて手術しましたが，病理学上は巨大な線維腺腫だそうです。
マンモグラフィーでは乳房全体が白いだけで，何も情報を得られませんでした。

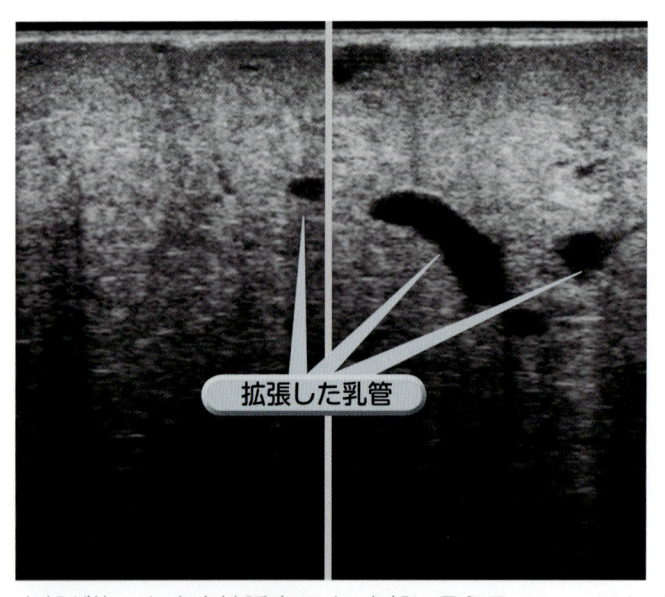

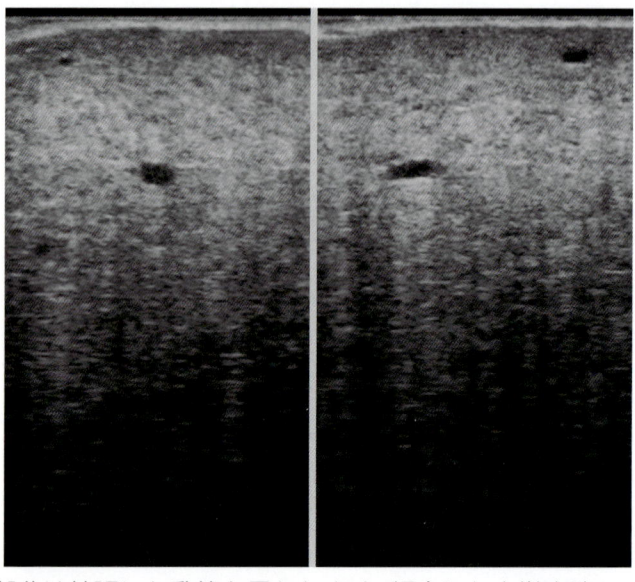

拡張した乳管

内部が均一な充実性腫瘍です。内部に見えるエコーフリーな部分は拡張した乳管と思われます。紹介した大学病院で，細胞診をしようと針を刺したところ乳汁が噴出したそうです。おそらく針先がこの拡張した乳管に入ったのでしょう。

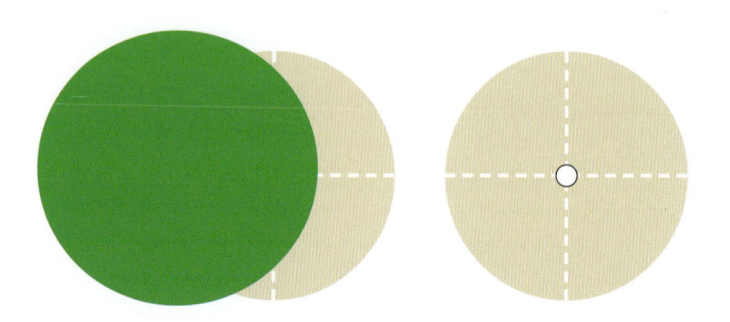

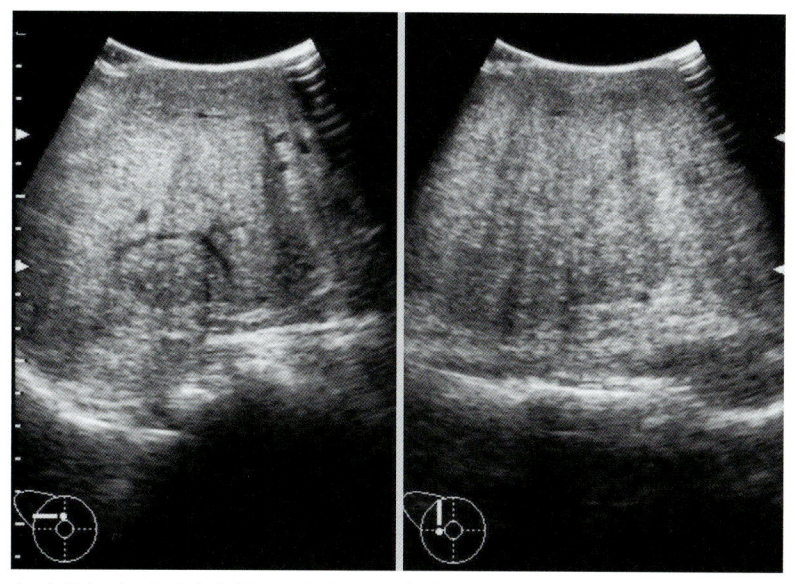

あまりにも大きな腫瘍ですから、表在性臓器用のプローブでは全体像を描けません。このような時は解像力は劣りますが、視野が広く深部まで観察できる腹部用のプローブに切り替えて観察します。

腹部用のプローブは表面が凸（コンベックス）になっているので、表面が盛り上がっている乳腺を検査すると、プローブの両端が皮膚から離れてしまいます。

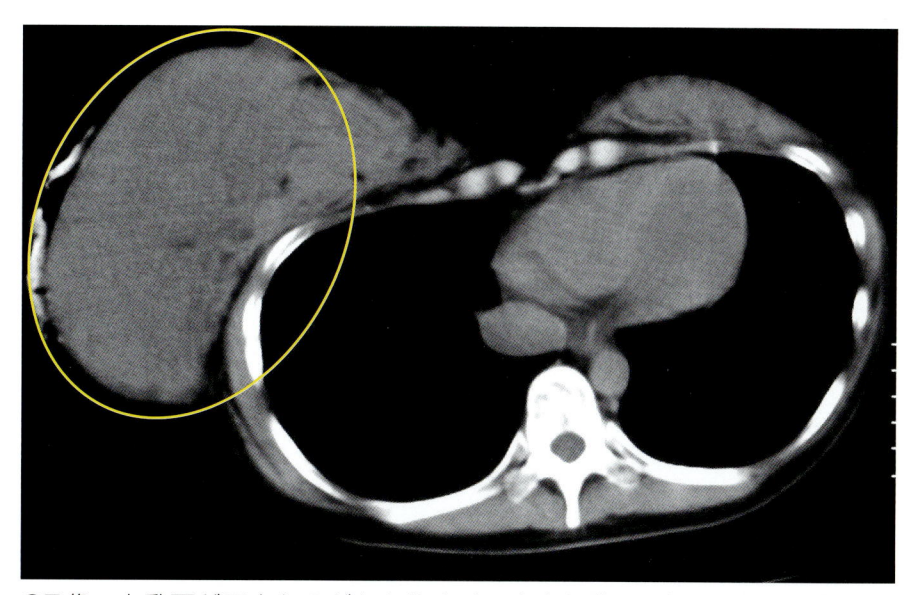

CT像。右乳房が巨大なのがわかります。大きな乳房に押されて右胸郭は変形して狭くなっています。

経過で増大した線維腺腫

33歳　右B領域

一般的な理解としては良性腫瘍は増大しません。それに対して癌は増大します。ですから，初回検査で良悪性の判断がつかない時は，経過観察をして増大の有無をみるのも1つの方法です。しかし，良性腫瘍でも生まれた時からあるのではないので，経過観察中に増大することがあります。

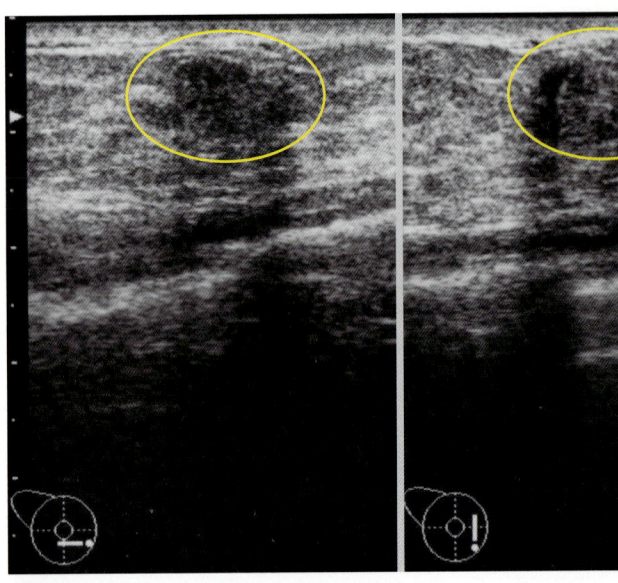

初回検査です。右乳房のB領域に低エコー領域があります。縦断像では尾側（画面の右側）の輪郭が不明瞭で，周囲の脂肪と明瞭に識別できません。この時は授乳中だったので「授乳に伴う変化の可能性もありますが，線維腺腫疑い」と診断しました。半年後に再度検査を受けるように話しましたが，来院していません。

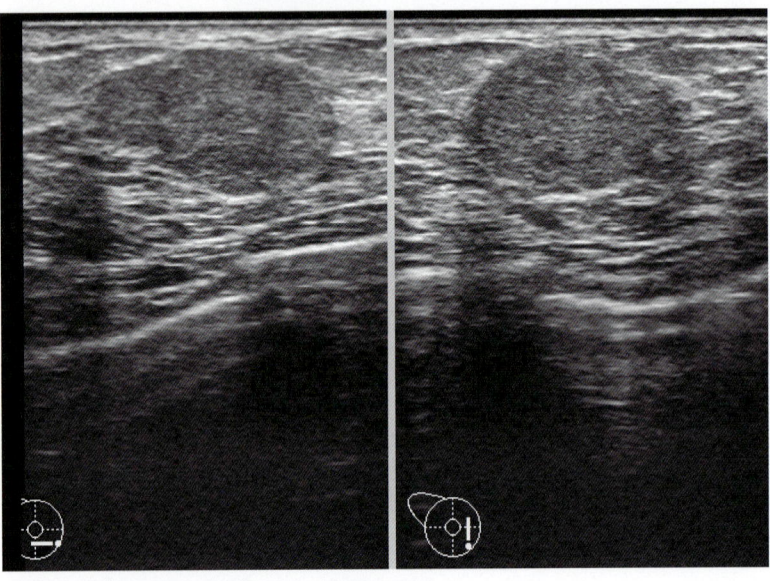

腫瘍サイズ：8左右×9上下×7厚み(mm)

2年5か月後の再検像で，次の子供を妊娠中です。前回あった腫瘤が増大し，形態もはっきりしています。線維腺腫の典型的な像です。妊娠が引き金となって増大したのか，あるいは徐々に増大したのかは，途中の検査データがないのでわかりません。

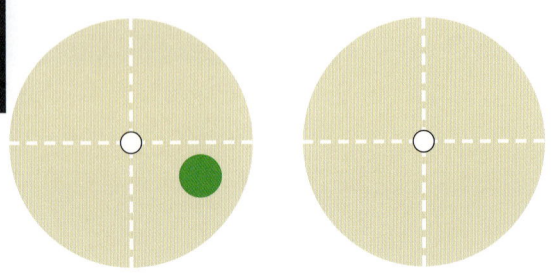

腫瘍サイズ：21左右×18上下×13厚み(mm)

第4章

嚢胞

乳腺に限らず甲状腺や腹部臓器でも，嚢胞の診断には超音波検査が最も役立ちます。
触診では嚢胞は硬く触れることが多いので，癌と間違われてしまいます。
マンモグラフィーでは大きな嚢胞は乳癌と同様に白っぽい塊に描出されます。ですから，辺縁が比較的平滑なタイプの乳癌とは区別が困難です。
小さな嚢胞はマンモグラフィーでは描出されないのがほとんどです。ですから，マンモグラフィーで異常なしと診断された症例でも，超音波検査をすると多くの小嚢胞が見つかります。
これらの嚢胞の多くはサイズが変化します。1年後に再検してみると，消えていたり，大きくなっていたり，あるいは新しい嚢胞が出現していたりします。内容液が増減するからでしょう。

嚢胞の超音波所見

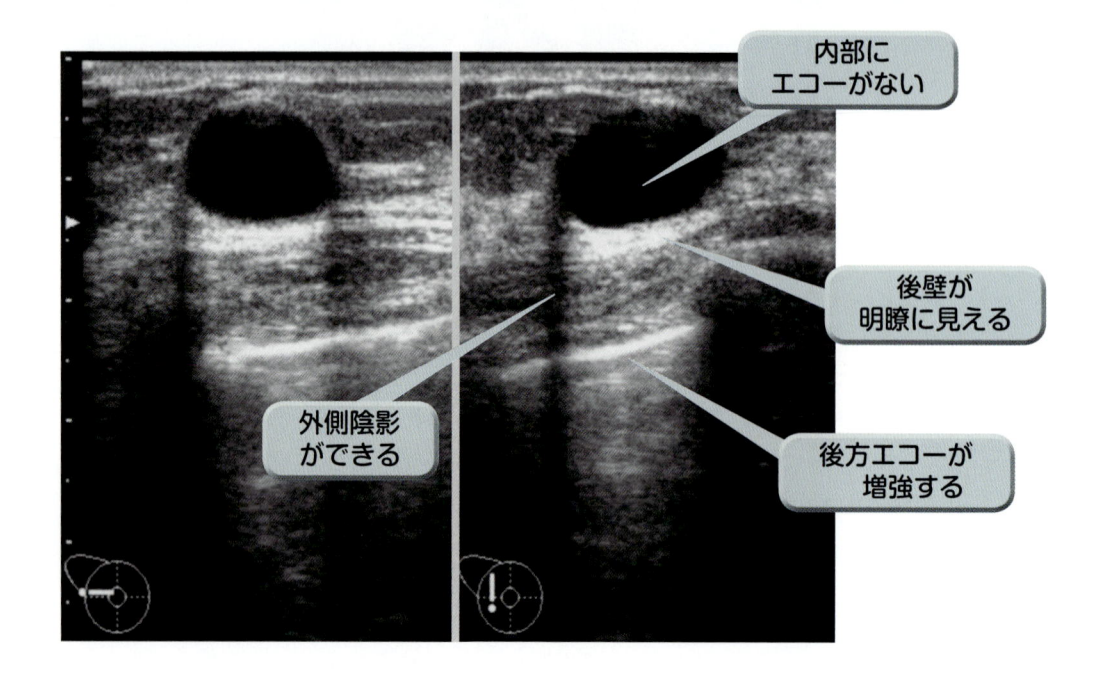

（図：嚢胞の超音波画像）
- 内部にエコーがない
- 後壁が明瞭に見える
- 後方エコーが増強する
- 外側陰影ができる

嚢胞性パターン

① 内部にエコーがない

嚢胞の内部には液体が貯留しています。液体は均一なものの代表です。超音波は均一なものからは反射しません。したがって，嚢胞の内部からはエコーがないので内部は真っ黒に見えます。

② 後壁が明瞭に見える

超音波も電波も反射するときの仕組みは同じです。衛星放送の電波を受信するアンテナは受信面がパラボラ状をしていますが，嚢胞の後壁もパラボラの形をしています。そのために超音波が効率よく反射されるので，強いエコーが発生して嚢胞の後壁は明るく明瞭に見えます。それに対して嚢胞の側壁は，超音波が平行に入ってくるためにプローブ方向への反射が起こりにくく，暗くて不明瞭です。

③ 後方エコーが増強する

「後方エコーが増強する」という表現は厳密にいうと正しくありません。嚢胞の後方で超音波の反射は増強せずに，他の部位と同じ割合で反射します。ところが，超音波が嚢胞内を通過する段階で全く減衰しないので，後壁に到達した時は他の場所に比べて相対的に強くなっています。そのために反射する超音波（エコー）があたかも増強するように見えるのです。

④ 外側陰影ができる

側方陰影ともいいます。原理は次ページで解説しています。表面が平滑な腫瘍でできます。腹部用のコンベックスプローブよりも，表在性臓器用のリニアプローブのほうが鮮明に現れます。

外側陰影ができる仕組み

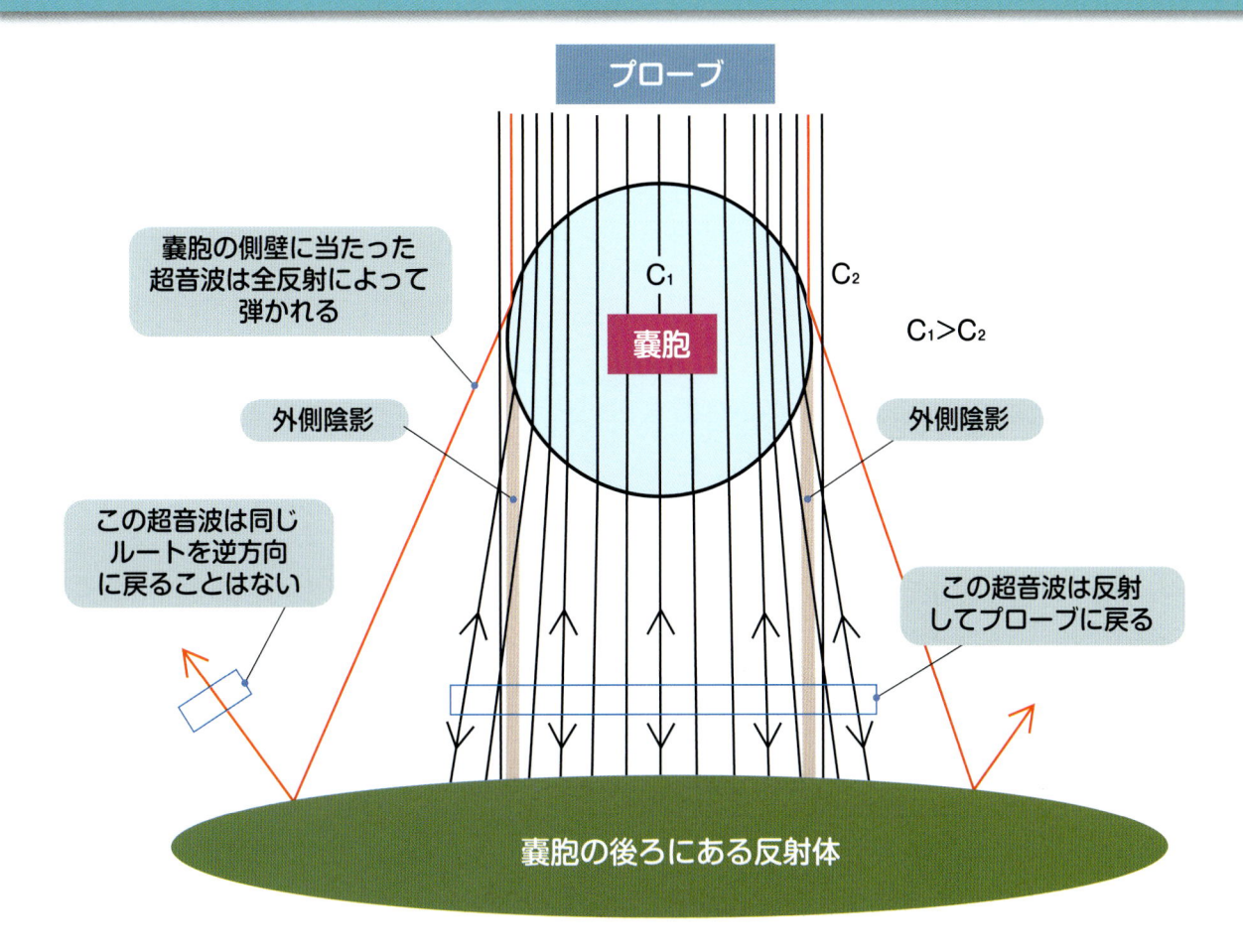

プローブ

C_1
囊胞
C_2
$C_1 > C_2$

囊胞の側壁に当たった超音波は全反射によって弾かれる

外側陰影

外側陰影

この超音波は同じルートを逆方向に戻ることはない

この超音波は反射してプローブに戻る

囊胞の後ろにある反射体

　囊胞の中心部に入射した超音波は，まっすぐ囊胞内を進み後壁にぶち当たります。その一部は後壁で反射してプローブに戻ってきます。この情報が囊胞後壁の中心部を描きます。後壁で反射しなかった超音波は，囊胞の後ろにある構造物（たとえば乳腺組織）で跳ね返りプローブに戻ってきます。こうして，囊胞の後方の様子が描かれます。中心部から離れた部位に入射した超音波は，囊胞内の液体と周囲組織とで音速に差があると，わずかですが外側あるいは内側に屈折し，後壁を通過する時にさらに屈折します。上の図は囊胞内の液体の音速（C_1）が周囲の組織の音速（C_2）よりも速いケースを表しています。

　囊胞の側壁に当たった超音波のほとんどは上図の赤い線のように，**全反射**を起こして囊胞から遠ざかります。この遠ざかった超音波はその先の反射体に当たっても斜めに当たるので，同じルートをたどってプローブに戻ってくることはありません。その結果，**側壁の後方に帯状に情報が欠損した領域ができます**。これが外側陰影（lateral shadow）です。側方陰影ともいいます。

典型的な嚢胞

46歳　右CD領域

嚢胞は乳腺にみられる比較的ポピュラーな良性疾患です。中身は液体ですが，触診では硬く触れるので乳癌と間違われてしまいます。嚢胞内の液体はX線を吸収するので，マンモグラフィーでは癌と同じように白く描出されて，乳癌との区別が困難になることがあります。

嚢胞は超音波検査では非常に特徴的なパターン（嚢胞性パターン）を示します。癌や線維腺腫などとは明確に区別できます。

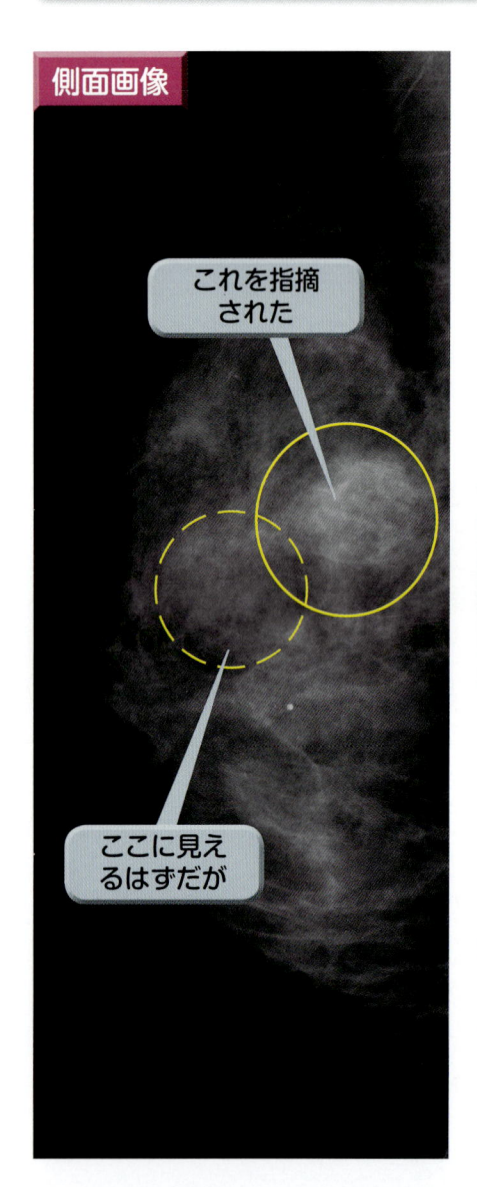

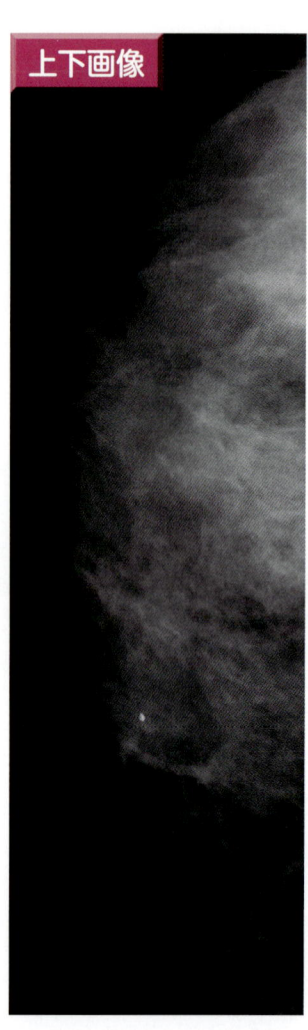

側面画像

これを指摘された

ここに見えるはずだが

上下画像

超音波検査で見えている嚢胞はCD領域です。ですから，マンモグラフィーの側面画像では乳頭より少しだけ高い部位に描出されなくてはなりません。その理由はマンモグラフィーの側面画像（MLO）では水平方向から20～30度位，角度をつける（33ページ参照）からです。ところが，読影した医師はもっと上（頭側）の濃い陰影が異常（局所的非対称性陰影）と指摘しています。

上下画像では病変を指摘できません。

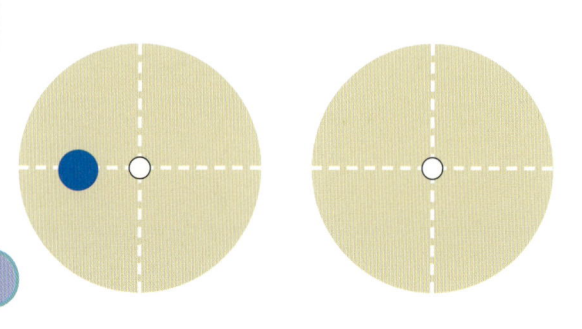

●─マンモカテゴリー分類：3 その他（局所的非対称性陰影）

腫瘤の内部は完全にエコーフリー（真っ黒）で輪郭は平滑・明瞭です。腫瘤の後方には後方音響陰影増強現象がみられます。外側陰影もできていますが，左の横断像では脂肪組織内で発生しているシャドーが混在しているのでわかりづらいです。典型的な囊胞の所見です。

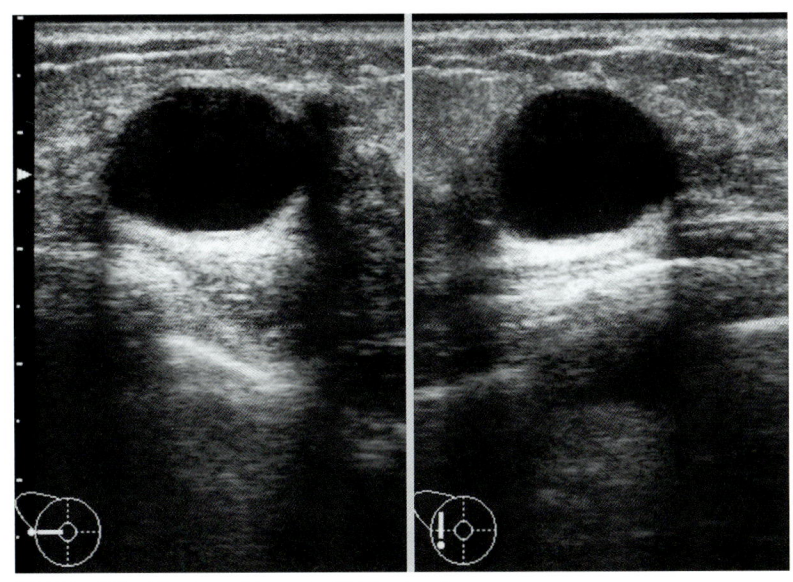

腫瘍サイズ：16 左右× 15 上下× 13 厚み（mm）

MEMO 　超音波検査と老眼

ひとは 40 歳位になると老眼が始まります。老眼とは，見る対象物への距離に応じて目のレンズが厚みを自動調節することができなくなる状態です。いうまでもなく老化現象の1つです。近視の人間も遠視の人間も同じように老眼になりますが，遠視の人間が強く影響を受けて細かい字を見るのに不自由します。

さて，超音波診断装置は腫瘍のサイズをキャリパという仕組みで計測して，その数値を画面に表示することができます。最近の装置はより大きなサイズのモニタを採用するようになっているので，画像が大きく表示されて老眼の私にとっては嬉しいのですが，画面上の数値の表示サイズは見た目で同じです。ということは，画面全体では文字が相対的に小さくなっています。検査中は問題ないのですが，プリンタでペーパーに印刷すると，計測数値は以前よりも小さくなったので，老眼鏡をかけても私には判読できません。

強く抗議したら，装置メーカーのアロカは計測数値の表示に関しては大きい文字を選べるように改良してくれました。ただし，後継機種では最大文字を選んでも私には小さいです。どうでもいい機能をてんこ盛りにするよりは，これは絶対に必要な改良です。

マンモで写った小嚢胞

73歳　右D・左C領域

乳腺の嚢胞はどこにあっても超音波検査では明瞭に描出されます。一方，マンモグラフィーでは嚢胞内の液体がX線を吸収するので，高濃度（白っぽい）に写ります。ですから，同じように高濃度に見える乳腺組織と重なると存在すらわかりません。本例のような乳腺組織と重ならない嚢胞だけが指摘できます。

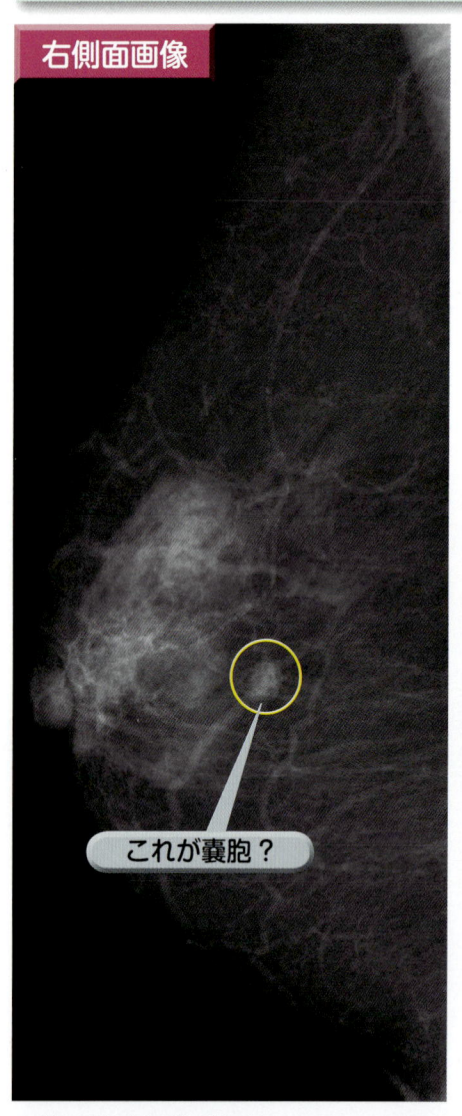

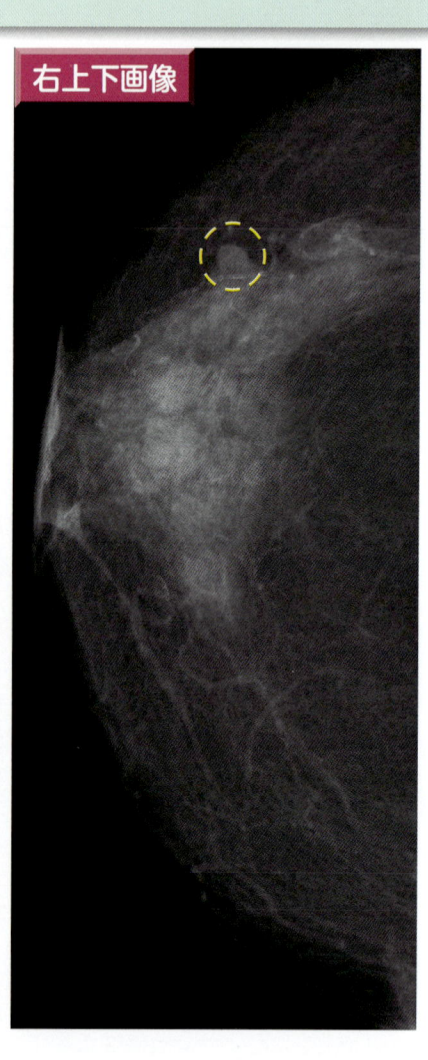

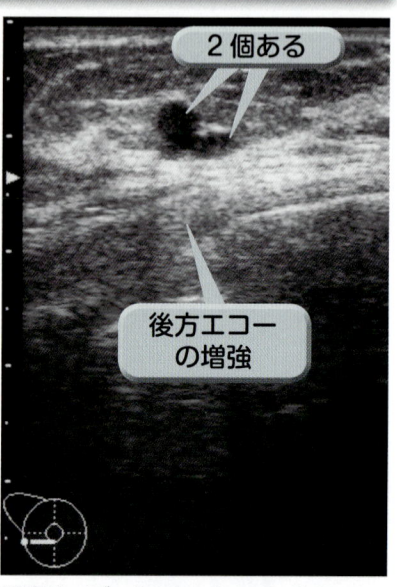

右側面画像

これが嚢胞？

右上下画像

2個ある

後方エコーの増強

腫瘍サイズ：3左右×3上下×3厚み (mm)

大小2個の嚢胞が接しています。小さいですが，内部が完全にエコーフリーなので嚢胞に間違いありません。
背後に白く見える乳腺があるので後方エコーの増強は確認しにくいですが，よく見ると増強しています。

高齢で乳腺組織が退縮しており，嚢胞との重なりが少なくなっています。右側面画像では嚢胞らしき物が白く見えますが，右上下画像では乳腺組織と重なってわかりにくくなっています。右上下画像で黄色い円（破線）で囲んでいる部位に嚢胞がありそうです。

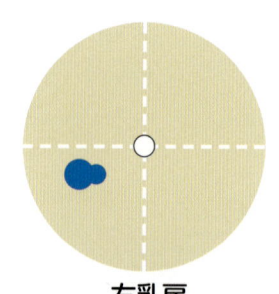

●—マンモカテゴリー分類：3　腫瘤

右乳房

左側面画像	左上下画像	

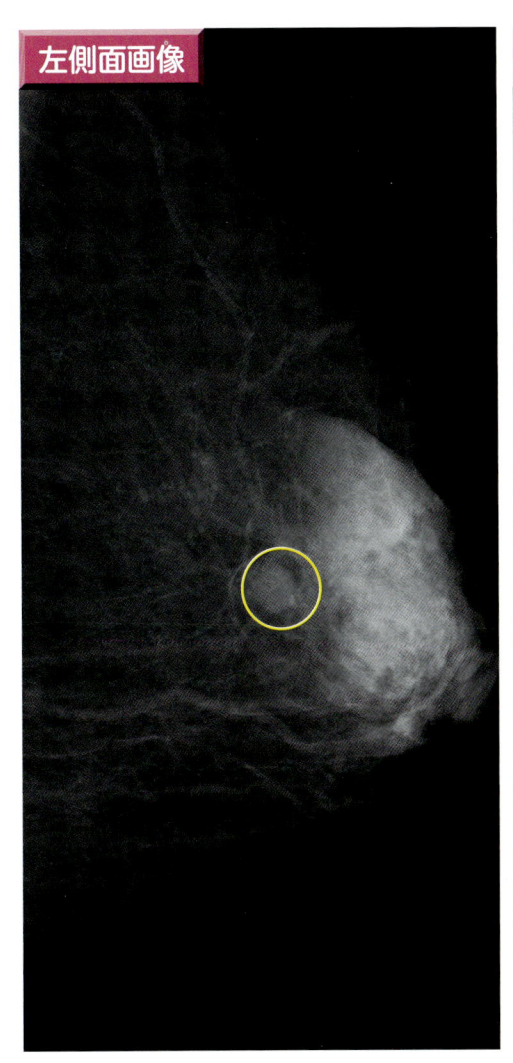

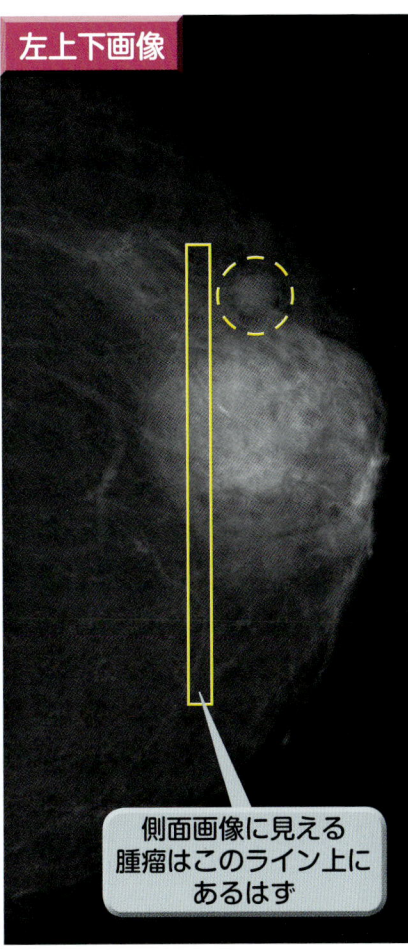

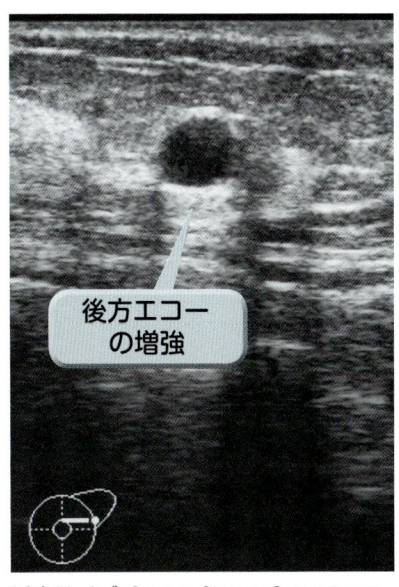

腫瘍サイズ：6左右×6上下×6 厚み（mm）

後方エコーの増強がはっきり認識できます。
内部がエコーフリーになることと後方エコーの増強は表裏一体の現象です。

（左上下画像内吹き出し）側面画像に見える腫瘤はこのライン上にあるはず

（超音波画像内吹き出し）後方エコーの増強

左乳房の嚢胞も右乳房と同じように，乳腺組織とは重ならずに脂肪組織を背景にして白く写し出されています。左上下画像でも乳腺組織の端に見えているようですが（破線の円），これが嚢胞と断定はできません。なぜなら，左側面画像では腫瘤（嚢胞）は乳腺組織の背後に見えていますが，左上下画像では乳腺組織の中央部です。位置的に合いません。乳頭からの深さも異なります。

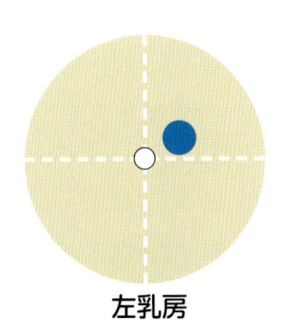

左乳房

●―マンモカテゴリー分類：3　腫瘤

マンモで写らない嚢胞

45歳　右E領域

嚢胞はマンモグラフィーでは高濃度（白っぽい）に写り，乳腺組織も高濃度に見えるので，両者が重なると，断層撮影法ではないマンモグラフィーでは画面上で識別できなくなることは前例でも述べました。この現象は乳腺組織が発達している若い人ではしばしばみられます。マンモグラフィーで異常なしと診断された例を超音波検査すると，嚢胞が多くの方で見つかります。嚢胞だけにこのような現象が起きるのならいいのですが，乳癌でも同様な現象がみられることがあります。

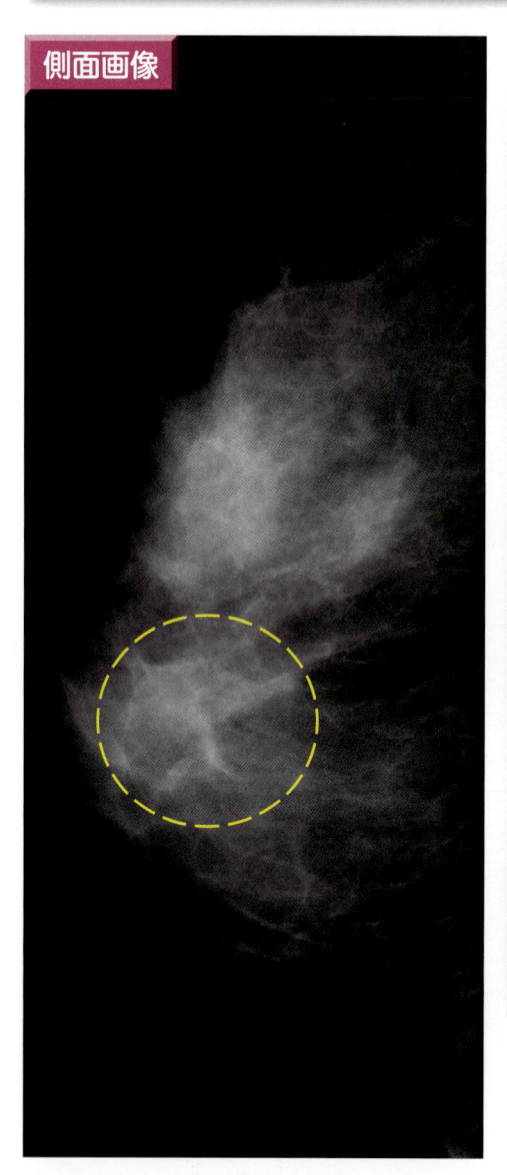

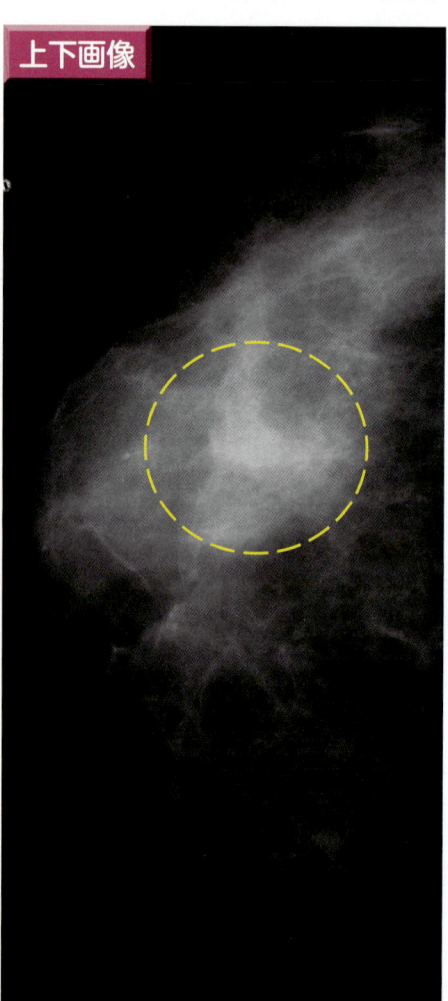

側面画像

上下画像

マンモグラフィー画像では側面画像でも上下画像でも腫瘤を指摘できません。位置的には画像の中に描き入れた黄色の円（破線）の中にあるはずです。

このマンモグラフィーでは黄色の円の中心部が白く見えますが，これは乳房内の脂肪組織が，この部分だけ少ないので生じた現象です。この白い部分が嚢胞を表しているのなら，辺縁は平滑できれいな円弧を描いていなくてはなりません。

嚢胞があるために，ここだけは脂肪がなくて，このように白く見えているのだという解釈もありますが……。

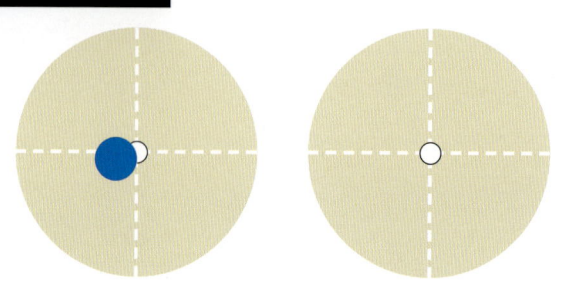

●―マンモカテゴリー分類：1

乳頭の真下にある嚢胞です。乳頭が作るシャドーが嚢胞に重なっているので，輪郭の一部がとぎれて見えますが，典型的な嚢胞です。

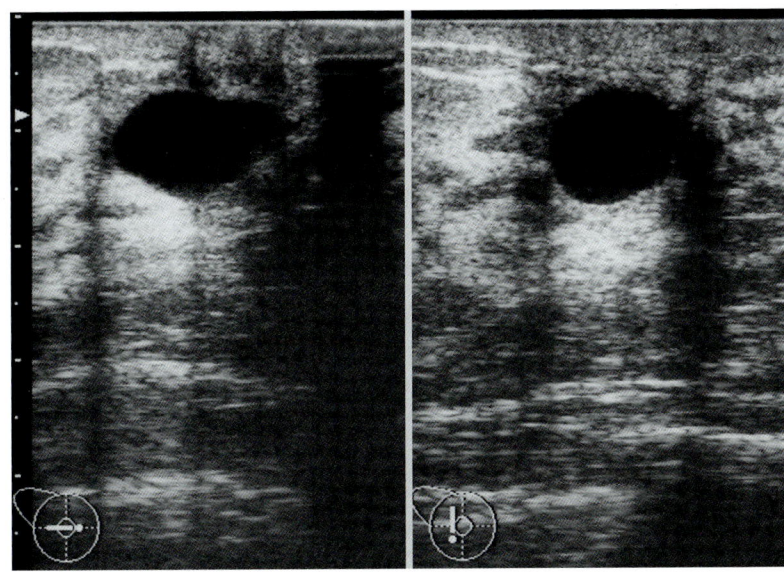

腫瘍サイズ：14 左右× 12 上下× 10 厚み (mm)

MEMO　雪の中の白ウサギ

雪の中で白いウサギを探すのは大変です。ところで，乳腺組織が発達している乳房の E 領域の近くに乳癌，嚢胞，線維腺腫ができているとマンモグラフィーでは腫瘤は識別できません。これらの腫瘤は乳腺組織と同じように白く見えます。まさに雪の中の白ウサギを探すようなものです。それでも，微細石灰化がある癌では，雪の中で白い電飾（イルミネーション）がきらきらしている状態なので，おかしいと気づきます。

一方，乳腺エコーでは腫瘍性病変は黒ウサギです。はたして雪国に黒ウサギがいるのか知りませんが，エコーの世界では乳腺は白く雪のようでも，腫瘍は黒く見えます。雪の中で黒ウサギを探すのは容易です。ですから，患者の年齢や乳腺組織の発達程度に関係なく，乳腺エコーでは癌や線維腺腫・嚢胞を発見できます。

肝臓癌は単純 X 線検査で写りません。これと同じように微細石灰化を伴わない乳癌が乳腺組織に取り囲まれていると，癌と乳腺組織とでは濃度差が小さいので，単純 X 線検査であるマンモグラフィーでは検出できないのです。乳腺組織が退縮している高齢者の方や，腫瘍が乳腺の端にある場合はマンモグラフィーで腫瘍が写ります。

2 個ある嚢胞

41歳　右CD・右D領域

嚢胞が複数ある例はしばしば経験します．乳腺エコーではサイズが大きく異なったり，存在部位が違えばまごつくことはありませんが，すぐ近くに同じサイズの嚢胞があると混同してしまうことがあります．マンモグラフィーは同じサイズの嚢胞であっても周囲の状況が異なると見え方が大きく違ってきて，一部の嚢胞を見落としてしまうこともあります．

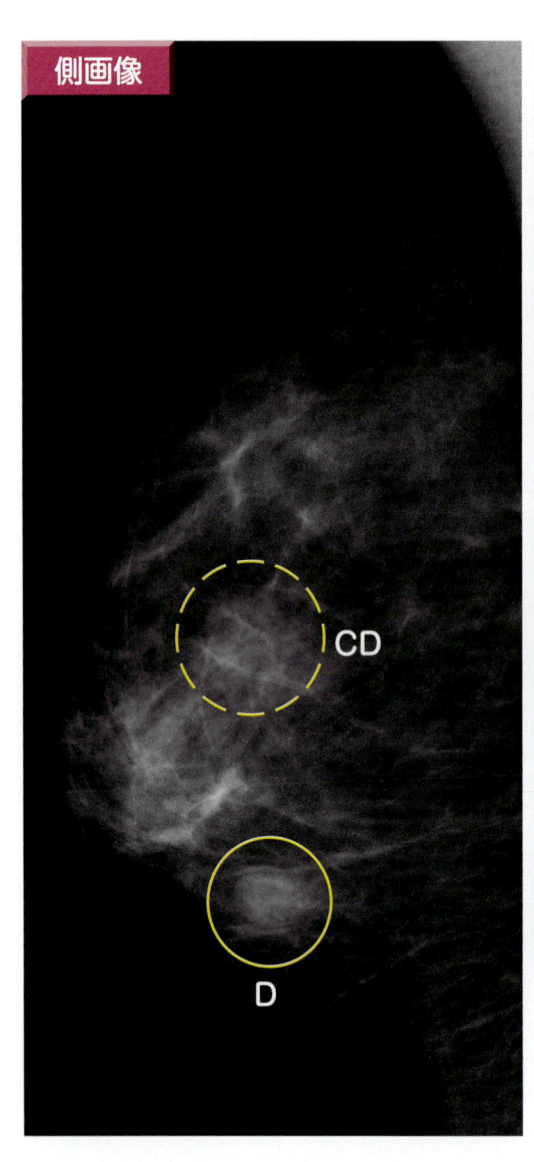

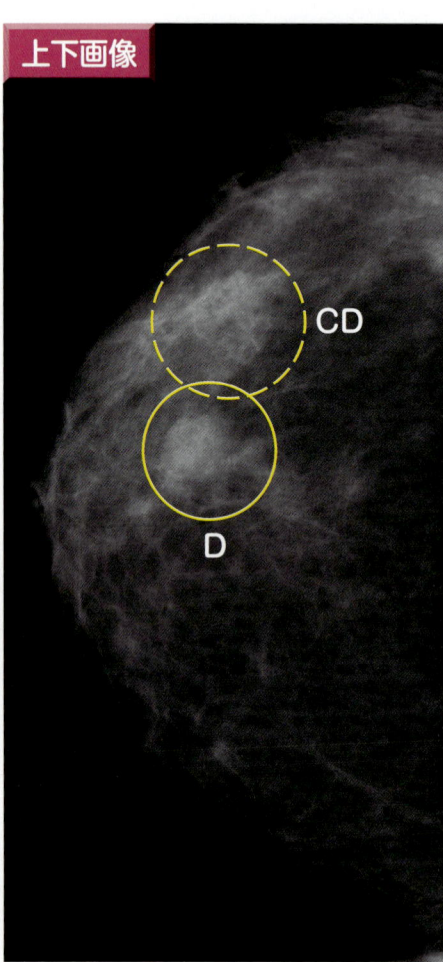

側画像

上下画像

私はこのマンモグラムを見て黄色の実線で描いた円に腫瘤があるのはすぐにわかりましたが，黄色の破線で示す腫瘤には気づきませんでした．
両者は乳腺エコーでは厚みがわずかに異なるだけで同様の嚢胞です．
マンモグラフィーは前後にある組織の影響を受けるので，最悪の場合は認識できません．
両者とも辺縁に凹凸不整（スピキュラ）があるように感じますが，皆さんは嚢胞と診断できますか？

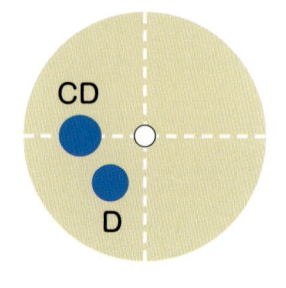

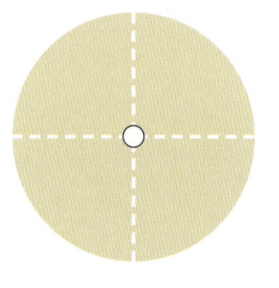

●―マンモカテゴリー分類：3　腫瘤

脂肪組織

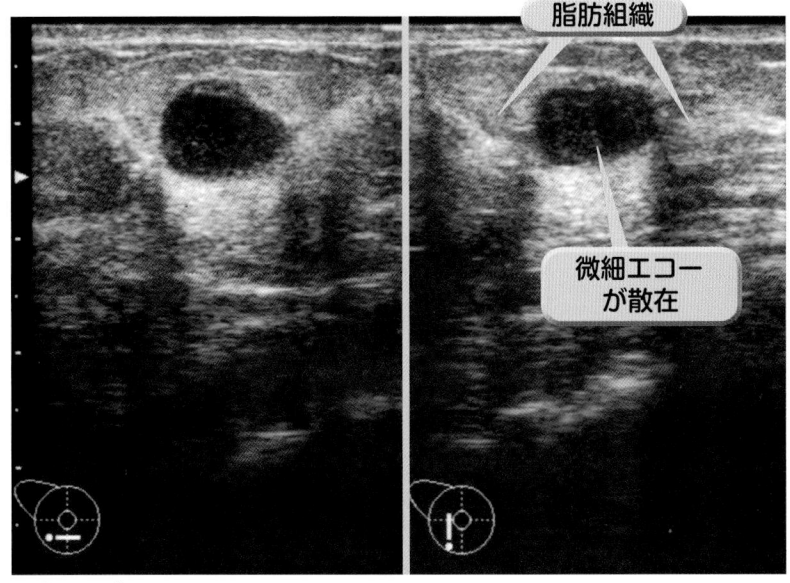

微細エコーが散在

腫瘍サイズ：10左右×10上下×8厚み (mm)

D領域にある囊胞です。内部に微細なエコーが散在しています。内容液がわずかに混濁しているようです。この所見がさらに強くなると，濃縮囊胞と呼ぶ場合があります。

この囊胞は周囲を脂肪組織に取り囲まれています。それに対して，下に示す囊胞は乳腺組織に取り囲まれています。この違いがマンモグラムでの見え方に大きく作用していると思います。

乳腺組織

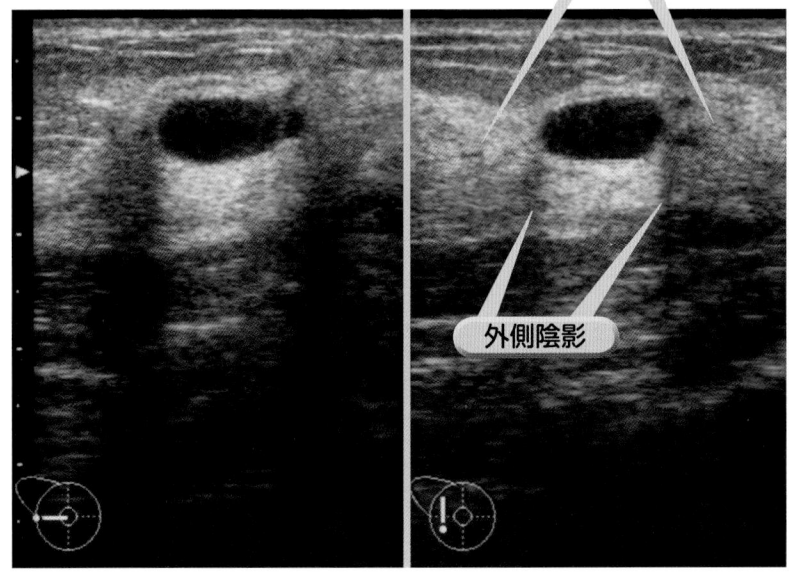

外側陰影

腫瘍サイズ：10左右×10上下×6厚み (mm)

CD領域にある囊胞です。直径は上の囊胞と同じ10mmですが，厚みが6mmと少し薄いようです。こちらは（多重エコーを除けば）内部エコーがなく，後方エコーは増強した典型的な囊胞です。外側陰影は右の縦断像で明瞭に見えています。

私は検査を開始した当初は上の画像に示す囊胞と混同していました。サイズがほとんど同じだったからです。

多発した囊胞

45歳　両乳房

乳房に囊胞が多発するのは珍しくありません。ほぼ同じサイズの囊胞が数個あることもあれば，大小の囊胞が混在することもあります。囊胞の数があまりにも多いと，縦断像で見た囊胞と横断像で見た囊胞が同じものを見ているのか，別の囊胞なのか判断しづらくなります。

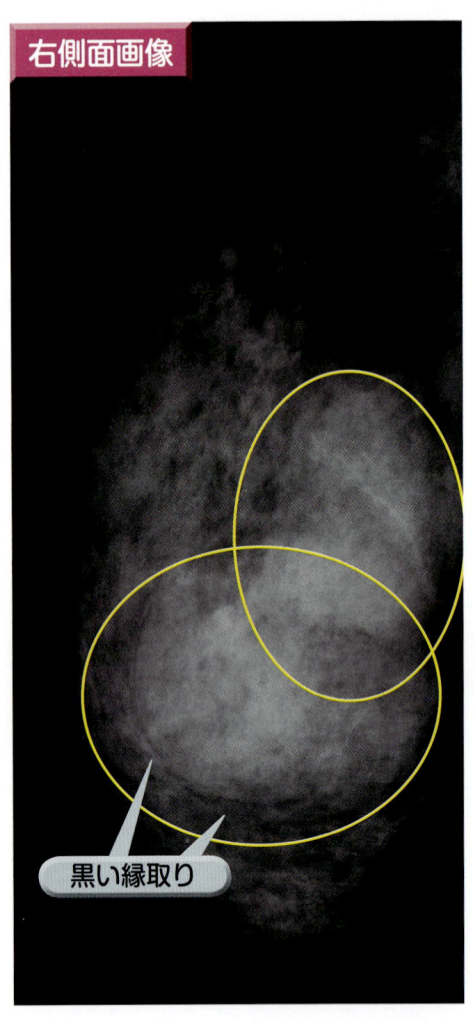

右側面画像

黒い縁取り

右乳房には大きな腫瘤が2個あります。尾側（下側）の囊胞では輪郭の一部が黒く縁取られています。

右乳房には超音波検査でほかにも小さな囊胞が数個あるのですが，マンモグラフィーでは指摘できません。

下の画像はCD領域の囊胞の右側面拡大撮影画像です。これでは囊胞辺縁の黒い縁取りが明瞭です。拡大撮影ではコントラストは低下します。

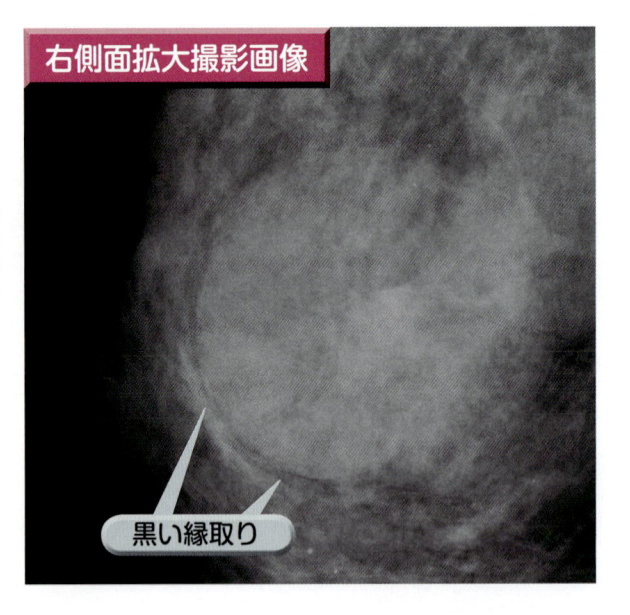

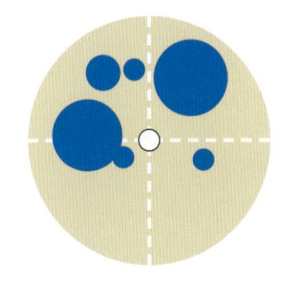

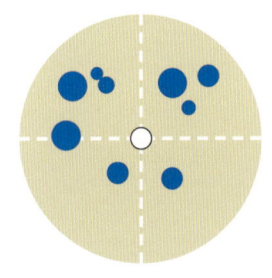

右側面拡大撮影画像

黒い縁取り

●―マンモカテゴリー分類：3 腫瘤

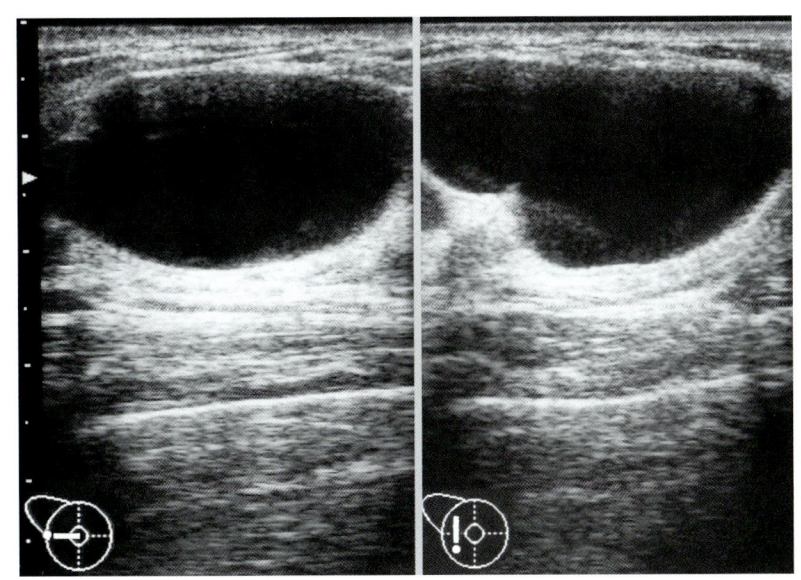

右乳房のCD領域にある画面からはみ出すほどの大きな囊胞です。一部が分葉化（くびれている）しています。患者さんはこの囊胞を触れたので気になって来院しました。

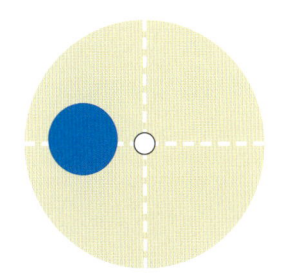

腫瘍サイズ：33左右×34上下×17厚み (mm)

右乳房

A領域にある画面からはみ出す大きな囊胞です。
上のCD領域の囊胞よりも大きいのですが、患者さんも外来で触診した医師もこの囊胞は触知していません。触診はあまりあてにならないというサンプルです。

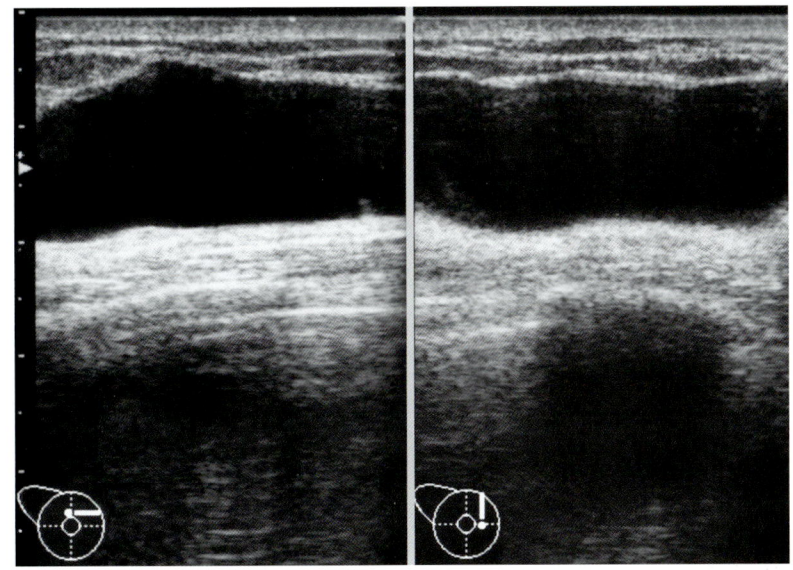

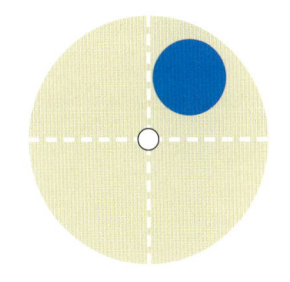

腫瘍サイズ：37左右×37上下×12厚み (mm)

右乳房

次ページに続く

| 前ページからの続き | **多発した嚢胞** | 45歳 | 両乳房 |

左側面画像

エコーフリーに見えない

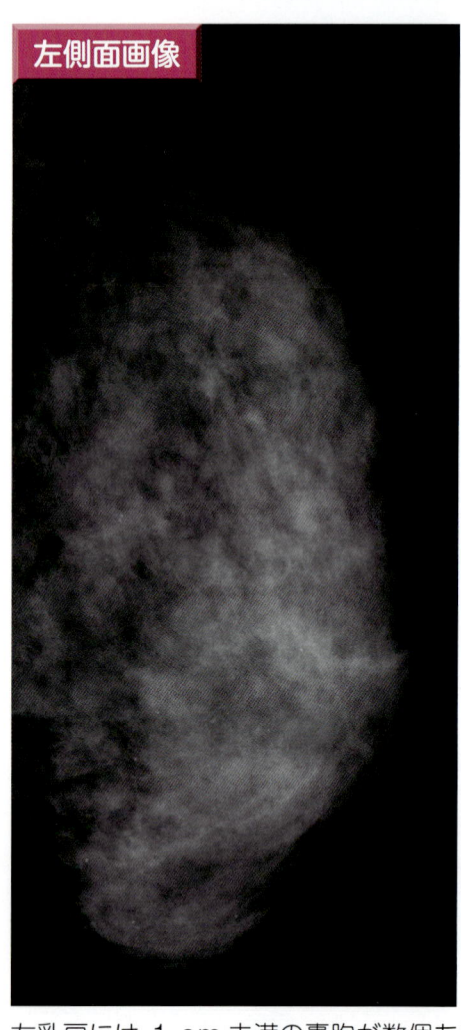

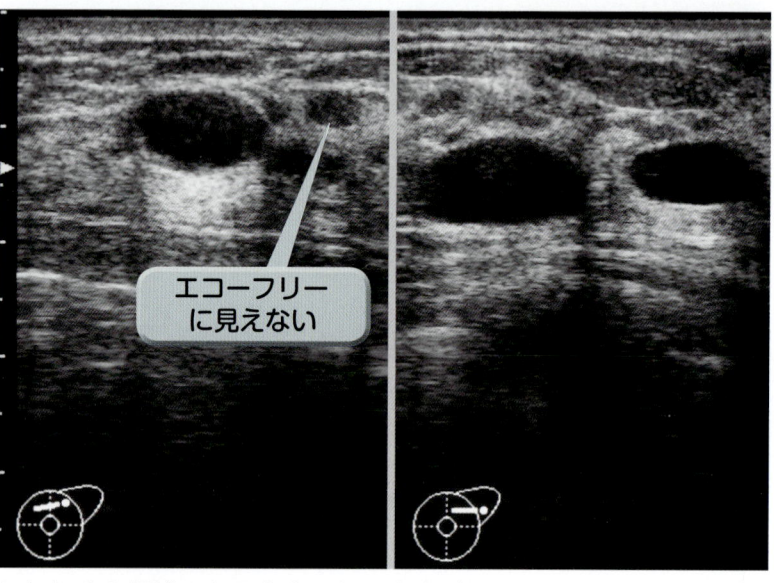

AおよびC領域にある中小4個の嚢胞が見えています。最も小さい嚢胞は3mm位しかありません。これは内部に多重反射が重なってエコーフリーに見えません。

左乳房には1cm未満の嚢胞が数個あるのですが、このマンモグラフィーでは斑状に白い部分が散在しているので、嚢胞を特定できません。乳腺組織が発達していてdense breastに近い状態だからです。

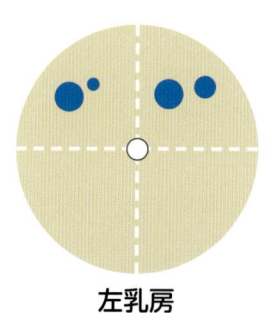

●—マンモカテゴリー分類：3 腫瘤

左乳房

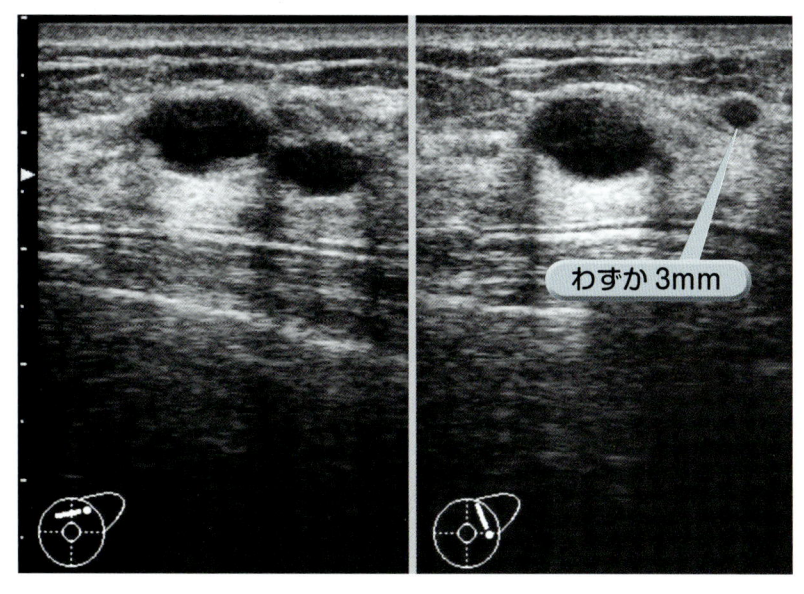

AおよびC領域にある中小4個の嚢胞が見えています。最も小さい嚢胞は3mmです。この嚢胞も内部がエコーフリーには見えません。多重反射やサイドローブによるアーチファクトが発生しているからです。

大きな嚢胞もアーチファクトが発生しますが、全体に影響が及ぶことはありません。

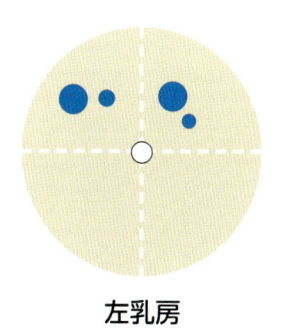

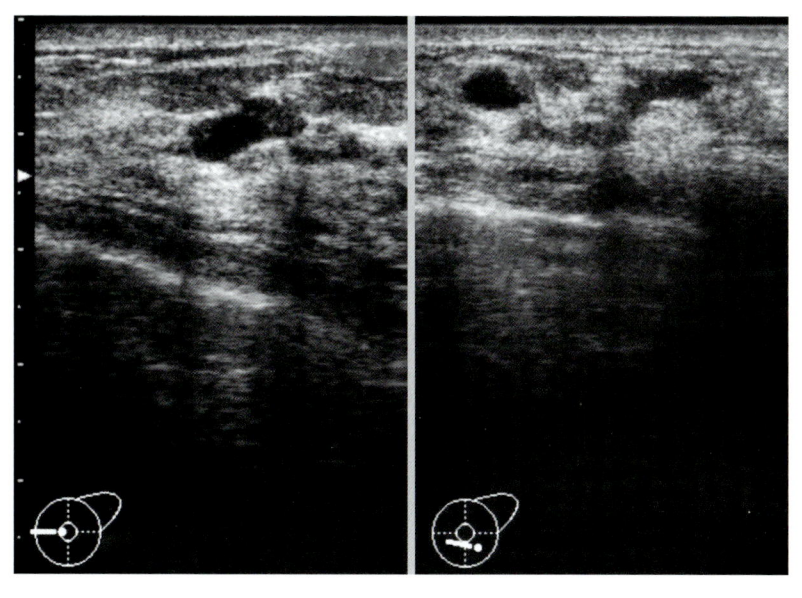

わずか3mm

左乳房

AB領域からB領域、D領域にある3個の小嚢胞が見えています。

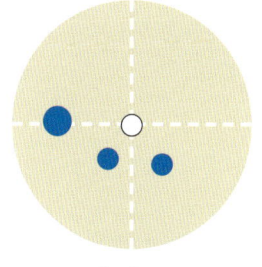

左乳房

囊胞と線維腺腫が併発　　51歳

乳腺囊胞は他の腫瘤性病変と併発していることがあります。最も多いのは線維腺腫です。線維腺腫と癌とは小さい時は完全に区別するのが困難なので，線維腺腫が併発している時は注意が必要です。
囊胞も小さい時は多重反射やサイドローブが充満して，完全にエコーフリーに見えないことが多いので，線維腺腫と間違えてしまうことがあります。

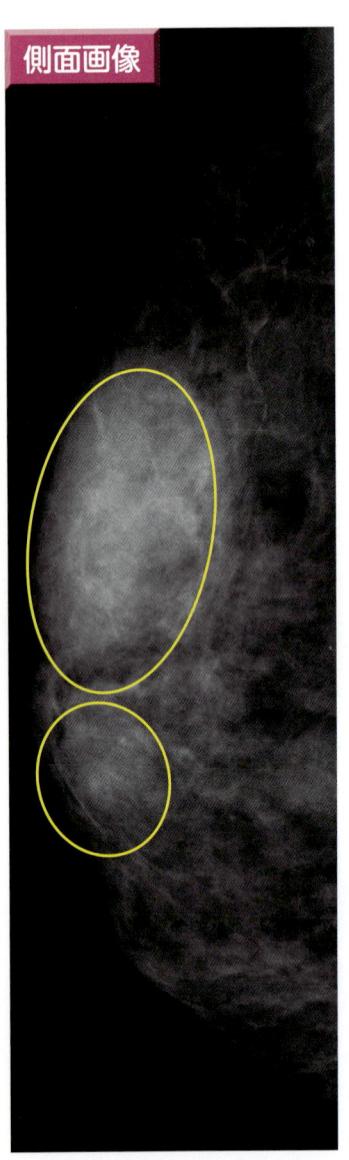

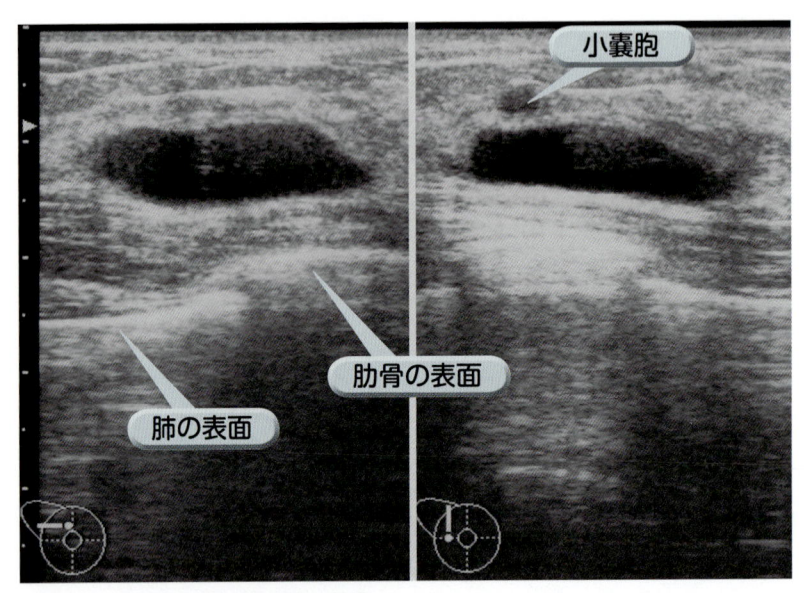

側面画像

小囊胞
肋骨の表面
肺の表面

腫瘤サイズ：23左右×22上下×7厚み(mm)

右乳房のC領域にある比較的扁平な囊胞です。右の縦断像では前方に3mm位の小さな囊胞も見えています。

側面画像で大小2個の高濃度の腫瘤が見えています。

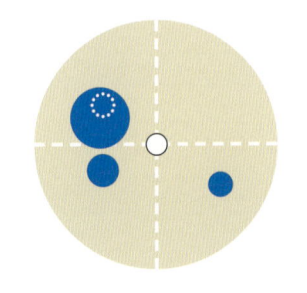

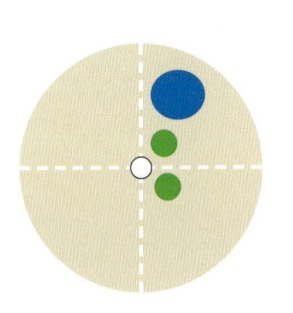

●—マンモカテゴリー分類：3 腫瘤

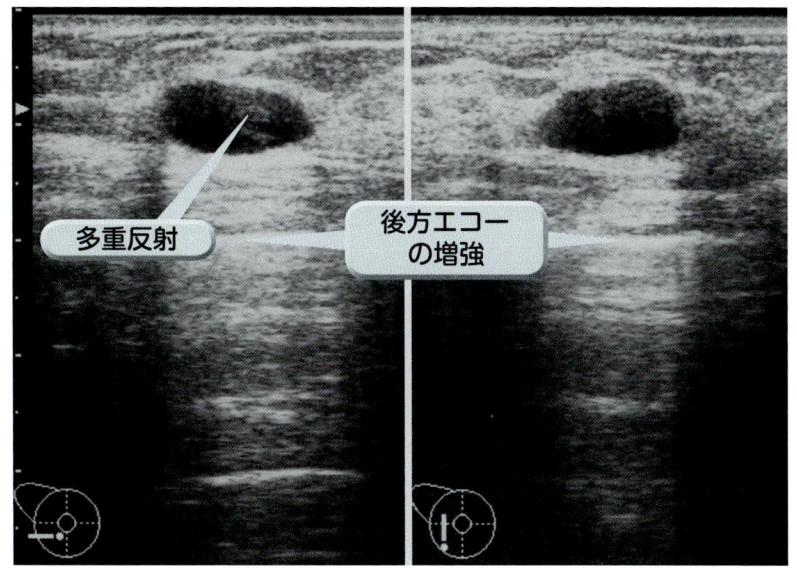

右乳房のD領域にある囊胞です。内部が完全にはエコーフリーではありません。これは囊胞の前方にある超音波の反射体同士で超音波が行き来したために生じた人工産物です。多重反射といいます。画像上では前壁から降りそそぐ淡雪のように見えます。

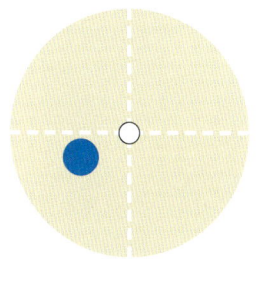

腫瘍サイズ：13左右×12上下×7厚み(mm)

右乳房

右乳房B領域のこの囊胞は小さいので多重反射が内部に充満しています。そのためにエコーフリーには見えません。したがって，線維腺腫の可能性を完全には否定できません。外側陰影は線維腺腫でもできます。

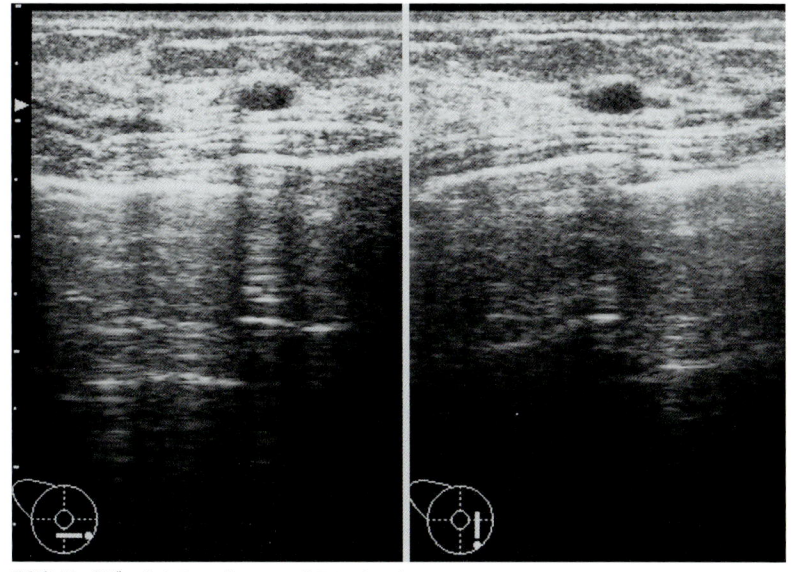

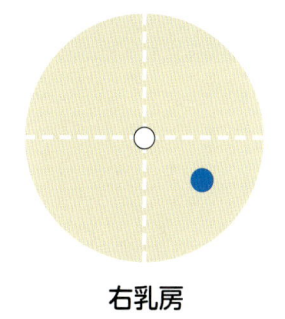

腫瘍サイズ：4左右×4上下×3厚み(mm)

右乳房

次ページに続く

前ページからの続き | **嚢胞と線維腺腫が併発** | 51歳

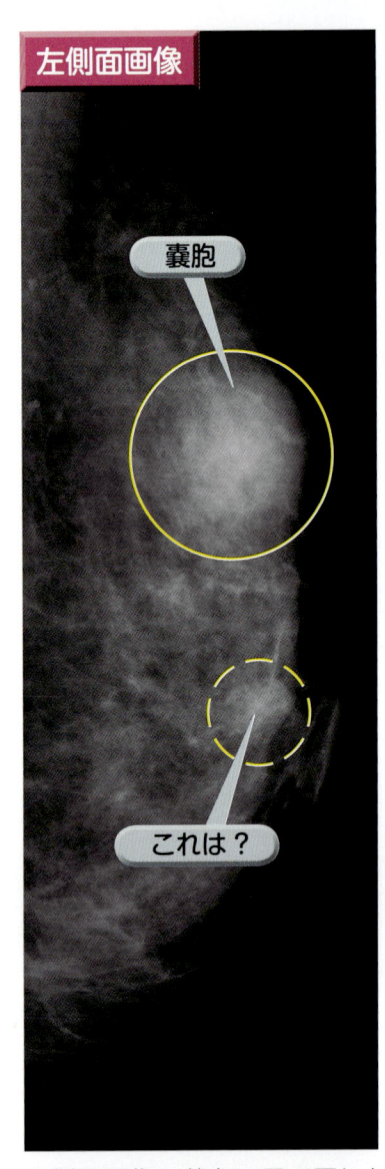

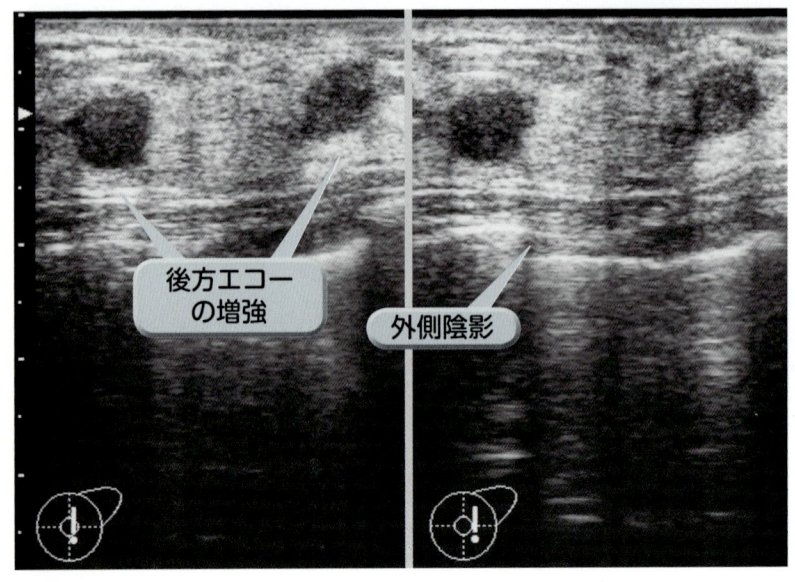

左側面画像

嚢胞

これは？

腫瘍サイズ：7左右×7上下×7厚み(mm)

後方エコーの増強

外側陰影

左乳房のC領域とD領域にほぼ同じサイズの線維腺腫があります。これほどの大きさになると、嚢胞に多重反射が重なっている状態は考えられません。後部エコーの増強と外側陰影は嚢胞でもみられるので、両者の鑑別には使えません。

この左右の画像は両方とも縦断像ですが、フリーズのタイミングで所見が微妙に異なります。超音波画像では所見をあまりにも細かく読んでも意味がないと思います。

左側面画像に黄色い円で示した腫瘤はC領域の嚢胞でしょう。乳頭直下の高濃度域（破線）が線維腺腫を表している可能性がありますが、見えるのは1個だけです。超音波像ではほぼ同じ大きさの線維腺腫が上下2個あります。

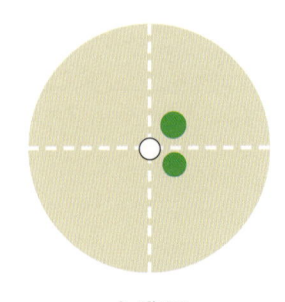

左乳房

● マンモカテゴリー分類：3 腫瘤

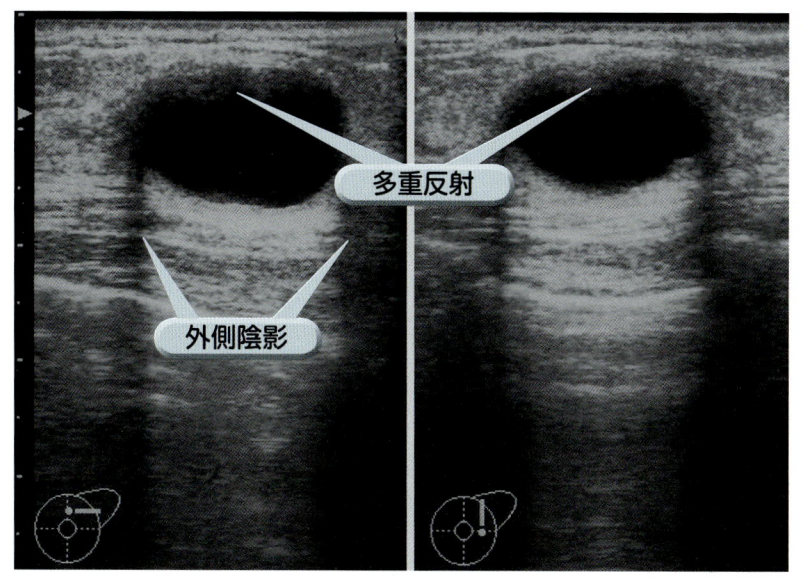

前ページのマンモグラムに黄色の円で示した嚢胞です。前壁近くにある多重反射を除けば，内部はエコーフリーで後壁は明瞭，後方エコーは増強し，外側陰影を認める典型的な嚢胞です。

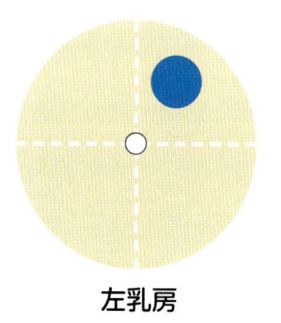

多重反射

外側陰影

腫瘍サイズ：18 左右 × 16 上下 × 12 厚み (mm)

左乳房

MEMO

多重反射の原理

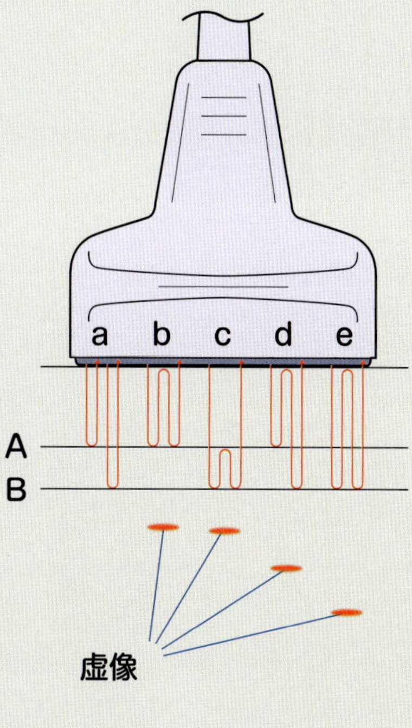

嚢胞の前壁直下には，しばしば多重反射現象によって生じる数本の線状のエコーが投影されます。これはプローブから発射された超音波が体内の反射物で跳ね返り，プローブに全部吸収されて電気信号に変換されれば発生しません（a）。実際はプローブの表面で跳ね戻されて，また体内に向かったり（b），体内の線状構造（皮膚の背面，浅在筋膜浅層，皮下脂肪の前面・後面など。腹部エコーでは腹筋の筋膜，腹膜，肝の前面の被膜など）AとBの間で反射したり（c）と余計な反射が起こります。プローブの表面で跳ね返されるエコーもあります（b, d, e）。その結果，プローブに吸収されるまでに余計な時間がかかります。超音波診断装置は，超音波が跳ね返ってくる時間を計ることで反射物までの深さを計算するので，余計な反射をする超音波があると，実際よりは深い所にも反射物があると間違えて，実際にはない線（虚像）を描きます。これが「多重反射」と呼ばれるアーチファクトです。小さな嚢胞の内部が完全にエコーフリーにならないのは，このアーチファクトのためです。

虚像

乳管内乳頭腫

41歳　右AB領域

右乳頭から血液が混じった分泌物があるという訴えで来院しました。マンモグラフィーでは分葉した腫瘤が描出され，超音波検査では囊胞内に充実性成分がみられました。囊胞内乳頭腫あるいは乳頭癌を疑って手術したところ，乳管内乳頭腫という病理のレポートでした。

乳管腔が閉塞して囊胞形成を示せば「囊胞内乳頭腫」というと書かれたものがあるので，このケースは囊胞内乳頭腫と診断しても間違いではないと思われます。

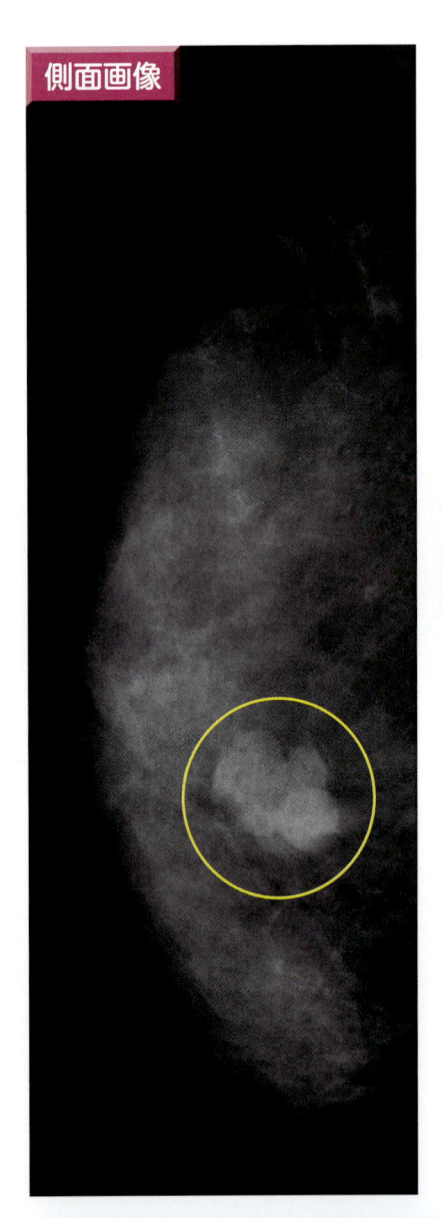

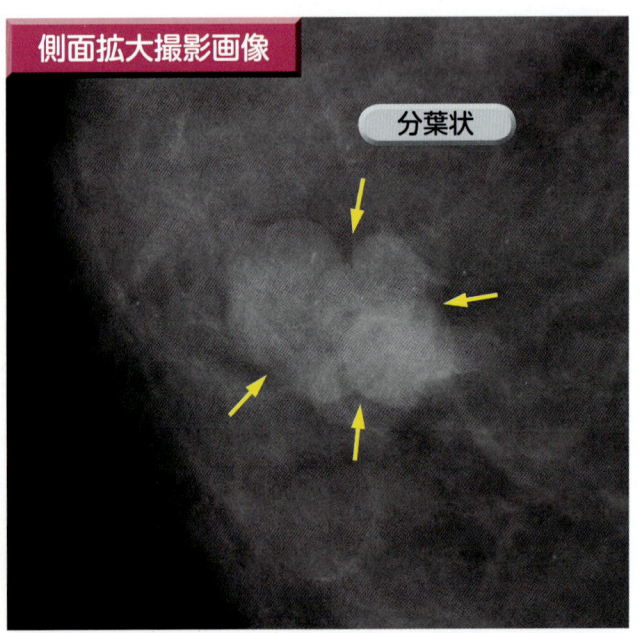

側面画像

側面拡大撮影画像

分葉状

右乳房の乳頭より少し尾側（下側）に高濃度の腫瘤があります。辺縁は分葉状の形態をしていますが，平滑で棘のような凹凸（スピキュラ）はありません。微細石灰化もありません。

側面拡大撮影画像に黄色の矢印で示しているのは，腫瘤のくびれ（分葉状）部分です。

側面画像で腫瘤が乳頭よりも少し下にあって乳腺エコーとは少し違うのは，マンモグラフィーの側面画像は20〜30度斜めに撮るからです（33ページ参照）。

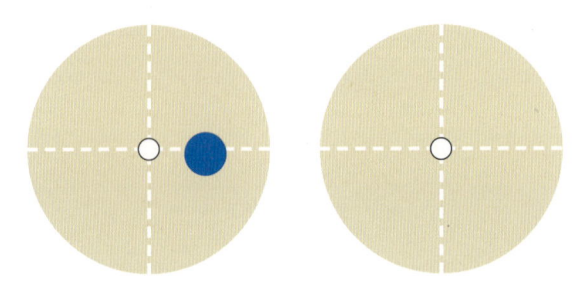

●—マンモカテゴリー分類：3　腫瘤

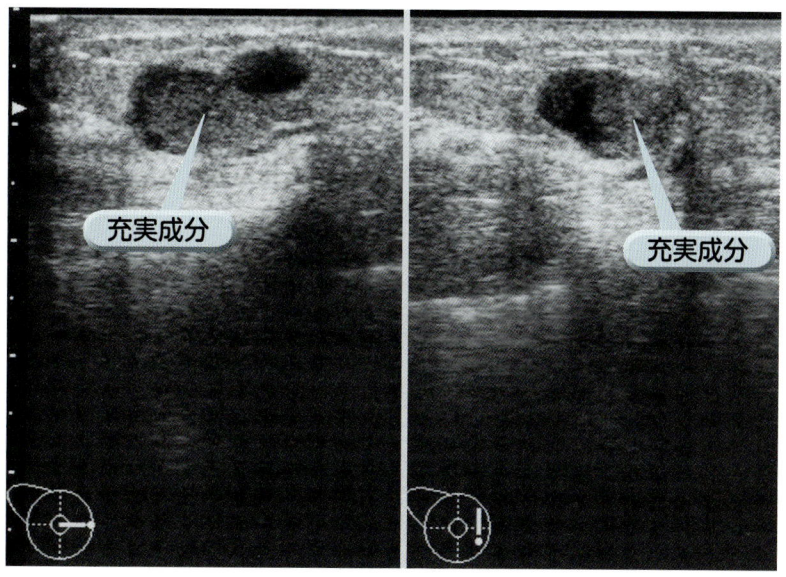

腫瘍サイズ：15 左右 × 12 上下 × 8 厚み (mm)

細長くダルマ型に分葉した囊胞性の腫瘤です。内部に充実成分がみられます。

MEMO　経過観察には過去の画像が必須

超音波検査を受けたことのある人を再検査する時は，過去の超音波画像を参照しないと見落としが起こります。単に前回検査のレポートを見るだけでは不十分です。

最近は大規模病院ではCT画像，MR画像などの初めからデジタル化された画像に加えて，胃X線検査や胸部X線検査の画像もデジタル化してファイリングされています。超音波診断装置も10数年前からDICOM規格で画像を取り出して中央のサーバーで管理できるようになっていますが，私が仕事をしている小規模病院では，超音波画像に関してはどこも採用していません。超音波検査の診療報酬に比べて高い設備投資のコストが障害になっています。そこで，前回の超音波画像をカルテに貼り付けてある施設では，カルテを出して参照することになります。

ある人間ドックの専門施設では前回の画像・レポートを参照できませんでした。受診者に「前回は異常がありましたか」と聞く始末です。これでは責任ある検査はできません。

検査が終わる頃になって「私の肝血管腫はどうなっていますか」などと突然切り出されあわてたことが何回かありました。小さな腫瘍は事前の下調べがないと気づかないことがあるからです。乳腺エコーでも同じです。

外傷性仮性嚢胞

71歳　右A・右B領域

2年前に転倒して机の角で右乳房を強打したそうです。
マンモグラフィーでは右乳房に大小2個の石灰化した陰影があります。同部を超音波で観察すると大きな腫瘤の内部はほとんど液体で，小さい腫瘤は辺縁に液体の貯留があります。
強打した時に血腫ができたものと思います。

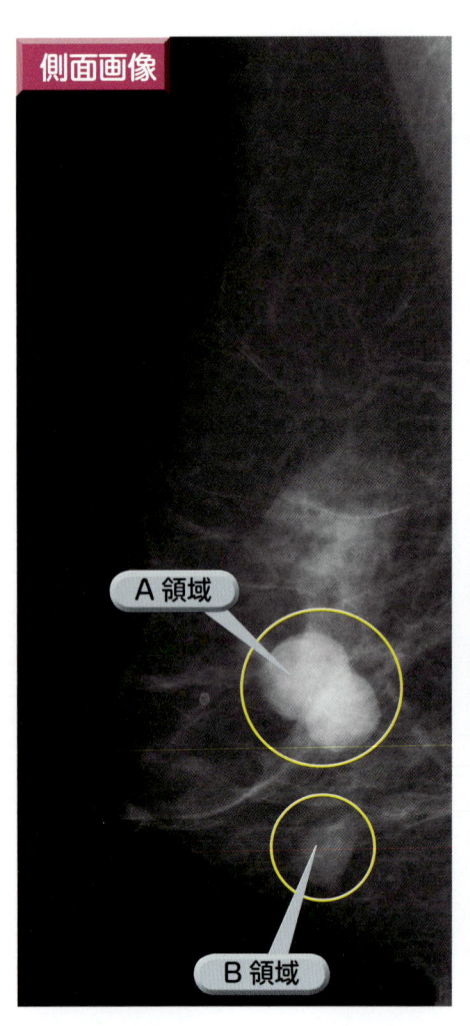

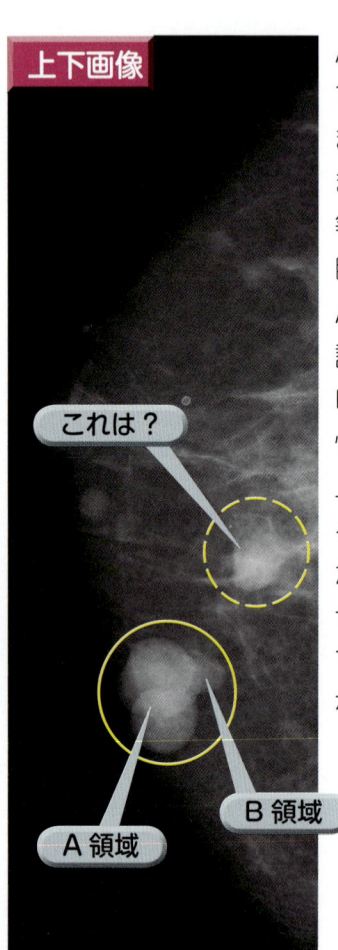

側面画像

A領域
B領域

上下画像

これは？
A領域
B領域

A領域とB領域に，嚢胞内に造影剤を注入して撮影したように高濃度に見える腫瘤があります。全体が淡く石灰化しているものと考えます。癌では微細石灰化は起きても全体が均等に石灰化することはありません。辺縁が明瞭で平滑なのも癌ではみられない所見です。A領域の腫瘤はダルマ型をしています。

読影した医師はA領域の嚢胞を腫瘤と読み，B領域の嚢胞は側面画像だけで局所的非対称性陰影と読んでいます。

上下画像ではB領域の腫瘤はどこに写っているのでしょう。「これは？」と書いた高濃度域が候補に挙がりますが，違うと思います。なぜなら，エコーでは2個の腫瘤は上下に並んでいます。A領域の腫瘍とB領域の腫瘍は重なって写っていると思います。

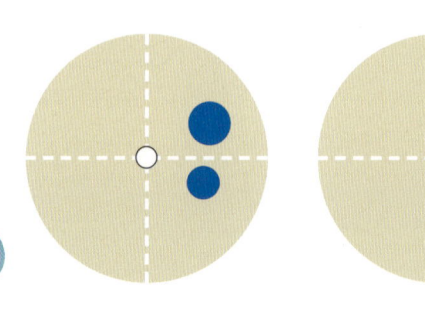

●—マンモカテゴリー分類：3　腫瘤（局所的非対称性陰影）

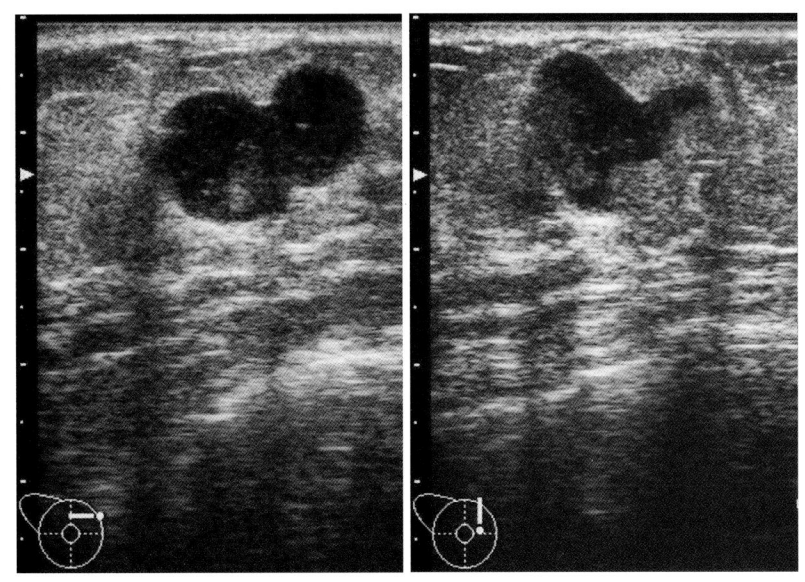

A領域の腫瘤です。左の横断像でこの腫瘤がダルマ型をしているのがわかります。内部はほとんどエコーフリーで，後方エコーの増強もあるので嚢胞と診断したいのですが，内部に淡いエコーがあります。

右の縦断像では壁在結節のような充実性成分があります。嚢胞内乳頭腫の可能性もありますが，マンモグラフィーで石灰化があるというのが説明できません。

2年前に強打したという既往歴があるので，内容液は古い血液で完全に液体の部分と器質化した部分があると考えると，すべてが説明できます。

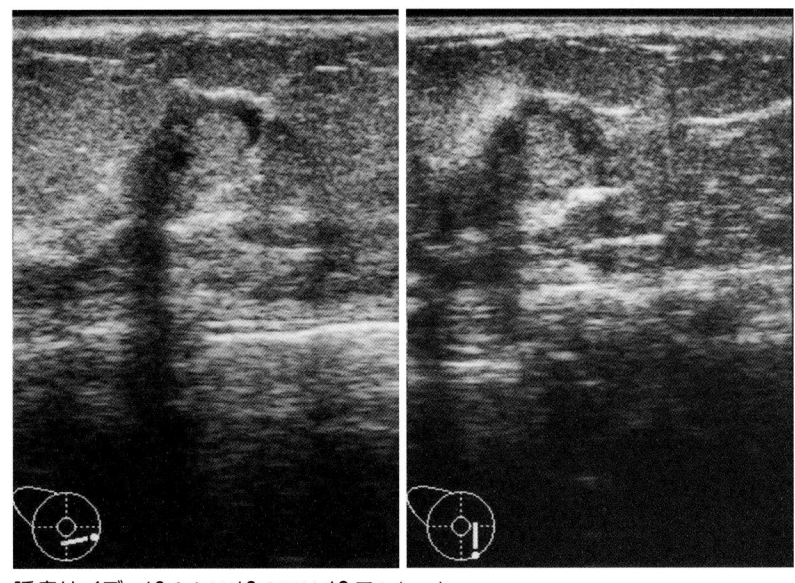

腫瘍サイズ：17左右 × 16上下 × 14厚み (mm)

B領域の腫瘤です。こちらも血腫ですが，器質化した凝血塊の割合が多くて液体成分は辺縁にわずかにあるだけです。

上のA領域の画像だけだと嚢胞内乳頭腫が出血を起こしているという解釈も成り立つかもしれませんが，すぐ近くにもう1個あるのは不自然です。時間が経った血腫なら縮小する過程で2個に分かれたと説明できます。

かねてからボディーマークは正確に入れているので，2個の腫瘤は上下に並んでいると自信をもっていえます。そこでマンモグラフィーの上下画像では，2個の腫瘤が重なっているのが見破れるのです。

腫瘍サイズ：10左右 × 10上下 × 10厚み (mm)

術後血腫の器質化　　46歳　右C・右D領域

乳癌で腫瘍を摘出した跡の腔に液体の溜まりを形成することがあります。液体が溜まらないようにドレーンを入れますが，それでも溜まることがあります。当初は血腫だったのが徐々に血液成分は吸収されて結合組織に置換されるようです。残存乳癌あるいは乳癌の再発と区別する必要があります。

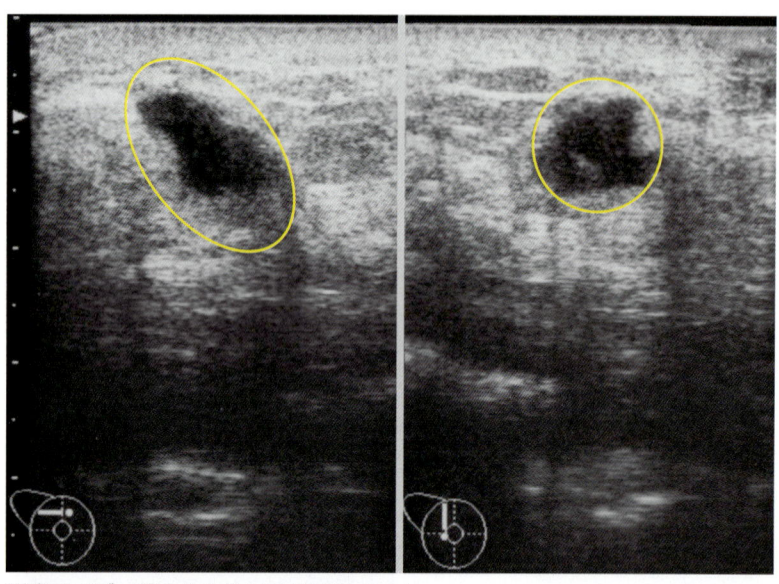

右乳房のC領域にある乳癌を摘出して11か月後の検査です。不整形をした低エコー領域があります。後方エコーの増強や減弱はありません。
血腫が新鮮なあいだは囊胞と同じように後方エコーは増強しますが，時がたって器質化が進むと，このように見えると考えます。

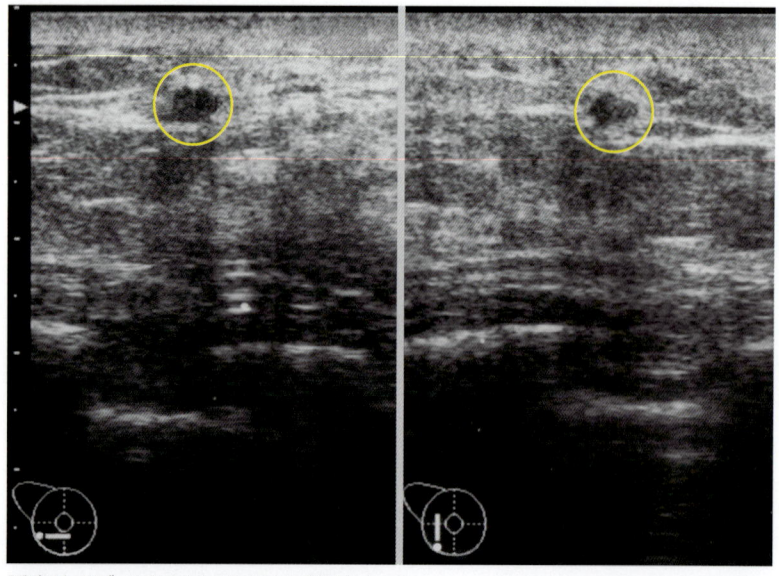

腫瘍サイズ：16左右×8上下×8厚み(mm)

D領域にある液体の溜まりです。これも器質化した凝血塊と思われます。

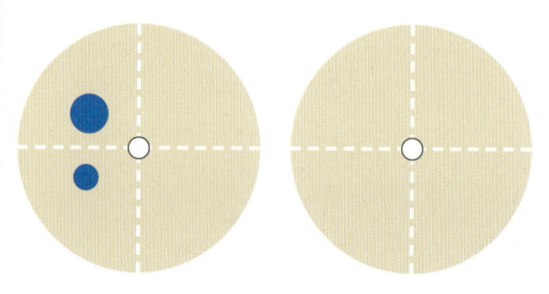

腫瘍サイズ：16左右×8上下×8厚み(mm)

サイドローブが目立つ嚢胞　46歳　左AB領域

プローブから出ていく超音波は細く絞られた糸状のものと考えがちですが，実際は太く，しかも，撚り合わされた麻ひもがほどけたように，先のほうでは数本の弱いビームに分かれて広がります。この分かれたビームをサイドローブ（側波）といいます。それに対して中心の太いビームをメインローブ（主波）といいます。サイドローブがもちかえってくる情報はメインローブの情報に重ねて表示されますが，サイドローブの情報は少し横の情報なので，注意しないと誤った解釈をしてしまいます。

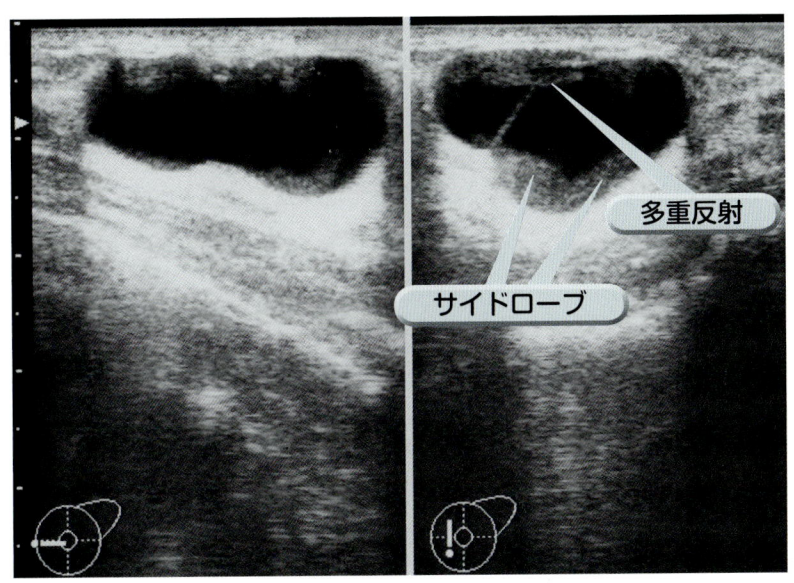

分葉状の嚢胞があります。縦断像では薄い隔壁があります。嚢胞の後方ではエコー増強現象がみられています。

サイドローブは少し横の情報を表示するので，嚢胞の最も深い部分では左右の後壁の高信号が内部になだれ込んできたような画像を描いてしまいます。

嚢胞内に出血を起こすと，内部に弱いエコーが発生して，場合によっては水平面（fluid-fluid level）を形成しますが，その状態と紛らわしく見えます。違いはサイドローブの場合は放物線状の形態を示すことです（下図）。

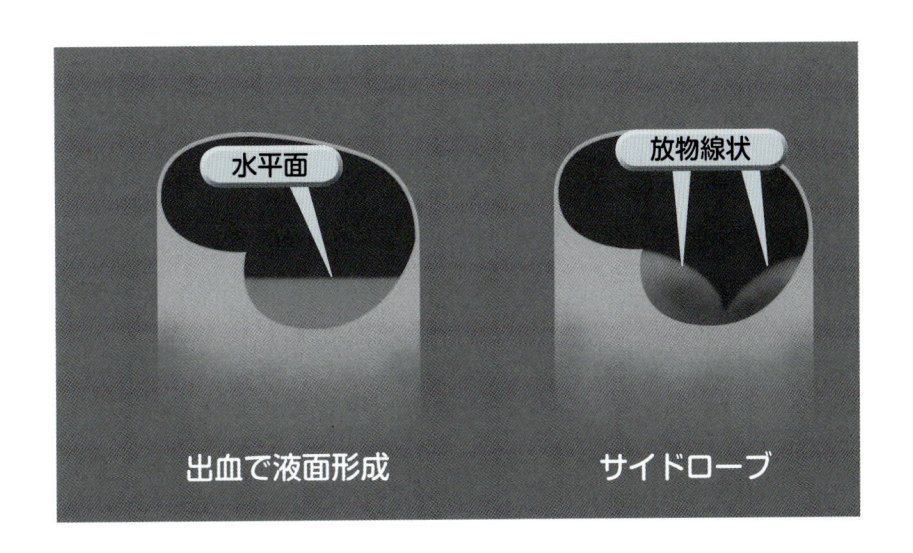

出血で液面形成　　サイドローブ

MEMO 乳房用コイル

私が超音波検査を行っている神代医院にはMR装置がないので，マンモグラフィー検査や超音波検査で癌を疑った症例は専門施設にMR検査を依頼しています。

その施設で乳房のMR検査を行う時は，検査ベッドに下の写真のような穴が開いた器具を置いて，患者さんは乳房を両方の穴に入れてうつ伏せで検査を受けます。この器具を乳房用コイルと呼んでいます。

MR検査は患者さんの体を強力な磁場の中に入れた状態で，検査部位にラジオ放送にも使われる周波数の電波を照射します。電波を切ると体内の組織から別の電波が戻ってくるので，その電波を受信してコンピュータで解析して画像にします。そのために，電波の送受信を行うアンテナの役割をするコイルを検査部位の近くにセットする必要があります。乳房用コイルの場合は2個の穴の中に銅線をセットしてあります。下の写真で穴の中に紐状の赤銅色をした銅線が2本ずつ見えています。患者さんはうつ伏せで検査を受けるので，乳房は重みで垂れ下がり，十分に伸展します。ただ，この状態は手術する時とは解剖的なズレが大きいという理由から，仰向けで検査をする施設もあります。

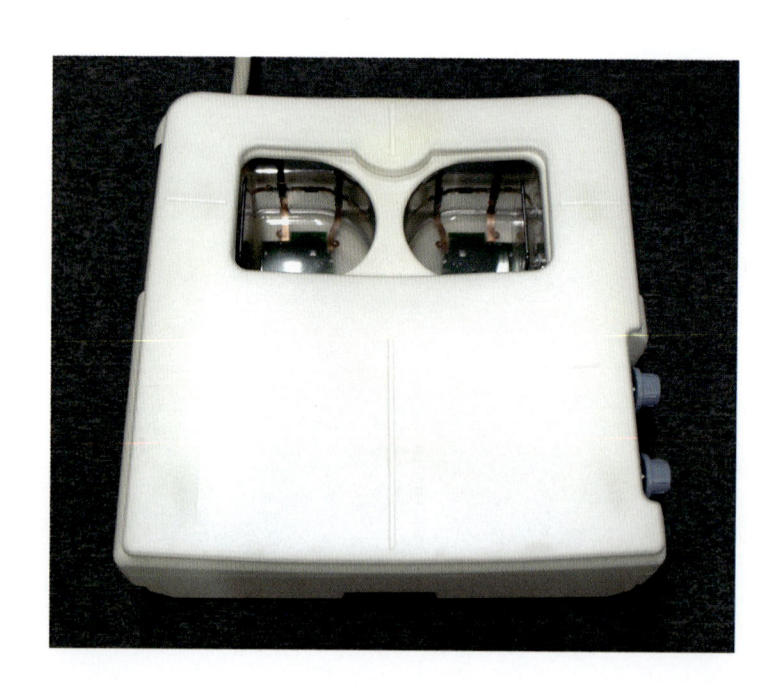

第5章

その他

これまでに超音波診断装置・乳房の解剖・マンモグラフィーについて解説し，さらに乳癌・線維腺腫・嚢胞の画像所見について解説してきました。

この本の目的は，女性の癌死亡率の第1位になっている乳癌を超音波検査で診断する方法について解説することですが，乳房を超音波で観察していると，上に挙げた疾患のほかにもいろいろな乳房の異常に遭遇します。

この章では，それらの疾患を取り上げて解説します。

乳腺症について

「乳腺症」という疾患は私にとっては理解が困難な疾患です。また，乳腺症という診断名の使われ方にも問題があります。たとえば，上腹部に不定愁訴があり，内視鏡検査で異常所見が見つからなければ，「慢性胃炎でしょう」と説明することがあります。患者さんは何か症状があって来院するのですから，その症状を説明する病名をつけてもらわないと納得しません。「内視鏡検査で異常はありません」では納得しませんが，「慢性胃炎があります」といわれると納得して帰ります。このように患者さんをとりあえず納得させるのに便利な診断名として，乳腺症が使われている例が多いように感じます。

乳房の超音波検査をしていると，患者さんが「以前，よその病院で乳腺症と診断されました」ということがあります。「どんな検査を受けましたか」と尋ねると，特に検査は受けていなくて，乳房痛があるという訴えに対して乳房の触診を受けただけの方がほとんどです。

成書に書いてある乳腺症の定義を整理してみると，おそらく次のようなことではないでしょうか。

乳腺症とは

40歳代に好発する良性疾患で，症状としては乳房痛がある。別名を fibrocystic disease というように乳房が線維性・嚢胞性の変化を起こした状態。嚢胞は顕微鏡的サイズからエコーで見えるものまでさまざま。両側乳房に凹凸のある境界不明瞭な「しこり」を作り乳癌と紛らわしい。画像診断的には明確に定義できる所見はない。

女性ホルモン（エストロゲン）の濃度の変動が一因となっている。痛みを軽減するホルモン療法はあるが，組織を正常に戻す有効な治療法はない。発生率は本によって異なるが，全女性の80％にできると書いたものまである。

乳腺症という疾患は病理検査を除けば，触診が最も有効な診断法ではないでしょうか。乳房を触診すると，部分的にあるいは広範囲に乳腺組織が硬くて表面がごつごつとしている方がいます。大きめの乳癌があると判断してしまいそうです。おそらくこれが乳腺症の乳房でしょう。

この部分を超音波で見てもはっきりとした腫瘤はありません。ほとんどの人で正常に見えます。もちろん，マンモグラフィーでも腫瘤は描出されません。ただ，一部の方では乳腺組織が正常パターンではなく，広範に粗い印象を受けます。正常な乳腺のパターンではないのですが，言葉では形容しがたい像です。腹部エコーにたとえれば，肝硬変の肝臓をみた時に受ける印象に近いのですが，正常な乳腺自体がもともと均一ではないので，超音波検査で乳腺症と診断するのは困難です。

私が乳腺エコーをしている施設では，生検や組織の試切は癌を疑わせる腫瘍性病変にしか行わないので，組織学的に証明がついた乳腺症の症例はありません。

以前は乳腺内に斑状・豹紋状の低エコーが散在していると乳腺症と診断する考えがあったようですが，根拠のない診断です。若い方には，触診で軟らかい乳房でも斑状・豹紋状のエコーはみられます（19ページ参照）

乳腺症疑い（1） 43歳

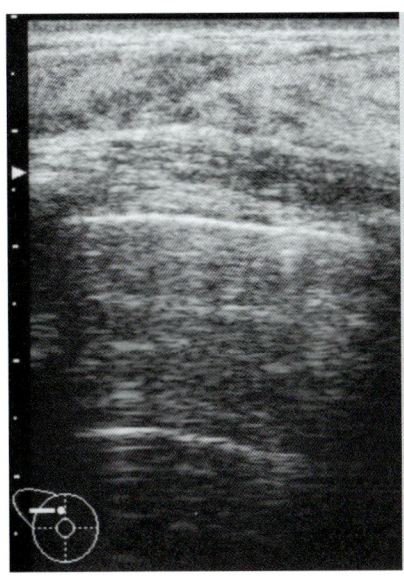

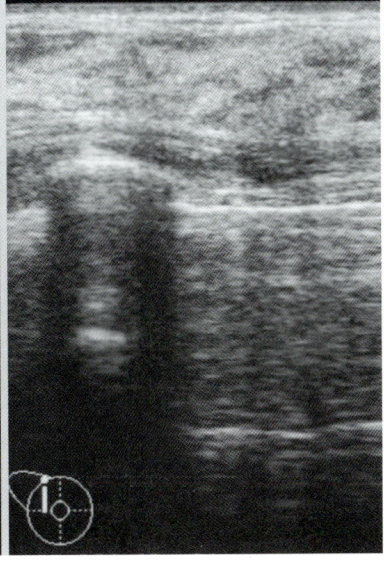

触診ではC領域の乳腺が全体的に硬く，表面がごつごつした感じで，まさに乳腺症の乳房です。
超音波検査では腫瘤性病変はありません。ただ，斑状・豹紋状エコーがみられるだけです。このことから豹紋状エコーがあると乳腺症だという間違った考えが流布したのかもしれません。
つまり，ほとんどの乳腺症は正常なパターンを示します。特有の所見はありません。

乳腺症疑い（2） 50歳

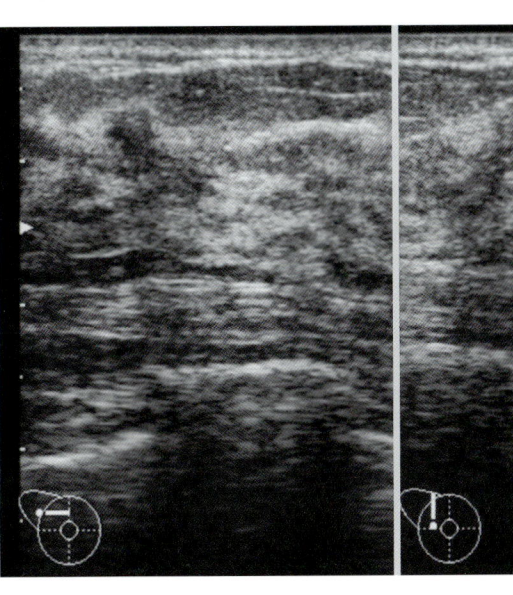

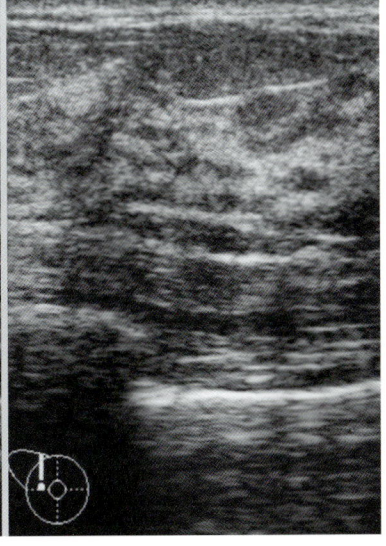

この方も腫瘍性病変ではないので生検はしていません。ですから確証はとれていませんが，触診上は乳腺組織が全体的に固くゴツゴツとしています。
乳腺エコーでは，乳腺組織内の斑状・豹紋状の低エコーが大小不ぞろいで，配列が乱れている印象を受けます。しかし，これは主観的な判断であり，正常な方とはっきりと区別できるようなものではありません。

授乳中の乳房　　35歳

授乳4か月目の方です。妊娠後期から乳腺組織が発達してきて，授乳中の乳房内は乳腺組織で満たされています。通常は皮膚と乳腺組織の間に存在する脂肪組織は消失します。乳管は拡張しますが，超音波検査では観察する方向によって黒い線状や円形の構造に見えます。

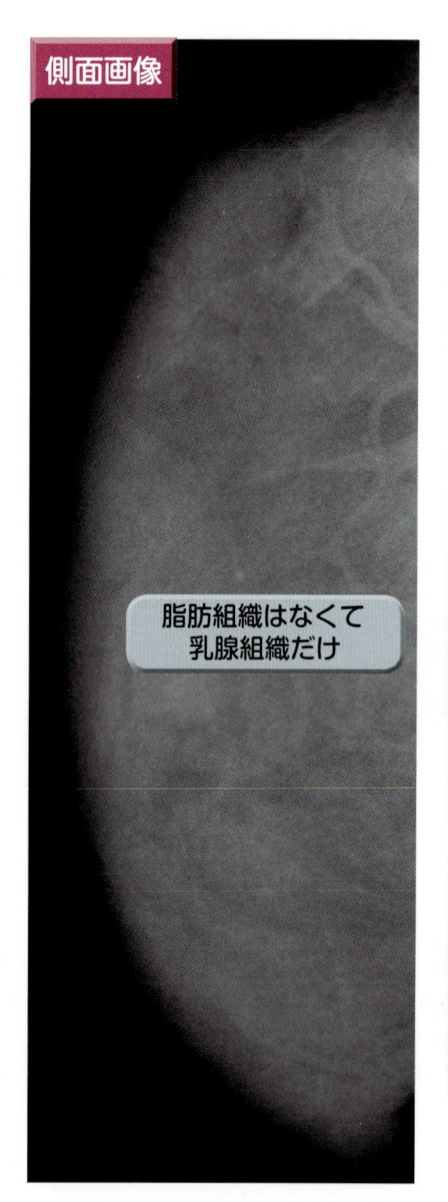

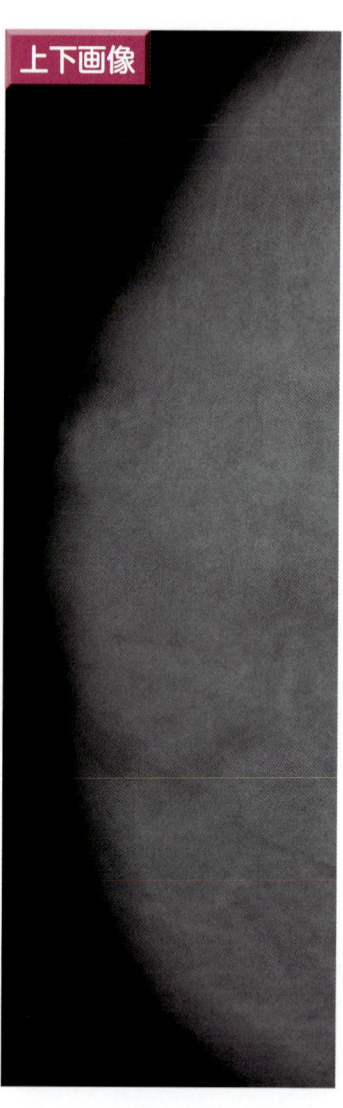

側面画像

上下画像

脂肪組織はなくて乳腺組織だけ

乳房内が全体的に高濃度に見えています。この状態では腫瘍性病変があっても指摘するのは困難です。乳管は拡張してもマンモグラフィーでは描出できません。

次ページ下の超音波像に示すように右乳房のD領域に9mmの嚢胞性腫瘤があるのですが，このマンモグラフィー画像では指摘できません。

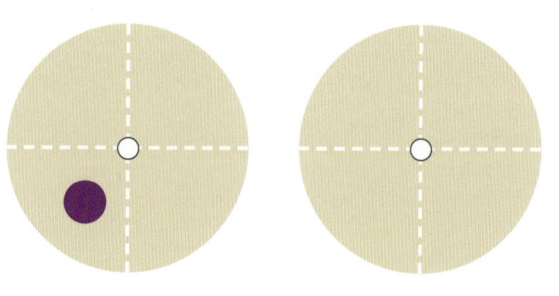

●—マンモカテゴリー分類：2

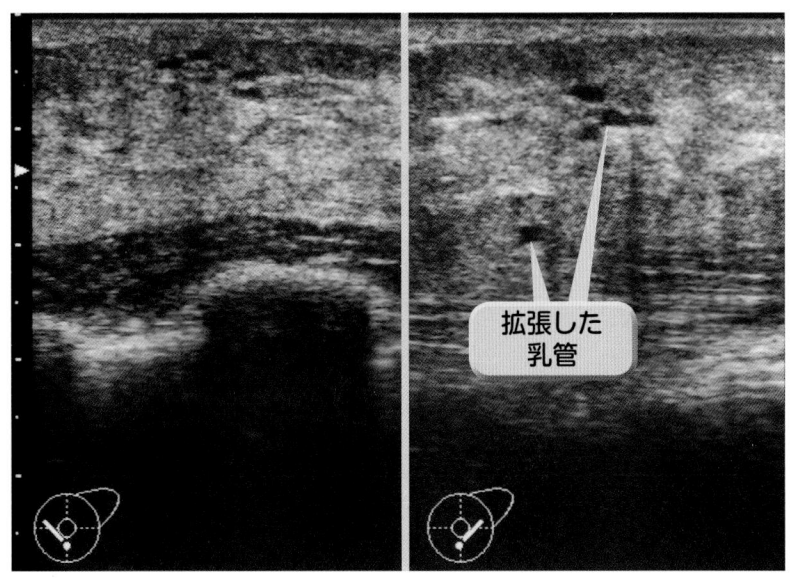

左乳房の画像です。通常では皮膚に続いてみられる脂肪組織がなく、皮膚の直下から乳腺組織で満たされています。乳腺組織内には拡張した乳管がエコーフリーな円柱状あるいは円形の構造に見えています。

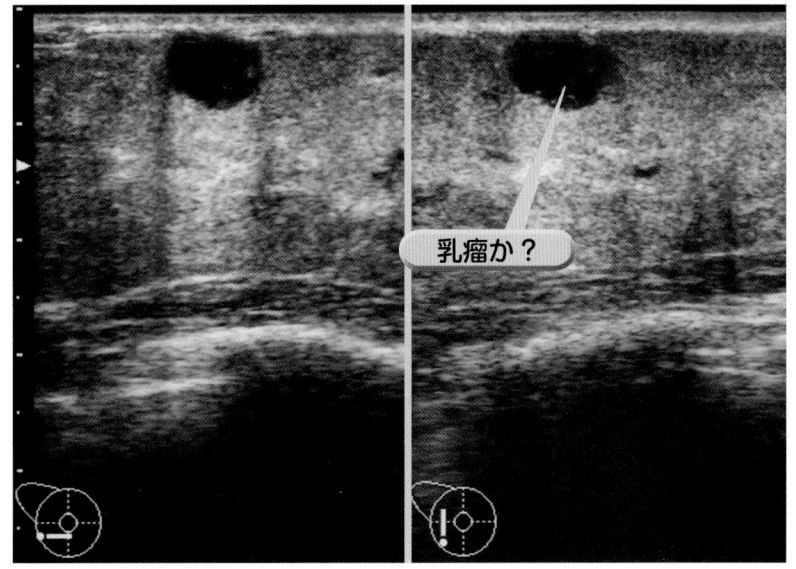

右乳房のD領域には大きさが8mmほどの球形をした嚢胞があります。妊娠前からあった嚢胞の可能性もありますが、授乳中なので乳汁が貯留してできた乳瘤の可能性を考えます。拡張した乳管の一部が嚢状に拡張した状態です。乳瘤なら穿刺すれば乳汁が出てくるはずですが、まさか穿刺をするひとはいないでしょう。

通常の嚢胞であれば、断乳して乳房が通常の大きさに戻った後も同じサイズで描出されますが、乳瘤であれば消失するはずです。断乳後に再検査に訪れる方はいないので、ほとんどの方では確認できません。

腫瘍サイズ：8左右×9上下×7厚み(mm)

豊胸術を受けた乳房（1）　35歳

豊胸術では大胸筋と乳腺組織の間に人工乳腺バッグを挿入してバストアップを図ります。バッグの材料や内部に詰める充填物質（生理食塩水，シリコンなど）がいろいろ工夫されているようです。いずれにせよ内容物は液体なので超音波検査ではエコーフリーですが，マンモグラフィーだとX線が強く吸収されるので白く見えます
最近では脂肪幹細胞を脂肪組織内に注入して脂肪組織の増加を期待する一種の再生医療もあるようです。

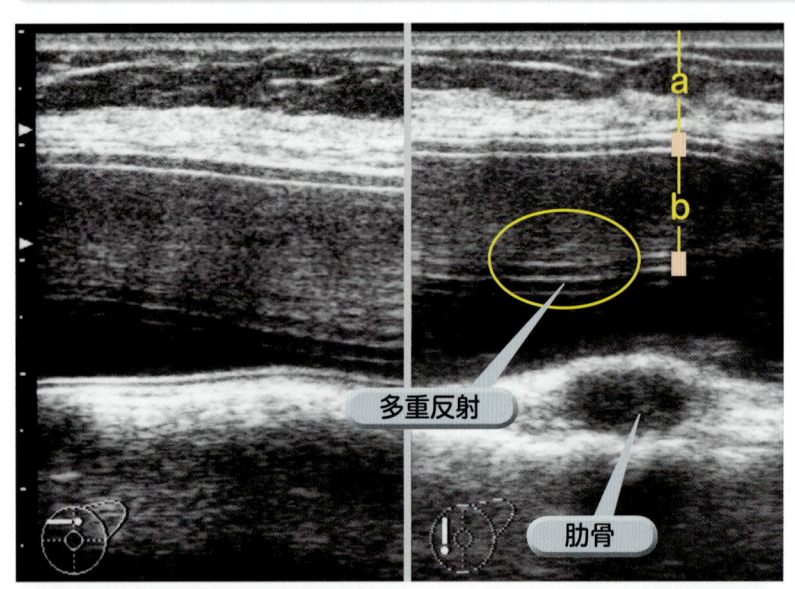

乳腺組織と胸壁の間に入れられた乳腺バッグに液体が充満しています。本来は袋の中は完全にエコーフリー（真っ黒）に見えるはずですが，多重反射現象がはっきりと観察できます。この症例に用いられているバッグは3層構造をしているようです。外層と内層が白い腺で見えて，中間のバリア層がエコーフリーに見えています。
最深部に見える多重反射はバッグからの2回目の反射なので，皮膚から2倍の深さに表示（a＝b）されています。これは多重反射の原理に叶っています（149ページ参照）。

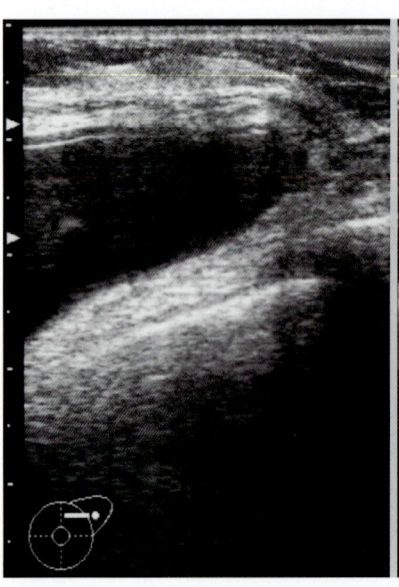

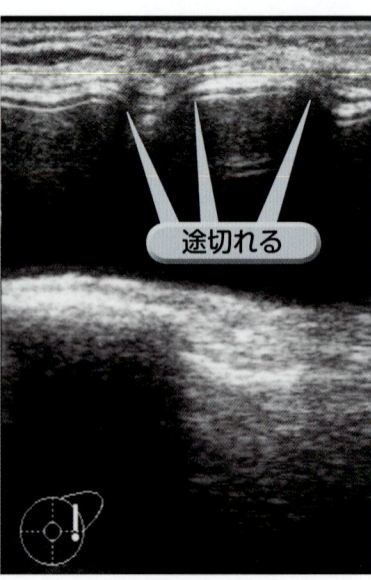

乳腺バッグの端のほうを見ると，たわみがあるようでバッグの表面が波打っています。
超音波ビームが垂直に当たるとバッグの3層構造が明瞭に観察できますが，斜めに当たると不明瞭になって，途切れて見えてしまいます。バッグが破れているのではありません。超音波検査の特性がよく理解できる画像です。超音波画像は見えるままに解釈したのでは判断を誤ります。原理を理解したうえで診断すべきです。

豊胸術を受けた乳房(2)　　33歳

この方は5年ほど前に海外で豊胸術を受けています。乳房に痛みを感じたので，3週間前に中に入れていたゼリー状のものを同じ施設で抜いたそうです。その充填物が何かはわかりません。
超音波検査をしてみると，不整形をした嚢胞が散在しています。これは充填したゼリー状のものが漏れて残っている可能性が大きいと思います。

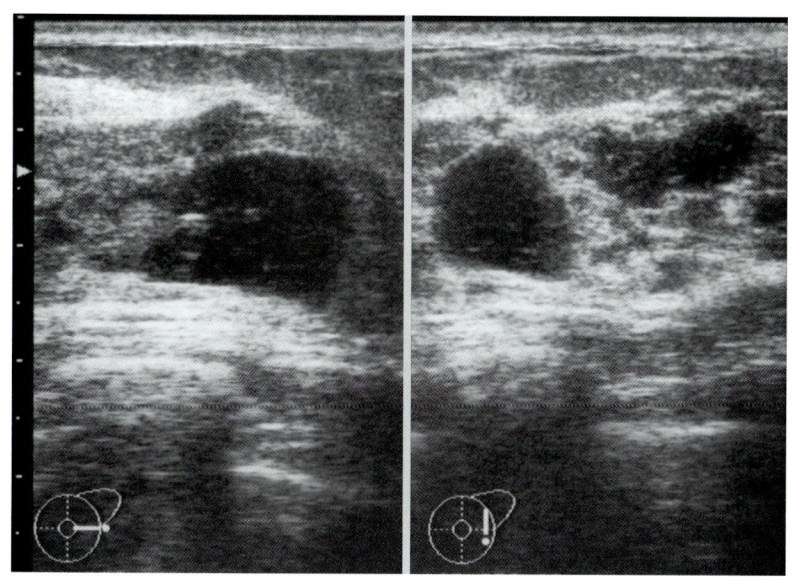

ここに示しているのは左乳房ですが，両側の乳房とも，内部にこのような不整形をした嚢胞性腫瘤が散在しています。内容液がどのようなものかは，この画像からは見当がつきません。
この1年後にも検査していますが，ほぼ同じ所見でした。

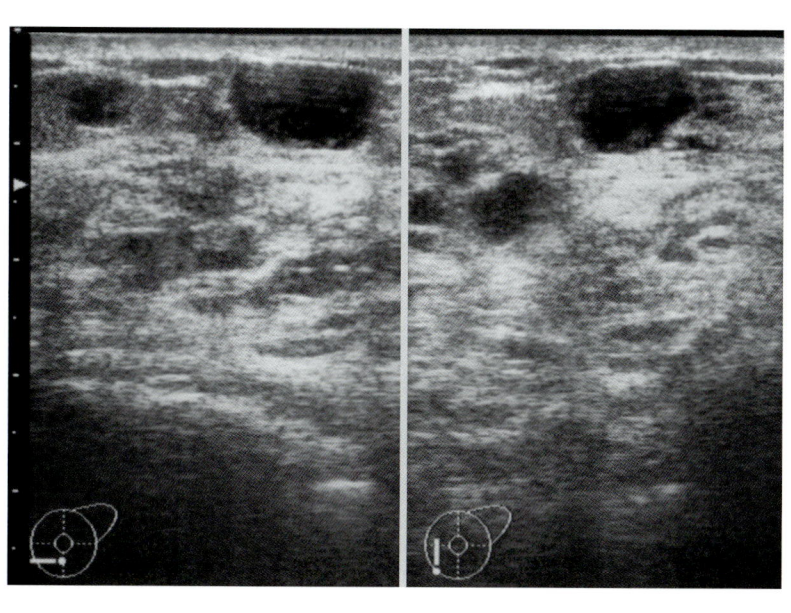

左乳房全体に中小の嚢胞性腫瘤が散在しています。

女性化乳房

70歳男性　左乳房

男性の乳頭直下に小さいしこりができて，本人は軽い痛みを感じることが多い疾患です。両側の乳房にみられることもありますが，片方の乳房だけにできることが多いようです。
原因は肝機能の低下（肝硬変）によるもの，女性ホルモン類似の働きをする薬物や一部の降圧剤・強心剤・抗潰瘍薬の服用，内分泌疾患に合併するもの，原因不明のもの（特発型）があります。

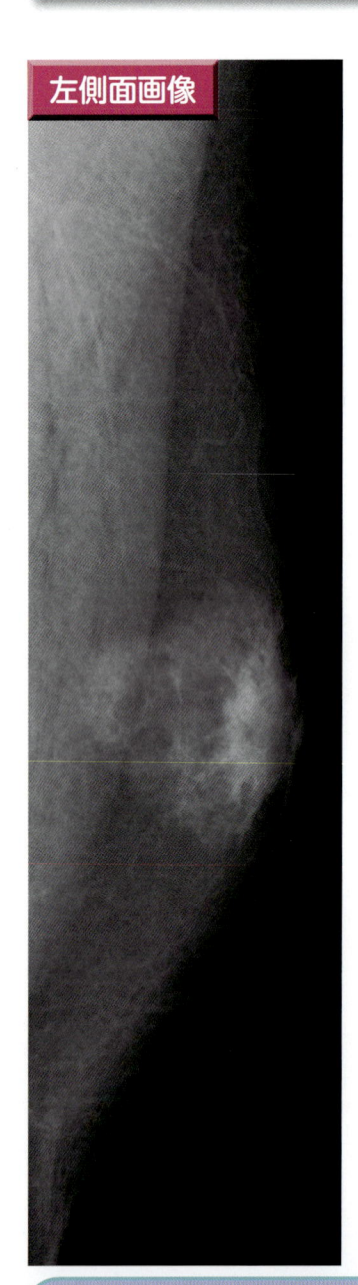

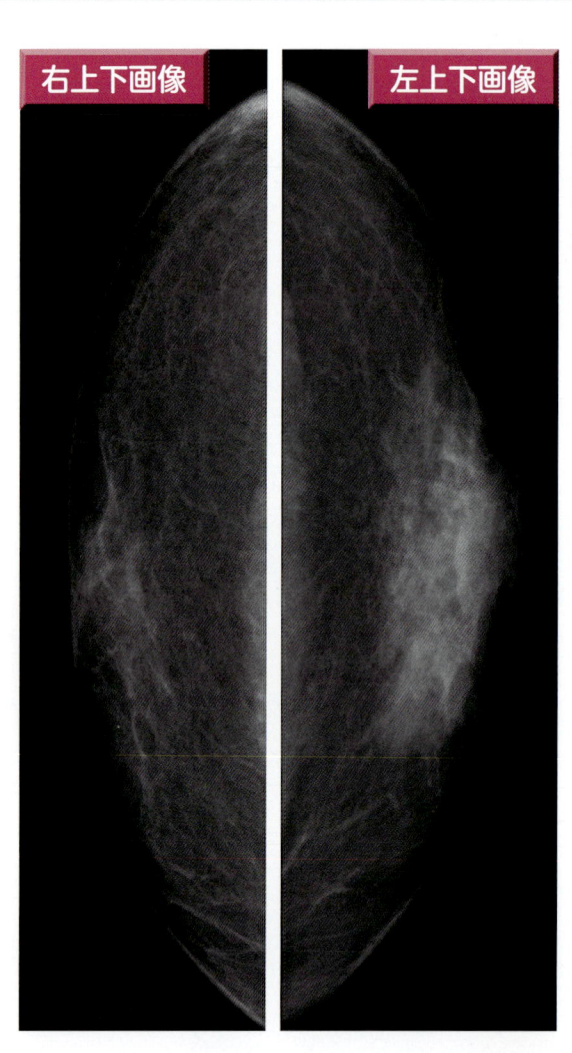

左側面画像　右上下画像　左上下画像

側面画像は患側（左乳房）だけを提示しています。上下画像は両側の乳房を提示しているので，左の乳房だけが乳頭直下に乳腺組織が発達しているのがわかると思います。

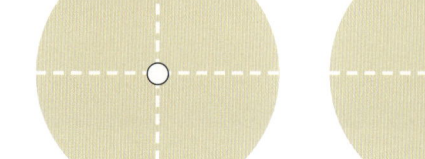

―マンモカテゴリー分類：2

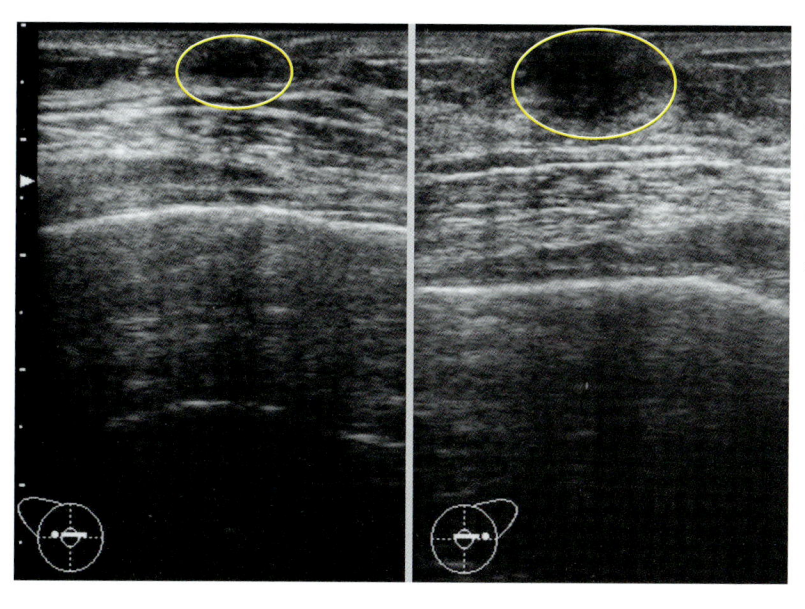

健常側（右乳房）にも乳頭の直下に乳腺組織は少しありますが，患側（左乳房）の乳腺組織は健常側の2倍以上のサイズがあります。
どの方向からみても，乳頭を中心にして対称的な形をしています。あたかも木の根っこを見ているようです。

参考症例　女性化乳房　　83歳男性　右乳房

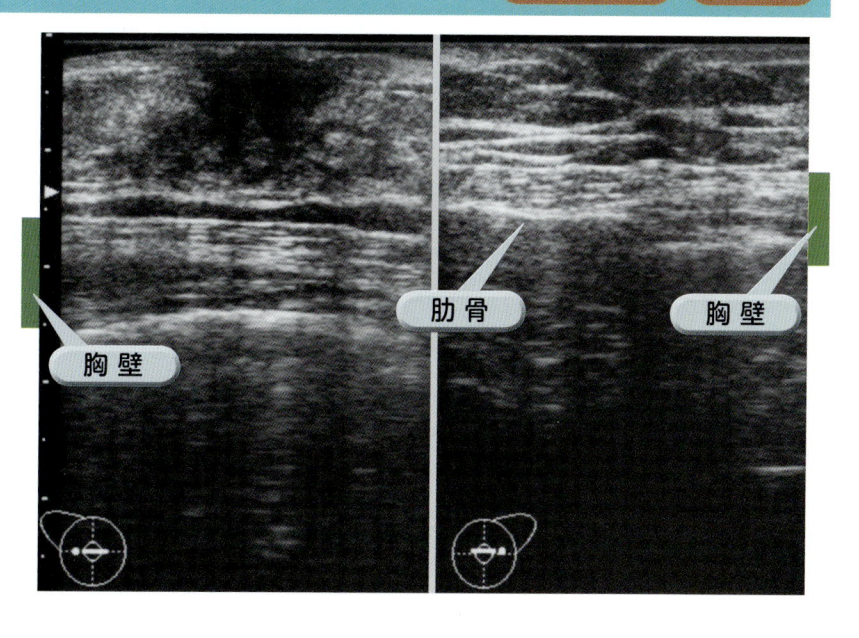

右乳房の乳腺が発達しています。右乳房は乳輪が盛り上がっているのですが，超音波画像ではわかりにくいです。胸壁までの距離（深さ）が右乳房のほうが長い（深い）ことから，乳輪が盛り上がっていることが判断できます。

胸壁

肋骨

胸壁

粗大な石灰化

70歳　右C領域

針先で突いたような微細な石灰化が腫瘤の中に数個あれば，その腫瘤は癌であると考えてもいいですが，1mm以上の石灰化がばらばらと存在している時には，癌とは関係ありません。このような石灰化を超音波で描出できるのは稀です。

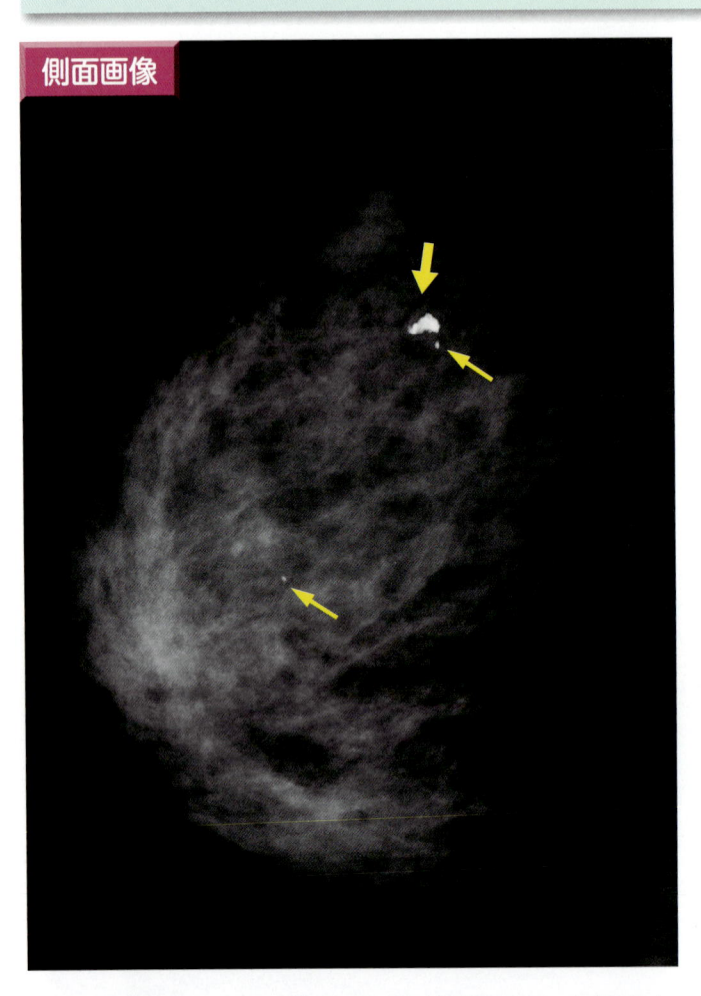

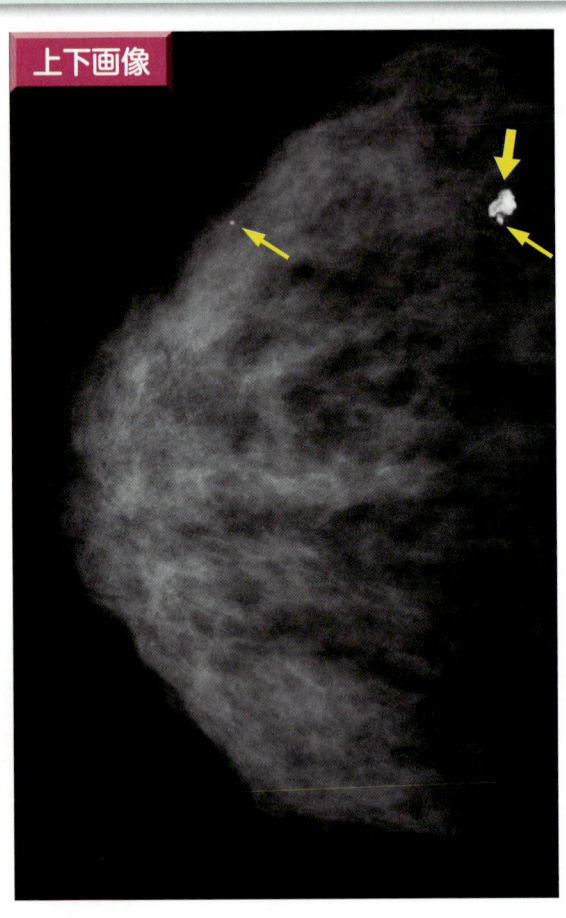

側面画像

上下画像

マンモグラフィーはX線を用いた検査なので，石灰化には非常に敏感です。かなり小さなものも描出できます。ですから，ここにあるような，粗大な石灰化（ポップコーン型）は当然きれいに描出されます。このほかに1mm弱の石灰化（細い矢印）も2個あります。

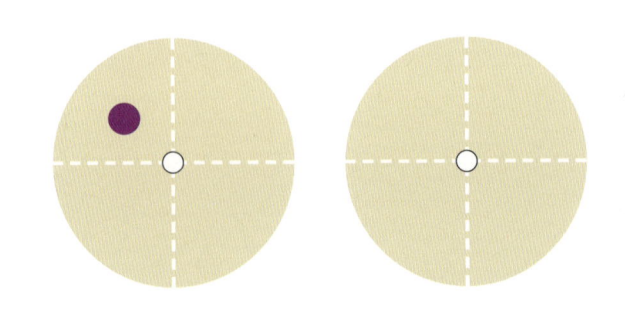

●—マンモカテゴリー分類：2

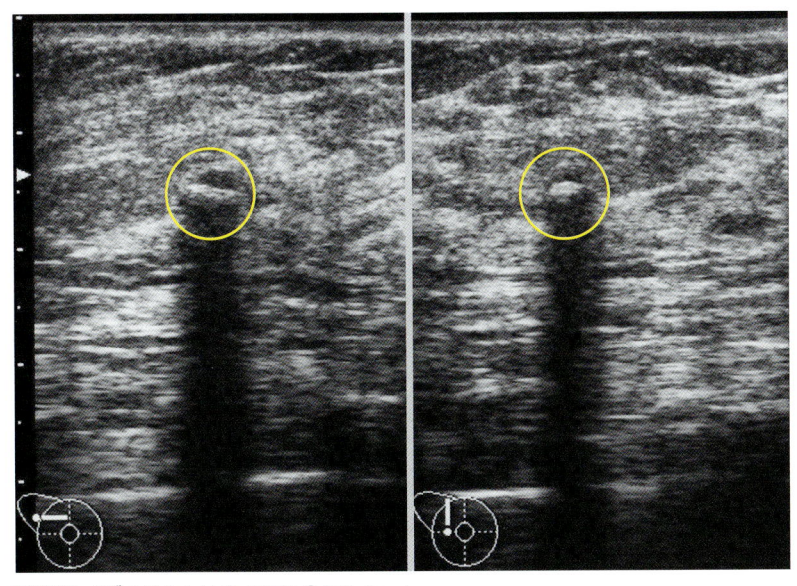

乳房内の微細な石灰化は通常は超音波では描出できません。乳房内が均一ではないので，どこに強エコーがあるかわからないのですが，この石灰化は大きくて明瞭なシャドーをひくために，超音波で描出できました。

しかし，前ページのマンモグラフィーでは写っている他の2個の小さな石灰化は描出できません。

腫瘍サイズ：5左右×3上下×3厚み(mm)

参考症例　石灰化　　40歳　右D領域

2.5 mmの石灰化です。これ位の大きさがあって条件が整うと，超音波検査でも石灰化は描出されます（矢印）。描出できたのはマンモグラムに写っている3個の石灰化のなかで最も大きなものです（黄色の円）。

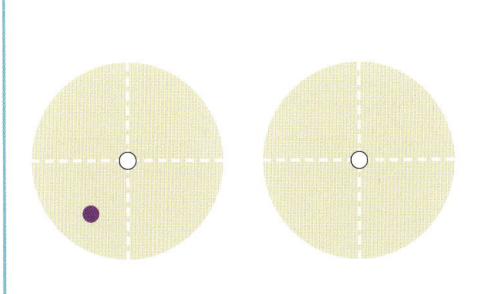

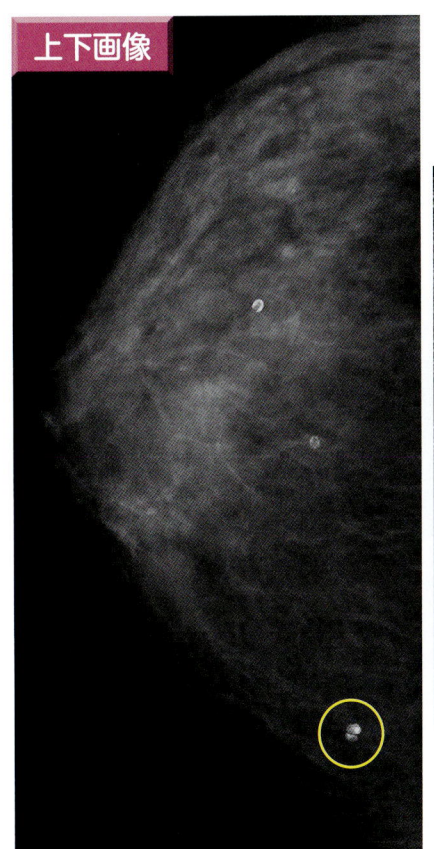

上下画像

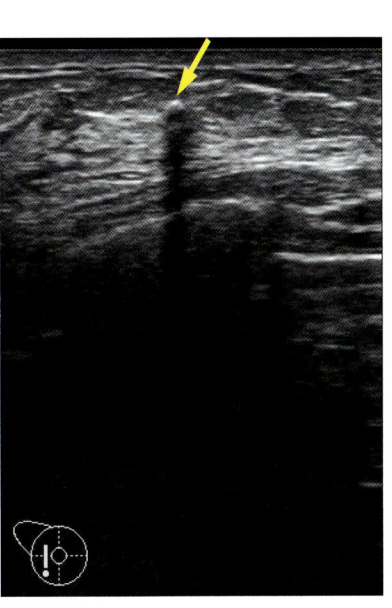

脂肪組織の変性疑い　66歳　右B領域

乳房内の病変のほとんどは乳腺組織由来ですが，ときには乳腺組織を覆っている脂肪組織に異常がみられることがあります。マンモグラフィーで明らかな異常があるのに，超音波検査では乳腺組織に異常がない時は，前方にある脂肪組織にも注意を払わなくてはいけません。

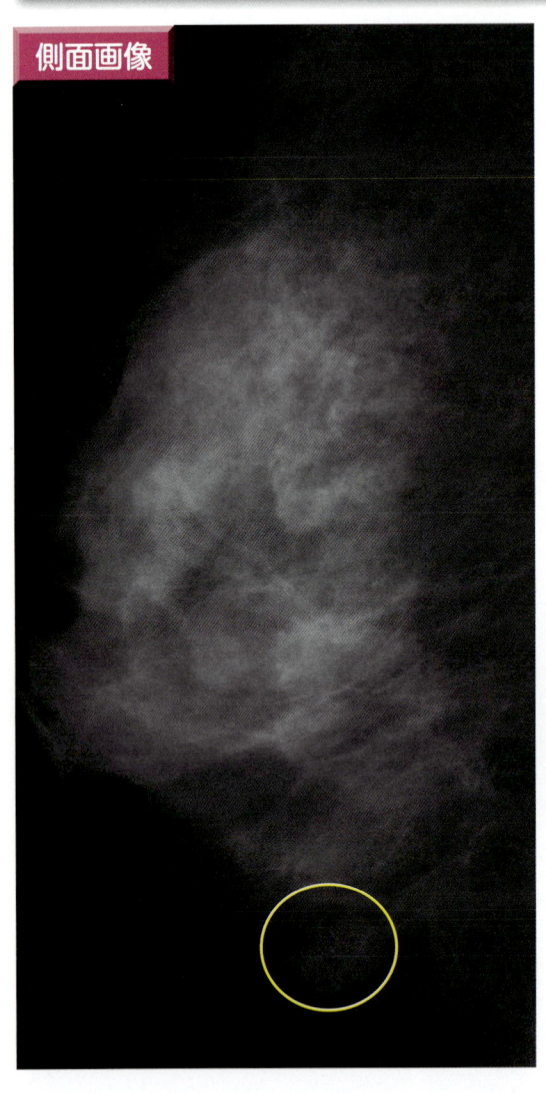

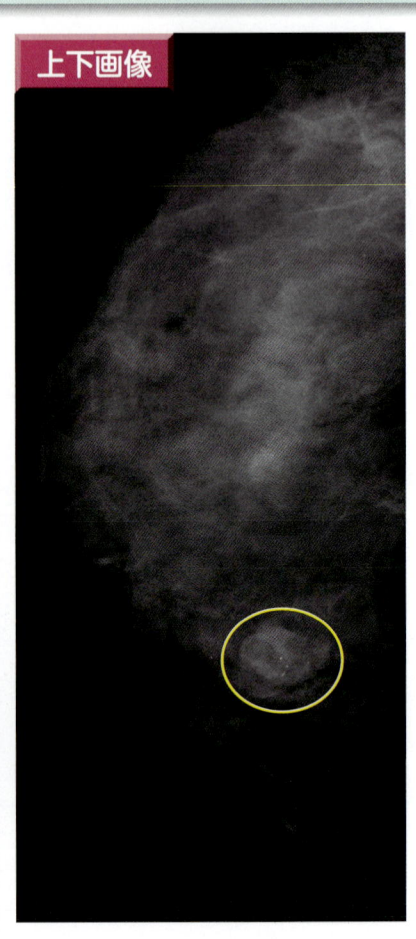

側面画像

上下画像

側面画像では腫瘤は皮膚直下の脂肪層内にあるのがわかります。つまり，乳腺組織内ではないので乳癌の可能性は低いと思われます。

上下画像では腫瘤は乳腺組織と重なって見えています。周囲よりは濃度が高く，辺縁は比較的平滑です。少なくとも硬癌は考えません。

前後に乳腺組織が重なるか重ならないかで，腫瘤の濃度は大きく変わります。

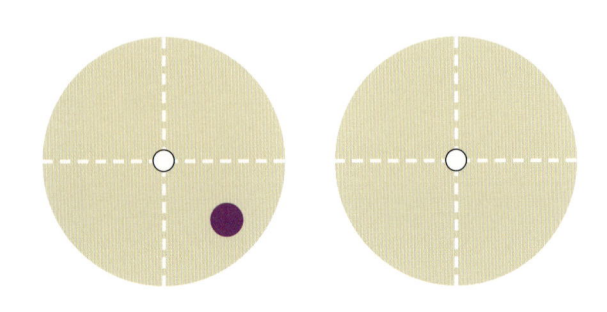

●マンモカテゴリー分類：3

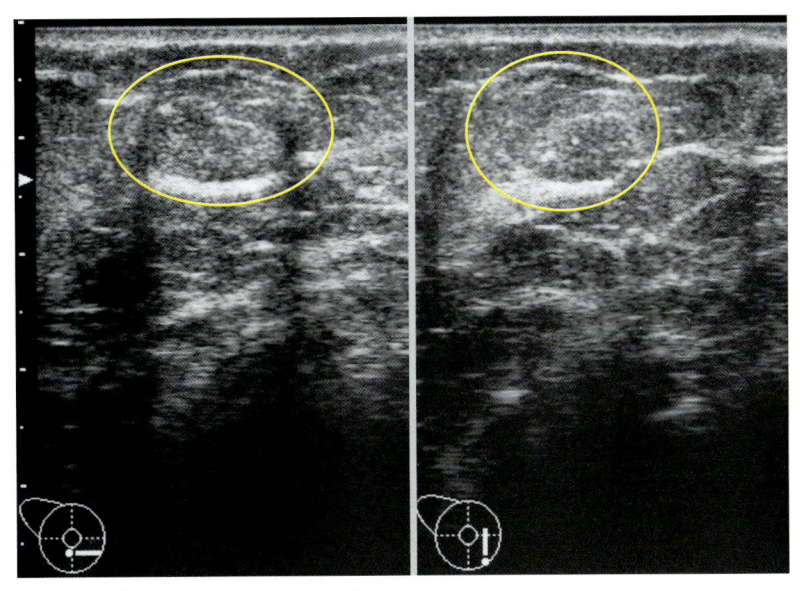

腫瘍サイズ：13左右×11上下×10厚み(mm)

検査の前にチェックしたマンモグラムに明らかに腫瘤があるのに，超音波で見ると乳腺組織には何も異常所見がなくて焦りました。前方の脂肪組織に目を移すと，横断像でわずかにエコーレベルが高い脂肪の塊がありました。脂肪を入れた房（クーパー靱帯）の後壁が厚くなり，強エコーを示しています。1年6か月前の検査も同じ所見でした。組織学的な証明はとれていませんが，脂肪組織がここだけ変性しているものと考えています。

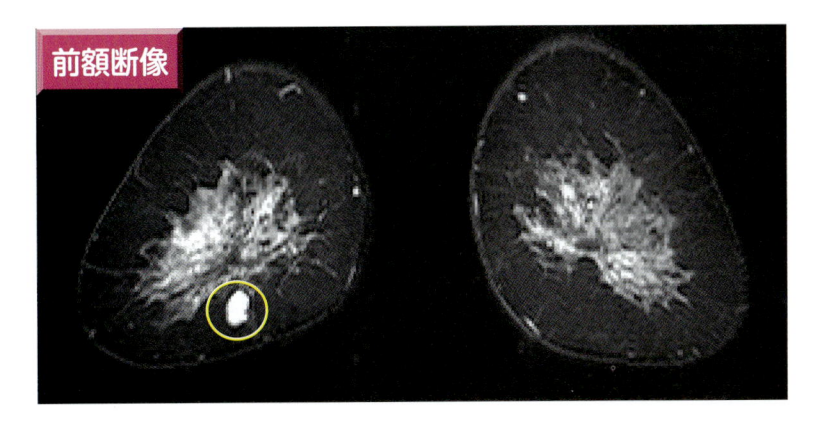

前額断像

MRの前額断です。「T2強調脂肪抑制画像で高度高信号，造影検査で明らかな増強効果はみられず，囊胞の所見と考えます」とのレポートです。囊胞であれば超音波で容易にわかるのでMR検査を依頼しません。囊胞と間違えるほど水分が多い腫瘤ということだろうと思います（黄色い円）。変性を起こした脂肪は水分が増加するのではないでしょうか。

乳房にできた粉瘤

35歳　左A領域

粉瘤はアテロームとも呼ばれる皮膚疾患です。全身いたるところの皮膚にできますから，乳房に特有の疾患ではありませんが，乳房部分の皮膚にできると初期の乳癌ではないかと心配して来院される方がいます。粉瘤は皮膚の下に囊腫ができて角質と皮脂が内部に貯まった状態です。肉眼で皮膚が盛り上がっているのがわかりますが，超音波で見ると皮膚直下の腫瘤であることが明瞭です。

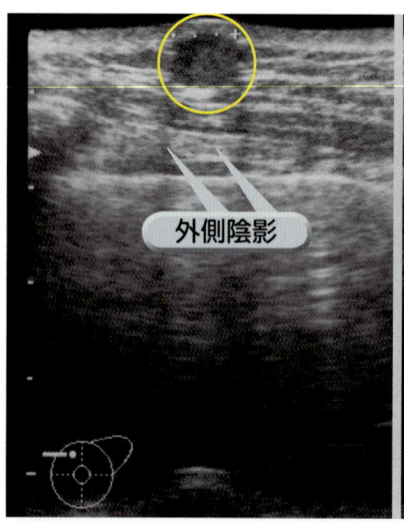

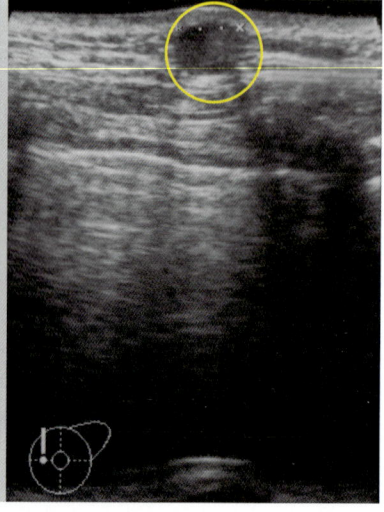

腫瘍サイズ：7左右×7上下×6厚み(mm)

直径が7mmの均一な低エコーの腫瘤です。皮膚直下にあり，皮膚が少し盛り上がっています。
辺縁が平滑なので外側陰影ができています。

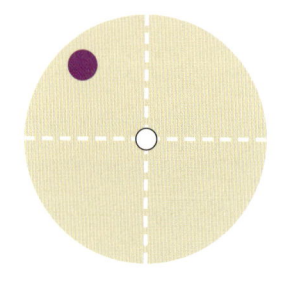

左乳房

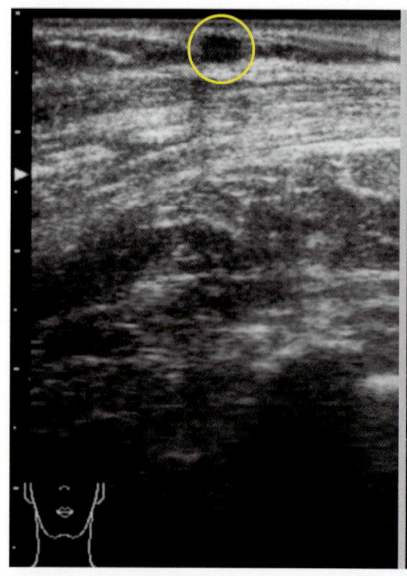

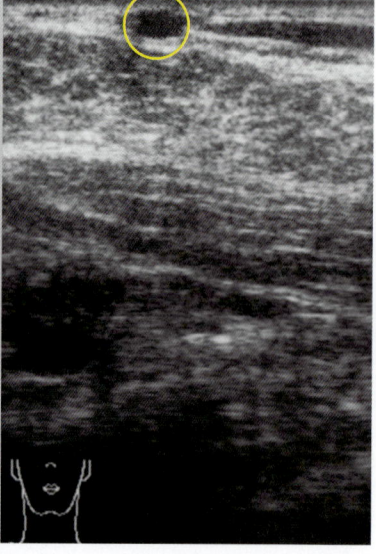

腫瘍サイズ：3左右×3上下×2厚み(mm)

別症例：
右鎖骨の近くの前胸部にできた粉瘤です。乳腺エコーの途中で患者さんが「しこり」があると訴えるので，プローブを当ててみました。3mmと小さいので皮膚の盛り上がりはありません。
このような小さな「しこり」は，患者さん本人は触知しても医師の触診ではわからないことがあります。患者さんは指の感覚に加えて，触られている皮膚の感覚があるからと思います。

参考症例　頸部の粉瘤　51歳　男性

右側頸部にできた大きめの粉瘤です。直径が3cm近くあります。ここから背中にかけては大きな粉瘤ができやすい部位です。

粉瘤の真上の皮膚には黒い点があるのが特徴です。粉瘤が軟らかくなった時につまむと，悪臭を放つ練り歯磨きのようなものが出てきます。

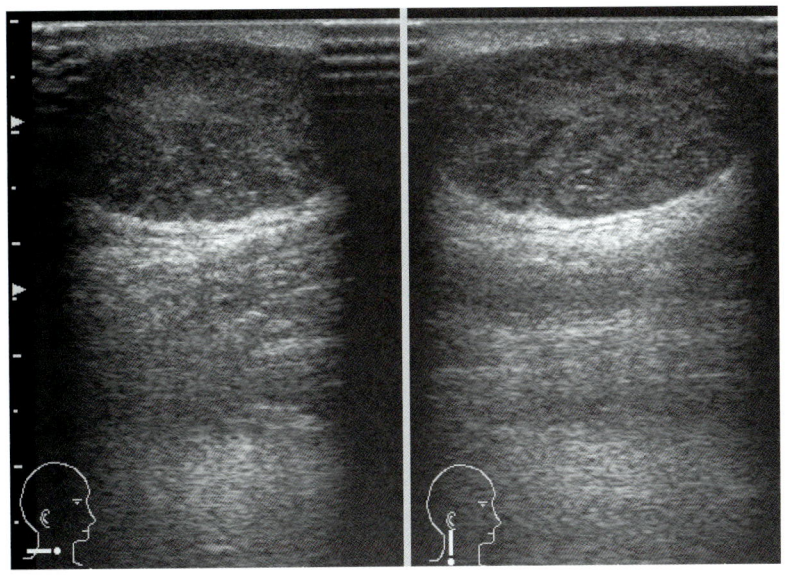

腫瘍サイズ：25 左右 × 27 上下 × 16 厚み（mm）

MEMO　おかしな乳房健診票

私が勤務していた医療機関の1つに健康診断を専門にしている施設がありました。ここで使っている乳房健診の判定票には理解に苦しむ病名が並んでいました。「乳腺腫瘍」「乳腺腫瘤」「悪性新生物の疑い」「膣炎」「乳腺線維腫」「乳腺良性腫瘍」「乳腺のう胞症」「乳房及びその他の女性生殖器の疾患」などの病名・疾患が同格で羅列され，それぞれにコード（数値とアルファベットの組み合わせ）がつけられています。

これは触診や視診を含んだ検診なので，「乳頭の分泌異常」という項目もあります。「乳腺線維腫」は「乳腺線維腺腫」，「乳腺のう胞症」は「乳腺嚢胞」のことと思いますが，腫瘤・腫瘍・悪性新生物の疑いはどのように使い分けるのでしょうか。「乳癌」あるいは「乳癌疑い」という病名があっていいと思いますが，これらの病名はありません。

乳房検診なのに「膣炎」とか「乳房及びその他の女性生殖器の疾患」などという項目があるのも理解できません。実はこの乳房健診は大手の検診機関が注文をとってきたのを，この施設が下請けしているようで，施設内にはこの判定票を理解している人は誰もいないようです。

この病名・疾患の一覧表は，元請けの会社の事務員が『家庭の医学』か何かを見て，乳腺疾患のページからピックアップしたのではないでしょうか。

術後慢性炎症　　65歳　右CD領域

乳癌で腫瘍を摘出した後，2年10か月経過してできた慢性炎症です。乳癌は右乳房C領域で，今回の病変はCD領域です。皮膚の切開創はC領域の外側（C´）にあります。乳癌の手術と直接関係があるとは思えませんが，間接的には影響を受けているかもしれません。癌の再発を疑って生検をしましたが，慢性乳腺炎というレポートでした。この超音波検査の後，しばらくして皮膚から膿汁が出て腫瘤は著明に小さくなりました。

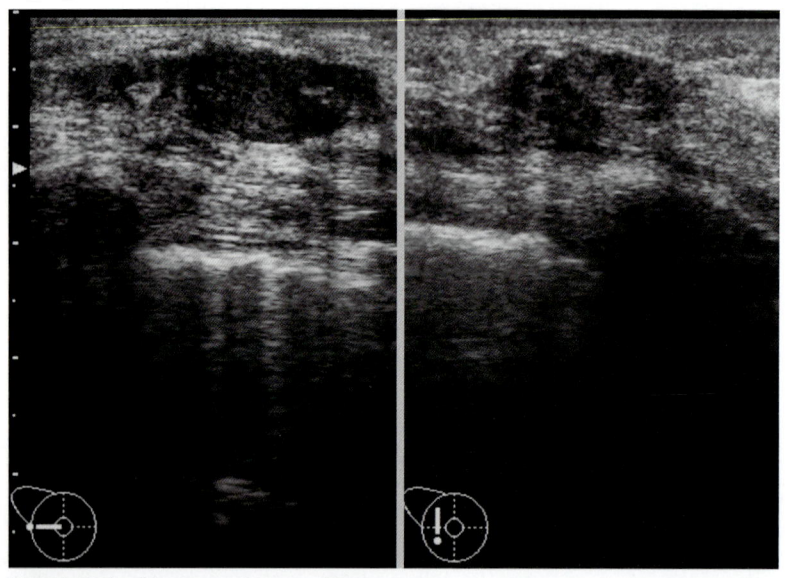

腫瘍サイズ：25左右×18上下×10厚み（mm）

横に長い低エコー領域があります。低エコーの腫瘤ということでは硬癌の可能性がありますが，辺縁は比較的平滑です。また，後方エコーは増強しているので硬癌は否定できます。むしろ粘液癌に近い所見です。生検の結果は慢性炎症で，嚢胞状に拡張した乳管がみられ，周囲に慢性炎症と線維化を伴っているそうです。

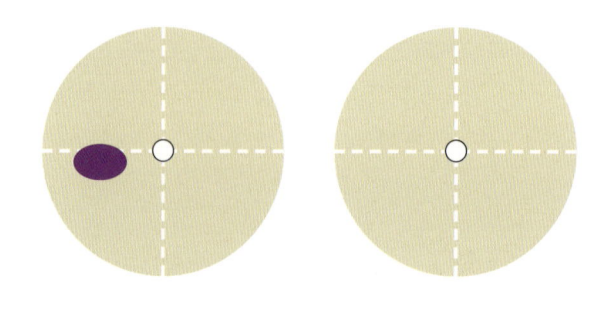

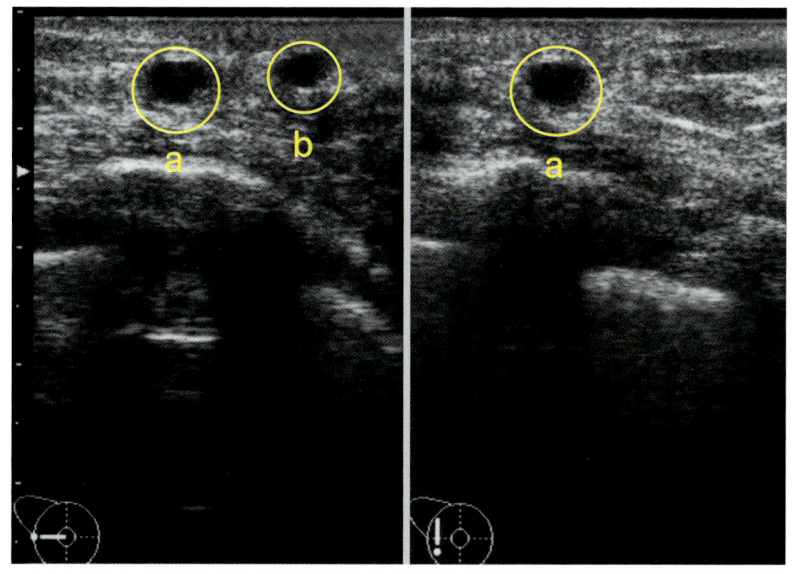

1年後の状態です。前回の検査の後に生検して慢性炎症であることが確かめられたので様子をみていたところ，膿汁が出て自壊しました。慢性炎症から膿瘍になり自然排膿したようです。

1年前は2cm前後の1個の腫瘤でしたが，現在は5mmと4mmの2個の腫瘤（a,b）に分かれています。おそらくこれも生検をすれば慢性炎症というレポートが返ってくるのでしょう。

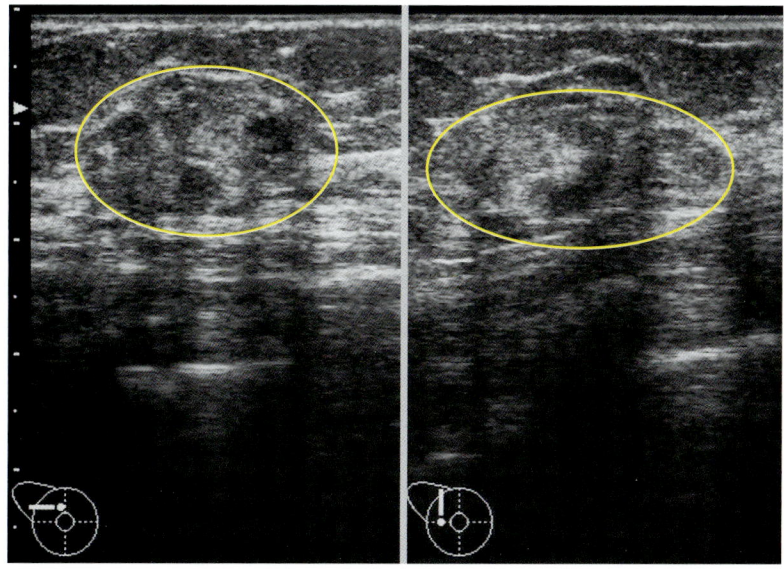

腫瘤サイズ（a）：5左右×5上下×4厚み（mm）

2年10か月前に右C領域にあった乳癌です。浸潤性乳管癌（乳頭腺管癌）でした。この症例については95ページで解説しています。

腫瘤サイズ：17左右×16上下×13厚み（mm）

乳房膿瘍 (1)　　48歳　左E領域

乳房膿瘍は発熱や痛みを伴い，重症では皮膚に発赤や浮腫があるので，乳腺炎があるのは超音波検査なしでもわかりますが，膿瘍を形成していて切開排膿をしたほうがいいかどうかの判断には超音波検査が有用です。ほとんどの乳房膿瘍は乳頭直下に存在します。境界が不明瞭な低エコー領域に見えます。

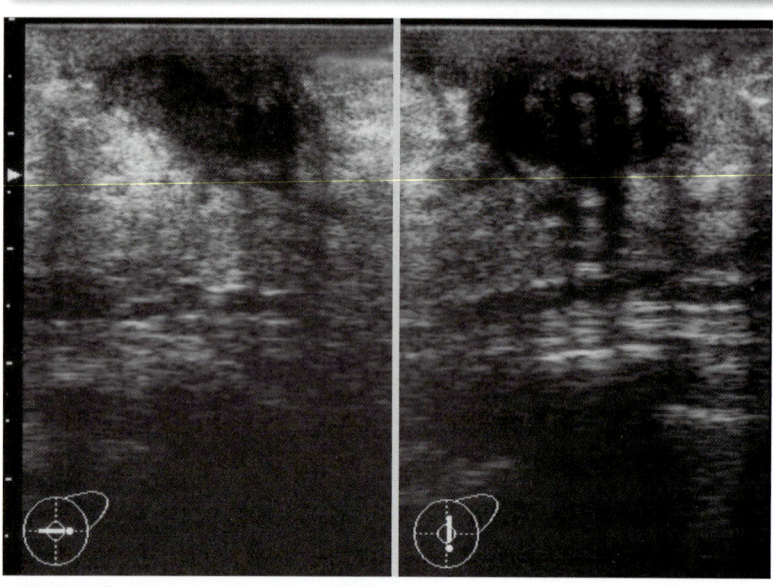

切開排膿をしてすでに抗生物質療法を開始していました。
乳頭直下に境界か不明瞭な低エコー域があります。内部にやや高エコーのスポットがあり，そこから数条のシャドーをひいているようです。正体はわかりません。

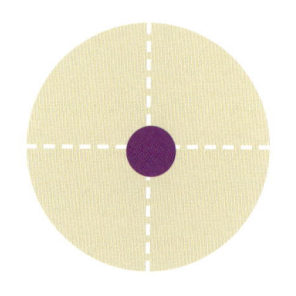

腫瘍サイズ：20 左右 × 20 上下 × 12 厚み (mm)

左乳房

乳房膿瘍 (2)　　49歳　左E領域

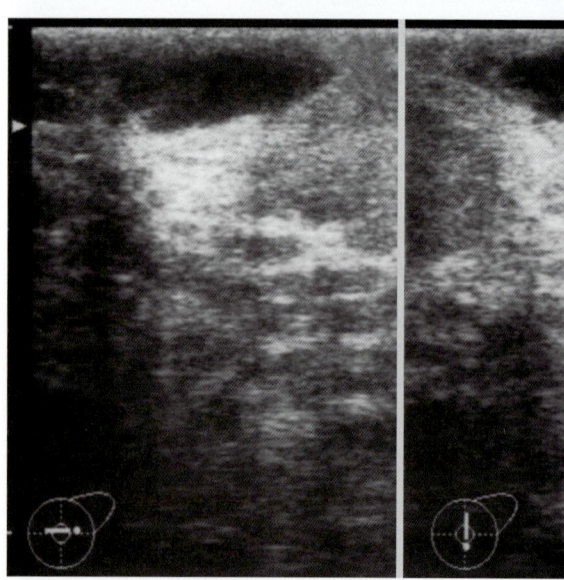

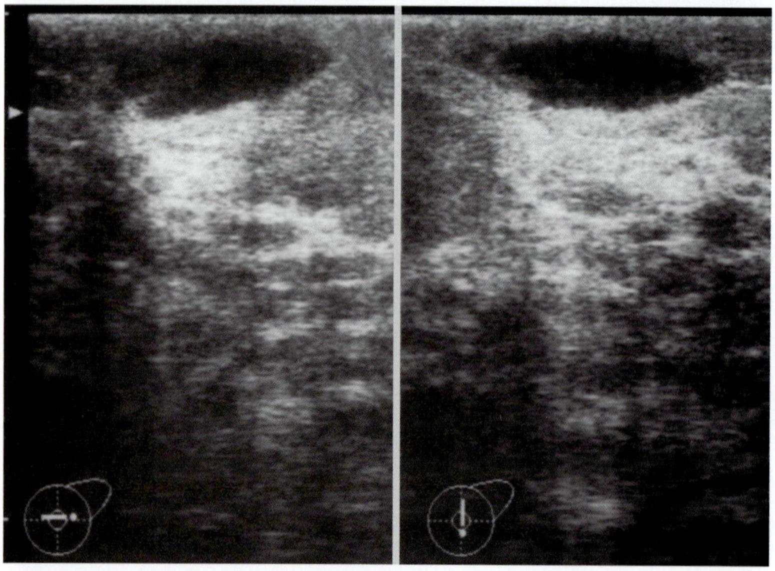

この方は未治療です。乳頭直下にエコーフリースペースがあります。後方エコーの増強が明らかです。
壁に細かい凹凸があり，不鮮明なことから嚢胞とは容易に鑑別できます。

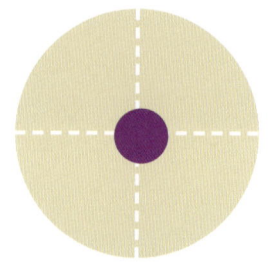

腫瘍サイズ：11 左右 × 11 上下 × 4 厚み (mm)

左乳房

術後の変化 (1)　　68歳　右A領域

乳癌で手術を受けると皮膚に傷が残るだけでなく，内部の脂肪組織や乳腺組織にも傷が残ります。特に最近のように乳房を温存して癌だけを取り除く手術が多くなると，術後の経過観察で多くの手術創を経験します。慣れないと術後再発かと判断に迷います。

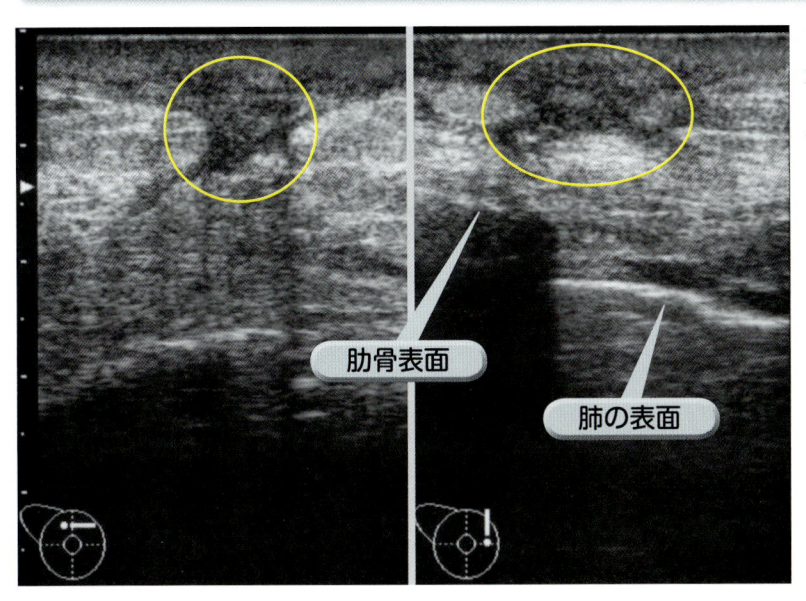

15か月前に右乳房のA領域にある25mmの硬癌を摘出されています。癌を切除した跡の腔にできた血腫が器質化している過程でしょう。時間が経てばさらに縮小して線維化が残るのでしょうか。

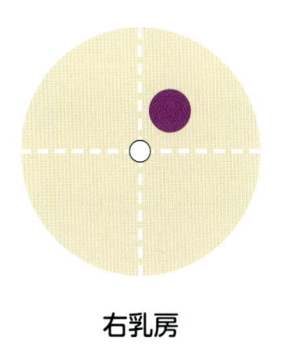

肋骨表面
肺の表面

右乳房

術後の変化 (2)　　57歳　右C領域

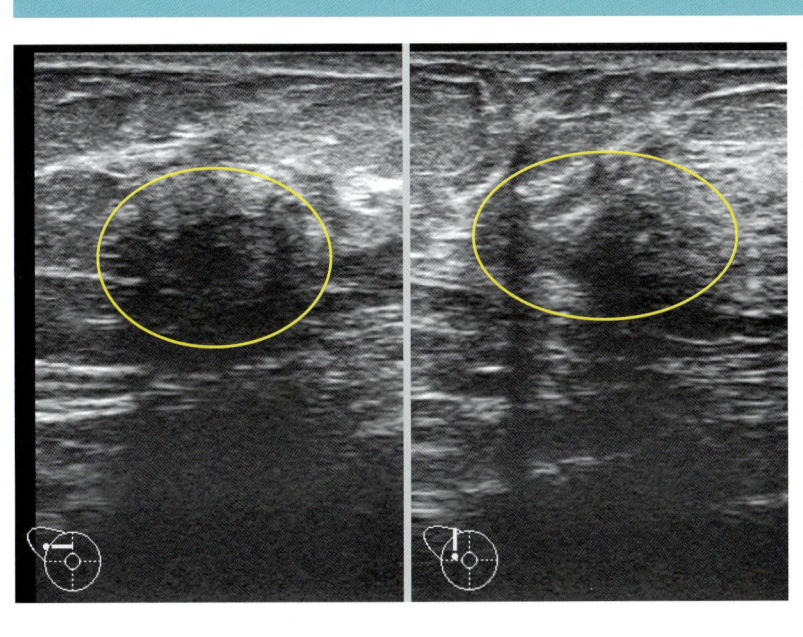

30年近く前に腫瘍（線維腺腫？）の摘出術を受け，皮膚に傷があります。脂肪組織の途中からシャドーをひいています。硬癌でみられるシャドーに似ています。手術歴がなければ迷う症例です。4年前にも検査をしていますが，その時も同じ所見でした。

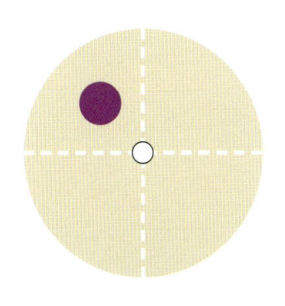

右乳房

乳房近傍のリンパ節 45歳 右C′・左C′領域

進行乳癌の症例で腋窩のリンパ節が腫大しているのは経験しますが，乳癌はないのに乳房近傍のリンパ節を超音波検査で見つけるのは稀なことです。この例では両側対称性にあります。過去に乳腺炎の既往もないようです。乳癌を手術する時にセンチネルリンパ節への転移の有無を検索しますが，これがそのセンチネルリンパ節（腋窩リンパ節の手前にある最初のリンパ節，ここに転移がなければ腋窩リンパ節には転移がないと考える）と思われます。

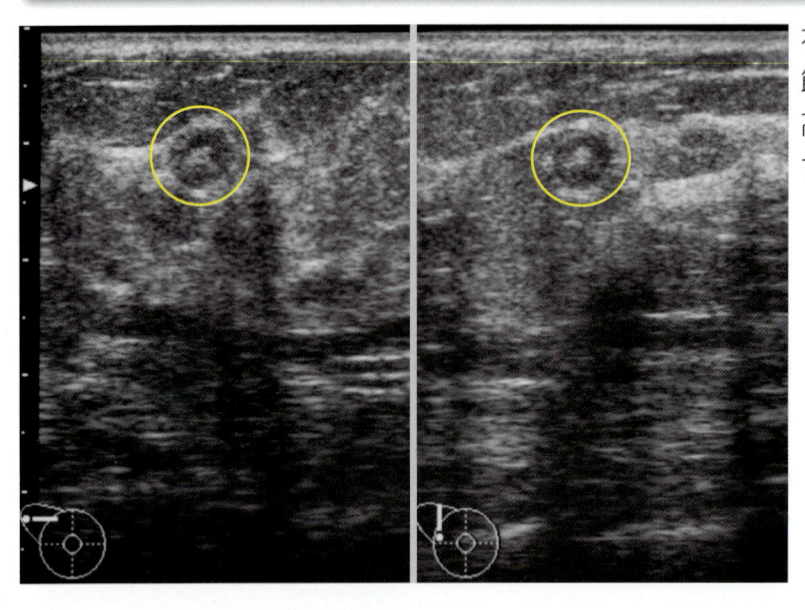

右乳房のC領域の外側（C′）にあったリンパ節です。大きさは5mmです。リンパ節門が高エコーに見えているリンパ節特有の形態です（77ページ参照）。

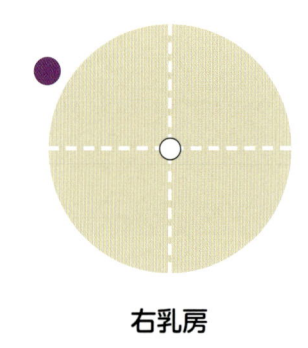

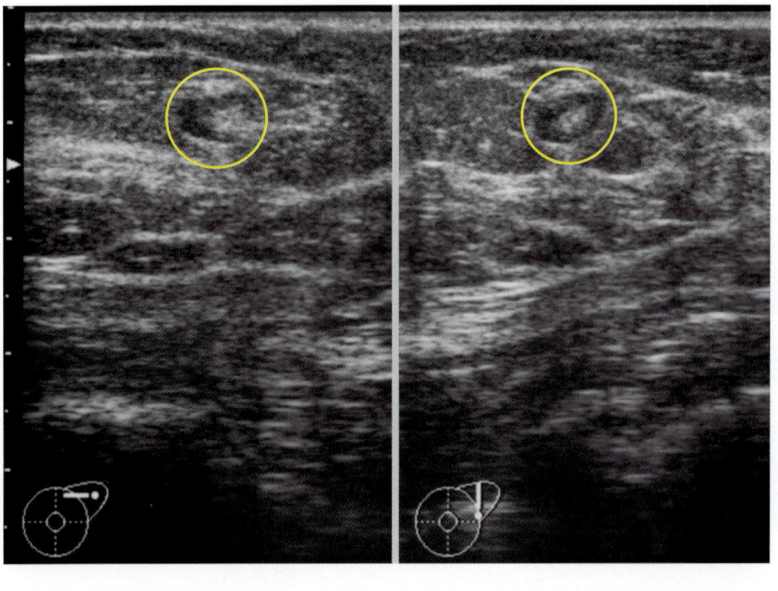

右乳房

対称的に左乳房のC′領域にも同じサイズのリンパ節がありました。

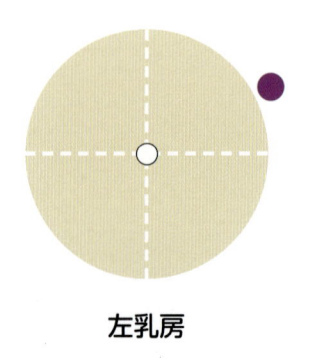

左乳房

腫瘤のように見える肋骨　　　67歳

初心者のうちは肋骨を乳腺腫瘤と間違える可能性があります。特に患者さんの乳房が小さいと肋骨が浅い所にあるので，間違いやすくなります。もちろん，肋骨は横に細長いので，肋骨が腫瘤のように見えるのは縦断像を見ている時だけです。すぐに間違いに気づきます。

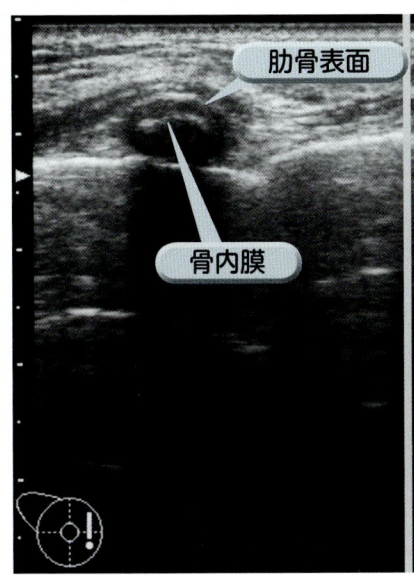

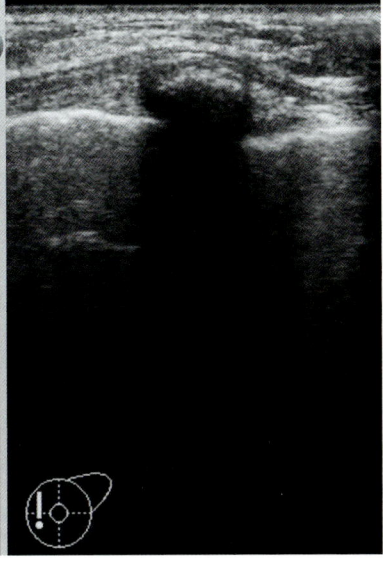

乳癌は低エコーに見えるので，低エコーに注意を払っていると，このようなエコーが目に飛び込んできます。明瞭なシャドーを伴う硬癌かと一瞬疑いますが，冷静に眺めると，腫瘤と思われたものは胸壁内にあります。

MEMO　コンドームの超音波的利用法

超音波検査を32年間行ってきたので，検査法にまつわるいろいろな思い出があります。リアルタイム装置が開発された当初は表在性臓器用のプローブはありませんでした。そこで腹部用のプローブか小児用に開発された小型のリニアプローブを流用したのですが，近距離にフォーカスが合うようには設計されていなかったので，直接皮膚に当てると乳腺の背後（肺）にしかフォーカスが合いません。またプローブ表面と皮下組織との間で多数の多重反射が発生して乳癌を見にくくします。そこでプローブを皮膚から離しても検査できるように，間にスペーサーとしてコンドームに水を入れて置きました。医療用に作られた厚くて破れにくい品を病院事務に請求しました。形はコンドームそのものです。今はエイズ予防の必需品としてマスコミにも大声で登場しますが，うら若い女性の乳腺や甲状腺の上にそれを置く時は目につかないように工夫したものです。その後，キテコという商品名のコンニャクのような物が登場してスペーサーの役割を譲りました。その後に登場したメカニカルセクタプローブは，先端にはじめから液体（油？）が入ったアタッチメントが付いていました。現在の表在性臓器用のプローブは近くでフォーカスが合う工夫がされ，プローブ表面には多重反射が起きにくい素材が使われています。

INDEX

欧文

A
acoustic shadow ……………………………………… 50, 65
architectural distortion ……………………………………… 43

C
CC (craniocaudal) ……………………………………… 33, 35
CT画像 ……………………………………… 75, 77, 97, 129

D
DCIS (ductal carcinoma in situ) ……………………… 102
dense breast ……………………………………… 38, 72, 144
DICOM規格 ……………………………………………… 151
dimple ……………………………………………………… 55

E
Extended F View ………………………………………… 79
E領域の腫瘍 ……………………………………………… 98

F
FAD (focal asymmetric density) ………………………… 44
false negative …………………………………………… 105
false positive ……………………………………… 103, 105
fibrocystic disease ……………………………………… 158
fluid-fluid level ………………………………………… 155

G
Gd-DTPA ……………………………………………… 53, 89

L
lateral shadow ……………………………… 116, 117, 133

M
MIP ……………………………………………………… 53
ML (mediolateral) ………………………………… 33, 34
MLO (mediolateral oblique) ………………… 33, 34, 35
MR画像 ……………………… 53, 55, 69, 85, 89, 107, 111, 169
MR検査 ……………………………………… 14, 85, 89, 99

P
Panorama View ………………………………………… 79

X
X線管球 ………………………………………………… 93

和文

あ
アーチファクト ………………………………………… 149
悪性 ……………………………………………………… 29
圧迫撮影 ………………………………………………… 32
アテローム ……………………………………………… 170
アポクリン癌 …………………………………………… 100
網目 ……………………………………………………… 110

い
イメージングプレート ………………………………… 32

え
腋窩リンパ節 …………………………………………… 74
えくぼ …………………………………………………… 55
エコー強度 ……………………………………………… 127
エコーフリー ……………………… 42, 92, 135, 136, 137
エコーレベル …………………………………………… 127
壊死 ……………………………………………………… 92
エラストグラフィー …………………………………… 13
円形 ……………………………………………………… 28
炎症 ……………………………………………………… 86
炎症性乳癌 ……………………………………………… 86

お
大きな乳癌 …………………………………………… 70, 72
音響陰影 …………………………………………… 25, 50, 65

か
外傷性仮性嚢胞 ………………………………………… 152
解像度 …………………………………………………… 93
外側陰影 ……………………… 116, 117, 132, 133, 141, 149, 170
化学療法 ………………………………………………… 86
拡大撮影 …………………………………………… 63, 93
拡大率 …………………………………………………… 32
拡張した乳管 …………………………………………… 161
カルシウム ……………………………………………… 124
間質結合組織 ……………………………………… 45, 50
陥没乳頭 ………………………………………………… 104

き
器質化 …………………………………………………… 154
キテコ …………………………………………………… 177
キャリパ ………………………………………………… 135
境界 ……………………………………………………… 28

境界部高エコー像	43, 49, 65
仰臥位	99
凝血塊	154
胸壁への転移	101
局所的非対称性陰影	34, 36, 44, 62, 134
虚像	61
巨大な線維腺腫	128

く

クーパー靱帯	18, 22, 25, 110, 169
屈折	133

け

経過観察	151
計測誤差	30
結合組織	154
血腫	153, 154
結節	111, 113
毛羽立ち	64

こ

高エコー	43, 97, 127
硬癌	29, 40, 41, 44, 50, 54, 58, 62, 68, 70, 74, 78, 80, 82, 84, 86, 88, 96, 101, 104
構築の乱れ	36, 43, 52
高濃度(領域)	86, 138
後方エコー	29, 49, 57, 83, 91, 112, 127
——の減弱	41, 115
——の増強	91, 99, 132, 137, 172
後光のような像	63
コントラスト	93
コンベックス型プローブ	79, 132

さ

最大値投影法(MIP)	53
サイドローブ	61, 155
細胞診	82
残存乳癌	154

し

しこり	103
自然退縮	122
脂肪幹細胞	121
脂肪組織	14, 24, 114, 117, 141
——の変性	168
皮下——	14, 18
脂肪注入法	121
シャドー	25, 29, 50, 65
シャドーをひく	50, 87
——乳癌	50, 52, 54

周辺	28
術後の変化	175
術後慢性炎症	172
授乳中の乳房	160
腫瘍の存在部位	16
腫瘤	34
——の境界部	28
——の形状	28, 29
——の計測値	30
——の輪郭	28
上下拡大撮影画像	80, 88, 104
上下画像	33, 35
触診	17, 103
女性化乳房	164, 165
女性ホルモン	158
浸潤癌	40, 98, 100
浸潤性小葉癌	49
浸潤性乳管癌	44, 50, 56, 62, 66, 70, 74, 78, 80, 82, 84, 86, 88, 90, 96, 101, 104, 173

す

水浸法	13
水平面	155
髄様癌	57
スキャン方向	17
砂粒のようながん	108
スピキュラ	45, 46, 47, 50, 54, 64, 88, 106

せ

生検	43, 108
正常乳腺の超音波像	18, 19, 20, 21, 22, 23, 43
石灰化	42, 66, 81, 124, 167
——した線維腺腫	126
粗大——	166
微細——	38, 40, 41, 42, 56, 57, 67, 71, 73, 74, 79, 89, 91, 92, 93, 102, 104, 108
良性——	44
石灰乳	126
線維腺腫	38, 90, 109, 110, 112, 114, 116, 118, 120, 124, 127, 146
——疑い	88
——の経過	122, 124, 130
巨大——	128
石灰化した——	126
多発——	118
全割標本	103
浅在筋膜浅層	18
穿刺細胞診	108
センチネルリンパ節	176
全反射	133

そ

造影剤 85, 89
早期乳癌 40
増大する腫瘍 117
側波 61, 155
側方陰影 133
側面拡大撮影画像 48, 50, 56, 60, 62, 64, 78, 82, 88, 92, 93, 102, 104, 142
側面画像 33, 35
　　──の拡大 93
粗大な石灰化 166

た

大胸筋 14
楕円形 28
多角形 28, 107
多重反射 18, 42, 147
　　──の原理 149
縦横比（縦/横） 41, 66, 69, 81, 105, 107, 110
多発囊胞 142
ダブリングタイム 59

ち

小さな乳癌 62, 64
超音波ゼリー 101

て

低エコー 23, 29, 41, 43, 71, 87, 103, 105, 112, 172
テクニカルエラー 80, 123
デジタル記録 32
電子フォーカス 13

と

時計（文字）盤面表示 16, 124
棘状凹凸 46, 47, 50, 54

な

内部エコー 41, 42, 91, 110, 112
軟骨化生癌 76
軟線撮影 45, 47, 67, 95

に

肉芽腫 121
乳管 14, 128, 160
　　拡張した── 161
乳管内乳頭腫 150
乳癌 26, 39
　　──検診 32, 83, 108
　　──の再発 154
　　──の特殊型 40
　　──の病理学的分類 40
　　──の領域別頻度 26
炎症性── 86
大きな── 70, 72
残存── 154
シャドーをひく── 50, 52, 54
早期── 40
小さな── 62, 64
横長な── 66, 68
乳腺エコー（申し込み）報告書 31
乳腺炎 174
乳腺後脂肪（組織） 14, 18, 22, 23
乳腺症 158
　　──疑い 159
乳腺前方境界線 41
乳腺組織 14, 18, 27, 43, 141
　　──の分布 26
乳腺囊胞 146
乳腺バッグ 120, 121, 162
乳頭 84
　　──が作るシャドー 85, 99
乳頭腺管癌 56, 92, 94, 96, 173
乳房
　　──の解剖 14
　　──のスキャン方向 17
　　──の領域分類 16
　　授乳中の── 160
乳房健診票 171
乳房切除術 101
乳房超音波診断ガイドライン 16, 28
乳房痛 158
乳房膿瘍 174
乳房用コイル 156
乳瘤 161
人間ドック 122

ね

粘液癌 98
粘液湖 99

の

膿汁 173
濃縮囊胞 141
囊胞 38, 131, 132, 134, 136, 140
　　多発── 142
　　乳腺── 146
　　濃縮── 141
囊胞性腫瘤 163
囊胞性パターン 132, 134

嚢胞成分	93
嚢胞内乳頭腫	150
嚢胞変性	92
膿瘍	173
乳房──	174

は

倍増時間	59
ハロー	41, 43, 49, 65
斑状エコー	18, 19, 23, 24, 158, 159

ひ

皮ト脂肪組織	14, 18
微細石灰化	38, 40, 41, 42, 56, 57, 67, 71, 73, 74, 79, 89, 91, 92, 93, 102, 104, 108
──の集簇	103
微細なエコー	141
非浸潤癌	40
非浸潤性乳管癌	102, 103
被膜	110
豹紋状エコー	18, 19, 23, 158, 159

ふ

フォーカス	177
フォトタイマー	121
腹臥位	85, 99
腹部用プローブ	79, 129
不整形	28
フリーズ	57, 148
フレームレート	12
プローブ	12, 177
──を当てる角度	15
コンベックス型──	79, 132
腹部用──	79, 129
リニア電子方式──	12, 15, 132, 177
分葉化	143
分葉形	28
分葉状	119, 121, 150, 155
粉瘤	170, 171

へ

平面撮影	78
辺縁	28
──の凹凸不整	41, 42, 45, 53, 55, 71
──平滑	56, 112, 114

ほ

豊胸術	121, 162, 163
放射状突起	45
ポップコーン型	166

ま

マンモ画像の表示	34
マンモグラフィー	32
──ガイドライン	18
──カテゴリー分類	36
──検診	32, 83
──読影票	37
──の撮影方向	33

み

| 見落とし | 105 |

め

| メインローブ（主波） | 155 |
| メカニカルセクタ方式プローブ | 13 |

よ

葉状腫瘍	128
横長な乳癌	66, 68
読み過ぎ	103, 105

り

リアルタイム装置	177
リニア電子方式プローブ	12, 15, 132, 177
良性	29
良性疾患	158
良性腫瘍	130
良性石灰化	44
リンパ節腫大	73, 75, 176
リンパ節転移	74, 76
リンパ節門	76, 176

れ

| レポート用紙 | 30, 36 |

ろ

肋間筋	14
肋骨	14, 177
濾胞腺腫	92

謝辞

この本の執筆にあたり，福岡市早良区の神代医院院長の神代龍之介先生に全面的なご協力をいただきました。症例のほとんどは神代医院の症例です。マンモグラフィーは診療放射線技師の森木志保さんが撮影しました。カルテなどの資料は受付事務の久保田真由美さん，池田多樹子さん，二宮綾子さんに用意していただきました。また，超音波検査にあたっては看護師の皆さんにお世話になりました。ここに厚くお礼申し上げます。

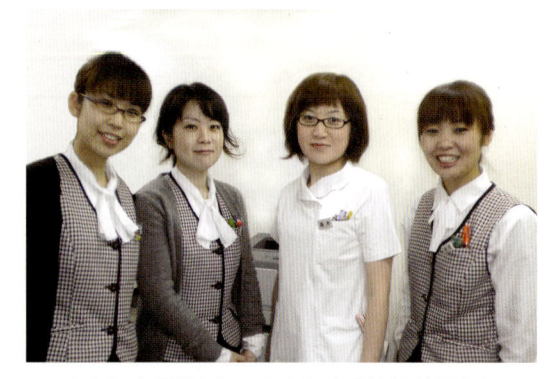

左から 久保田さん 二宮さん 森木技師 池田さん

著者紹介

東　義孝（ひがし　よしたか）

福岡市在住。1971年九州大学医学部卒業。5年間の研修医生活の後，九州大学附属病院と福岡大学病院の放射線科で超音波検査に15年間従事。1991年に福岡大学を退職した後は数か所の病院を兼務して超音波検査を行ってきた。
自称　「超音波検査の職人」。医学博士。

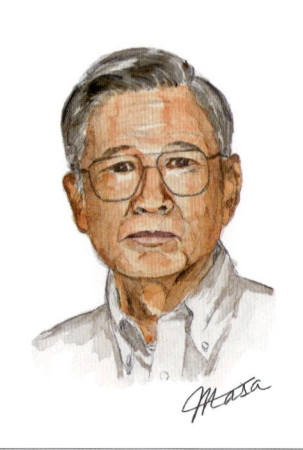

■**主な著書**

腹部超音波診断アトラス　南山堂　1982年
腹部超音波判読講座　全3巻　金原出版　1983年
腹部エコー入門　秀潤社　1986年
超音波診断へのアプローチ　金原出版　1989年
Introduction to Abdominal Ultrasonography
　　　　　　　　　　　　　Springer Verlag　1991年
いまさら聞けない腹部エコーの基礎　秀潤社　2003年
他に分担執筆18点

左の肖像画と42ページの蟹のイラストは，さいたま市の磯崎正幸氏に描いていただきました。磯崎氏は以前に医療機器を製造販売する会社の九州営業所長をなさっており，定年退職後に風景のスケッチを趣味で始められましたので，水彩画をお願いしました。

いまさら聞けない乳房の画像診断
乳腺エコー&マンモグラフィー

2010年 7月 1日	第1版第1刷発行
2013年12月10日	第1版第2刷発行

著　者	東　義孝（ひがし　よしたか）
発行人	須摩春樹
編集人	影山博之
発行所	株式会社 学研メディカル秀潤社
	〒141-8510 東京都品川区西五反田 2-11-8
発売元	株式会社 学研マーケティング
	〒141-8510 東京都品川区西五反田 2-11-8
印刷	日本写真印刷 株式会社
製本	株式会社 若林製本工場

この本に関する各種お問い合わせ
【電話の場合】●編集内容については Tel. 03-6431-1211（編集部直通）
　　　　　　　●在庫，不良品（落丁・乱丁）については Tel. 03-6431-1210（営業部直通）
【文書の場合】〒141-8418　東京都品川区西五反田 2-11-8
　　　　　　　学研お客様センター『いまさら聞けない乳房の画像診断 乳腺エコー&マンモグラフィー』係
【電子メールの場合】info@shujunsha.co.jp
　　　　　　　（件名『いまさら聞けない乳房の画像診断 乳腺エコー&マンモグラフィー』にて送信ください）

©Y. Higashi 2010 Printed in Japan.
●ショメイ：イマサラキケナイニュウボウノガゾウシンダン ニュウセンエコー&マンモグラフィー

本書を代行業者等の第三者に依頼してスキャンやデジタル化することは，たとえ個人や家庭内の利用であっても，
著作権法上，認められておりません．

学研メディカル秀潤社の書籍・雑誌についての新刊情報・詳細情報は，下記をご覧ください．
　　http://gakken-mesh.jp/

JCOPY〈（社）出版者著作権管理機構委託出版物〉
本書の無断複写は著作権法上での例外を除き禁じられています．複写される場合は，そのつど事前に，
（社）出版者著作権管理機構（電話 03-3513-6969, FAX 03-3513-6979, e-mail :info@jcopy.or.jp）の許諾を得てください．

アートディレクター	花本浩一
編集担当	高藤陽子
本文イラスト	小佐野 咲
オブジェ制作	日野 譲
オブジェ撮影	中村成一
DTP・図版作成	有限会社 ブルーインク，学研メディカル秀潤社制作室（三原聡子, 佐藤 譲）
p.42, p.182 のイラスト	磯崎正幸
編集協力	佐藤哲夫

本書に記載されている内容は，出版時の最新情報に基づくとともに，臨床例をもとに正確かつ普遍化すべく，著者，編者，
監修者，編集委員ならびに出版社それぞれが最善の努力をしております．しかし，本書の記載内容によりトラブルや損害，
不測の事故等が生じた場合，著者，編者，監修者，編集委員ならびに出版社は，その責を負いかねます．
　また，本書に記載されている医薬品や機器等の使用にあたっては，常に最新の各々の添付文書や取り扱い説明書を参照の
うえ，適応や使用方法等をご確認ください．

株式会社 学研メディカル秀潤社